Morbus Menière
und verwandte
Gleichgewichtsstörungen

Morbus Menière
und verwandte Gleichgewichtsstörungen

Olaf Michel

20 Abbildungen
28 Tabellen

1998
Georg Thieme Verlag
Stuttgart · New York

Priv.-Doz. Dr. med. Olaf Michel
Leitender Oberarzt
Klinik und Poliklinik
für Hals-, Nasen-, Ohrenheilkunde
der Universität zu Köln
Joseph-Stelzmann-Straße 9
D-50924 Köln

Die Deutsche Bibliothek – CIP-Einheitsaufnahme

Michel, Olaf:
Morbus Menière und verwandte Gleichgewichtsstörungen : 28
Tabellen / Olaf Michel. – Stuttgart ; New York : Thieme, 1998

Wichtiger Hinweis:
Wie jede Wissenschaft ist die Medizin ständigen Entwicklungen unterworfen. Forschung und klinische Erfahrung erweitern unsere Erkenntnisse, insbesondere was
Behandlung und medikamentöse Therapie anbelangt. Soweit in diesem Werk eine
Dosierung oder eine Applikation erwähnt wird, darf der Leser zwar darauf vertrauen,
daß Autoren, Herausgeber und Verlag große Sorgfalt darauf verwandt haben, daß
diese Angabe **dem Wissensstand bei Fertigstellung des Werkes** entspricht.

Für Angaben über Dosierungsanweisungen und Applikationsformen kann vom
Verlag jedoch keine Gewähr übernommen werden. **Jeder Benutzer ist angehalten,**
durch sorgfältige Prüfung der Beipackzettel der verwendeten Präparate und gegebenenfalls nach Konsultation eines Spezialisten festzustellen, ob die dort gegebene
Empfehlung für Dosierungen oder die Beachtung von Kontraindikationen gegenüber der Angabe in diesem Buch abweicht. Eine solche Prüfung ist besonders wichtig bei selten verwendeten Präparaten oder solchen, die neu auf den Markt
gebracht worden sind. **Jede Dosierung oder Applikation erfolgt auf eigene
Gefahr des Benutzers.** Autoren und Verlag appellieren an jeden Benutzer, ihm
etwa auffallende Ungenauigkeiten dem Verlag mitzuteilen.

Umschlaggrafik: Martina Berge,
Erbach/Ernsbach
Umschlagidee: Olaf Michel
Zeichnungen: Katharina Schumacher,
München
© 1998 Georg Thieme Verlag
Rüdigerstraße 14, D-70469 Stuttgart
Printed in Germany

Satz: Mitterweger Werksatz GmbH,
D-68723 Plankstadt
(Typoscript/Agfa Avantra)
Druck: Druckhaus Götz,
D-71636 Ludwigsburg
Verarbeitung: Großbuchbinderei
Monheim, D-86651 Monheim

ISBN 3-13-104091-2

1 2 3 4 5 6

Geleitwort

„Morbus Menière": Worin liegt der Grund, daß von dieser durch Prosper Menière 1861 in der Gazette médical de Paris erstmals beschriebenen „Menièreschen Erkrankung" bis heute eine solche ambivalente Faszination ausgeht?

Zum einen gibt es in der Geschichte der Medizin keinen vergleichbaren Fall, in dem bereits vor nunmehr 136 Jahren die Symptome einer Krankheit präzise beschrieben und der Ort dieser Erkrankung zutreffend identifiziert wurde und trotz intensivster Forschungsarbeit dennoch bis heute die Pathogenese nicht aufgeklärt werden konnte.

Zum anderen geht von Geheimnissen, von Unerklärlichem schlechthin, nicht nur Faszination aus, sondern sie wecken auch provozierende Neugier darauf, ein solches Geheimnis zu lüften – wobei nicht selten die Herausforderung wächst, je hartnäckiger sich das Geheimnis der Erkenntnis widersetzt. Die Flut der Publikationen ist hierfür ein beredtes Zeugnis.

Zum dritten schließlich ist auch das Krankheitsbild in sich „unheimlich": Ein Anfallsleiden per se, das im akuten Stadium vernichtend wirkt und den Patienten hilflos macht; eine Krankheit, die gekennzeichnet ist durch Gesetzlosigkeit sowohl in bezug auf Zeitpunkt und Schwere des Ausbruchs wie auch in bezug auf ihren weiteren Verlauf; und schließlich eine Krankheit, bei der bis heute keine Therapiemethode wirkliche Heilung verspricht.

So wird nur allzugut verständlich, daß die Flut der Publikationen über diese noch immer von vielen Geheimnissen umgebene Krankheit und die darin formulierten Hypothesen, Antithesen, vermeintlichen Erkenntnisse, Fragen und Spekulationen fast unübersehbar geworden sind.

Vor diesem Hintergrund verdient das hier vorgelegte Buch von Privatdozent Dr. O. Michel größten Respekt und hohe Anerkennung. Denn der Autor hat sich zur Aufgabe gemacht, nicht nur diese Literatur zu sichten, zu ordnen und damit wieder zugänglich und nutzbar zu machen, sondern er hat sich darüber hinaus auch der schwierigen Aufgabe gestellt, diese unübersichtlich gewordene Literaturfülle hinsichtlich ihres Inhalts zu durchleuchten und somit Spekulatives und Gesichertes aus unserer heutigen Sicht transparent zu machen.

Die Realisierung einer solchen „Bestandsaufnahme" am Übergang zum nächsten Jahrhundert verdient wegen des sich daraus ergebenden hohen Nutzwertes ein besonderes Lob. Mögen von ihr neue Impulse ausgehen und so einen wichtigen Beitrag dazu liefern, daß die Geheimnisse um die von Prosper Menière beschriebene Krankheit doch noch gelüftet werden – zum Wohle vieler Leidender.

Köln, im Oktober 1997   Univ.-Prof. Dr. med. Eberhard Stennert
Direktor der Klinik und Poliklinik
für Hals-, Nasen-, Ohrenheilkunde
der Universität zu Köln

... un certain degré de perfection que j'ambitionne et que je crains de ne pas atteindre.

Prosper Menière

Vorwort

Das eigentliche Verdienst von Prosper Menière besteht weniger in der Zusammenfassung einer Trias von Innenohr-Symptomen zu einem Krankheitsbild, sondern vielmehr in der zur damaligen Zeit völlig neuen Erkenntnis, daß der beschriebene Symptomenkomplex auf eine Labyrintherkrankung zurückzuführen ist und keine zentral verursachte neurologische Erkrankung darstellt.

Unter Würdigung dieser Tatsache und unter der Berücksichtigung, daß Prosper Menière seine Beobachtung erstmals als Marginalie vor über 150 Jahren erwähnte, wird offenkundig, welche richtungsweisende Bedeutung seine Beschreibung für den damals noch jungen Wissenschaftszweig Otologie hatte. Um so erstaunlicher ist es, daß wir heutzutage mit den uns zur Verfügung stehenden Mitteln noch nicht in der Lage sind, das Krankheitsbild hinsichtlich seiner Pathogenese zu erklären und kausal zu behandeln. Es kann nicht an einer mangelnden wissenschaftlichen Beschäftigung mit dem Morbus Menière liegen, denn die Fülle der Literatur ist erstaunlich, und jedes Jahr kommen zur Zeit zum Thema über 120 Originalveröffentlichungen hinzu.

Ausgangspunkt der vorliegenden Monographie war ein in meiner Studentenzeit absolvierter mehrmonatiger Studienaufenthalt in Paris bei Professor Jean-Marc Sterkers, der mich für das Fach Hals-Nasen-Ohrenheilkunde und hier besonders für die Otologie begeisterte und dem ich deshalb in besonderer Dankbarkeit verpflichtet bin.

Auf meine Anregung hin konnten Jahre später im französischen Nationalarchiv weitere wertvolle vervollständigende Erkenntnisse von Herrn Dr. med. Christoph Zumegen gewonnen werden, der ebenfalls bei Prof. Sterkers während seines praktischen Jahres die ersten Gehversuche in der Hals-Nasen-Ohrenheilkunde unternahm.

Bemerkenswert dabei war die Erkenntnis, daß selbst in Frankreich das Wissen um Prosper Menière als Person und um das mit seinem Namen verbundene Krankheitsbild sich verändert hat. Dies ist um so verwunderlicher, da die Literatur über den Morbus Menière und verwandte Gleichgewichtsstörungen immer umfangreicher wurde.

Es hat viel Zeit und Mühe gekostet, die wichtigsten Literaturstellen zusammenzutragen, zu sichten und für diese Monographie aufzubereiten. Mein Dank gilt daher nicht nur Herrn Zumegen, der sich mit der Person von Prosper Menière beschäftigt hat, sondern auch Herrn Daryoush Nassiri, der eine Unzahl von Literatur beschaffte, Herrn Dr. Christian Urbanovicz vom Thieme-Verlag für seine verständnisvolle Betreuung und ganz besonders Herrn Norbert Lappan von der Firma Promonta Lundbeck, die dieses Werk mit ihrer großzügigen Unterstützung möglich werden ließ.

Nicht zuletzt möchte ich an dieser Stelle meinen verehrten Lehrer und Chef, Herrn Prof. Dr. med. Eberhard Stennert, erwähnen, der mich stets weit über das normale Maß hinaus nicht nur klinisch und wissenschaftlich, sondern auch freundschaftlich unterstützte. Ihm bin ich daher ganz besonders mit meinem Dank verbunden.

Jedem Leser wünsche ich viel Vergnügen bei der Lektüre.

Köln, im Oktober 1997 Olaf Michel

Inhaltsverzeichnis

Abkürzungen

AICA	Anterior inferior cerebellar artery
ATP	Adenosintriphosphat
BSG	Blutsenkungsgeschwindigkeit
cAMP	3'-5'-zyklisches Adenosinmonophosphat
CAP	Compound action potential
CCG	Kraniokorpographie
CM	Cochlear microphonics
CoBF	Cochlear Blood Flow
dB	Dezibel
DPOAE	Distorsionsprodukt otoakustischer Emissionen
DSA	Digitale Subtraktionsangiographie
ECoG	Elektrokochleographie
EEG	Elektroenzephalogramm
ELISA	enzyme-linked immunosorbent assay
ERA	Evoked response audiometry
FAEP	Frühe akustisch evozierte Potentiale
HBO	Hyperbare Oxygenation
HL	Hearing level
HLA	Human leucocyte antigen
HR-MRI	High-resolution magnet resonance imaging
HR-CT	High-resolution computed tomography
HSV	Herpes-simplex-Virus
IHC	Inner hair cell
KBW	Kleinhirnbrückenwinkel
KG	Körpergewicht
NMR	Nuclear magnetic resonance
NO	Nitric oxide (Stickstoffmonoxid)
NOS	NO-Synthase
OAE	Otoakustische Emissionen
OHC	Outer hair cell
PGI_2	Prostacyclin
SAP	Summenaktionspotential
SOAE	Spontane otoakustische Emissionen
SP	Summationspotential
SPL	Sound pressure level
SVR	Spontaneous hypertensive rats
TEOAE	Transitorisch evozierte otoakustische Emissionen
VZV	Varicella-Zoster-Virus
WS	Wasser-Säule

Einleitung

Kaum eine Erkrankung – weder auf dem Hals-Nasen-Ohren-Fachgebiet noch auf anderen Fachgebieten – hat konstant seit über 130 Jahren den Forschungsgeist so beflügelt und eine so unglaubliche Zahl von Publikationen hervorgebracht wie der nach Prosper Menière benannte Symptomenkomplex.

Dies mag zum einem an dem den Patienten und den Arzt gleichermaßen beeindruckenden und als mysteriös empfundenen Anfallsleiden liegen. Zum anderen spiegeln sich in der Menière-Erkrankung die Grenzen unseres Wissen über das Hör- und Gleichgewichtsorgan wider. So stellt die Menière-Krankheit eine ständige wissenschaftliche Herausforderung dar, die Generationen von Otologen, Neuro-Otologen und Otochirurgen – darunter fast ausnahmslos alle hervorragenden Fachvertreter – in ihren Bann gezogen hat. Trotz der Fülle von Publikationen, die für einen nicht in der Materie behafteten Arzt kaum noch überschaubar ist, findet sich in der jüngsten Literatur der letzten 10 Jahre keine umfassende wissenschaftliche Darstellung des Morbus Menière.

Die hier vorliegende Monographie unternimmt den Versuch, diese Literatur zu sichten und übersichtlich zusammenzutragen; Widersprüche, Ungereimtheiten und Unerforschtes aufzuzeigen, aber auch gleichzeitig durch die Zusammenstellung zahlreicher Einzelbeobachtungen zu einer kritischen Sichtung der bisherigen Ergebnisse beizutragen. Sie ist dazu bestimmt, die Navigation in diesem unübersichtlichen Meer der Einzelerkenntnisse zu ermöglichen und auf jede Fragestellung eine Antwort oder wenigstens einen Hinweis auf die entsprechende Textstelle zu liefern.

Der Leser wird feststellen, daß bei diesem Unterfangen eine Reihe von gesichert geltenden Erkenntnissen in ihrer Bedeutung relativiert werden und auch vehement und dogmatisch verfochtene Behandlungen im Laufe der Zeit zurücktreten.

In der Ordnung der Erkenntnissplitter werden Grundzüge des Morbus Menière sichtbar, die auf neue Ansätze zur Erforschung und vielleicht auch der zukünftigen Beherrschung des Krankheitsbildes deuten.

Menière im Spiegel der Geschichte

Biographie des Prosper Menière

Prosper Menière (Abb. **1**) wurde 1799 in Angers an der Loire in Frankreich als drittes Kind eines Kaufmanns geboren. Er studierte Medizin in seiner Heimatstadt und später in Paris. Im Jahre 1828 promovierte er. Seine Weiterbildungszeit absolvierte er bei dem Chirurgen Guillaume Dupuytren am Hôtel Dieu und dem Geburtshelfer Paul Dubois in Paris. Im Jahre 1832 wurde er außerordentliches Mitglied der Medizinischen Fakultät (Agrégé de la Faculté Médecine).

Im Jahre 1833 schickte ihn die Regierung Louis-Philippe als Arzt nach Blayes bei Bordeaux zur Betreuung der dort gefangenen Herzogin von Berry. Die Herzogin von Berry, die Witwe des ermordeten Sohnes Karls von Frankreich, war aus ihrem Exil in England nach Frankreich zurückgekehrt, um durch einen Umsturzversuch den Thron für ihren 11jährigen Sohn zu sichern. Dieser Versuch wurde vereitelt und die

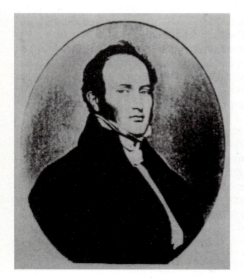

Abb. **1**   Prosper Menière
1799–1862

Herzogin auf der Festung von Blayes in Haft genommen. Da die Herzogin zwischenzeitlich heimlich geheiratet hatte und von ihrem neuen Ehemann, dem italienischen Comte Lucchesi-Palli, schwanger war, bestand P. Menières Aufgabe in der medizinischen Betreuung der Fürstin.

Aus dieser Zeit stammen zahlreiche handschriftlich verfaßte Briefe Prosper Menières an den Innenminister und andere hochgestellte Persönlichkeiten, die im Original im französichen Nationalarchiv erhalten sind. Diese Briefe tragen die eigenhändige Unterschrift Prosper Menières.

Menière entband die Herzogin von einer Tochter und begleitete sie anschließend nach Palermo in Italien zu ihrem neuen Ehemann.

Von 1834 bis 1838 war Menière Oberarzt („chef de clinique") bei dem Internisten Auguste-François Chomel in Paris. Er bewarb sich in dieser Zeit ohne Erfolg um mehrere Lehrstühle.

Gleichzeitig pflegte er Kontakt zu kulturellen Persönlichkeiten seiner Zeit wie Honoré de Balzac und Victor Hugo. Zu vielen weiteren Intellektuellen, aber auch politisch einflußreichen Persönlichkeiten und Militärs hatte er regen Briefkontakt. Nebenbei interessierte er sich für Botanik und wurde ein großer Liebhaber von Orchideen. Neben Mitgliedschaften in medizinischen Fachgesellschaften war er Mitglied der Französischen Botanischen Gesellschaft und der Linnéschen Gesellschaft. P. Menière beschäftigte sich zeitlebens mit klassischen Sprachen wie Griechisch und Lateinisch.

Aufgrund seiner Bemühungen im Kampf gegen eine Choleraepidemie in Südfrankreich wurde P. Menière 1835 im Alter von 36 Jahren zum Ritter der Ehrenlegion ernannt. Dies wird auch auf seiner Grabtafel erwähnt.

Bei Recherchen zu dieser Ernennung im französischen Nationalarchiv ergab sich erstaunliches und bisher nicht bekanntes Tatsachenmaterial.

Es konnte eine Akte über eine Person mit dem Namen „Prosper Menière" mit gleichem Geburtsort und Geburtsjahr gefunden werden, die für ihre Verdienste im Militärdienst diese Auszeichnung ebenfalls erhalten hatte. Erst nach weiteren Nachforschungen fand sich eine Aktennotiz über den Arzt Prosper Menière. Wie sich herausstellte, war die Originalakte bei einem Brand im Pariser Rathaus in der Mitte des letzten Jahrhunderts zerstört und nachträglich durch die Aktennotiz ersetzt worden.

1838 heiratete P. Menière eine Tochter aus der Physikerfamilie Becquerel. 1839 wurde sein Sohn Emile geboren, der sich später auch der Ohrenheilkunde widmete und für die weite Verbreitung des Werkes seines Vaters sorgte.

Im gleichen Jahr wurde Menière als Arzt am kaiserlichen Institut für Taubstumme („Institution impériale des Sourds et Muets") in Paris angestellt.

Das Institut für Taubstumme war zum damaligen Zeitpunkt in erster Linie eine Schule für Gehörlose. Eher zufällig wurde die Notwendigkeit einer ständigen ärztlichen Betreuung erkannt, als im Jahre 1800 der Arzt Jean Marie Gaspard Itard (1775–1838) zu einer Notfallbehandlung ins Haus gerufen werden mußte. Seine erfolgreich verlaufende Behandlung führte zu der Ansicht, daß ein Arzt fest am Institut angestellt sein müsse. Itard übernahm daraufhin diese Tätigkeit. 1831 veröffentlichte Itard das Lehrbuch „Traité des maladies de l'oreille et de l'audition".

Nach Itards Tod am 5. 7. 1838 wurde P. Menière eingestellt. Im Rahmen von Recherchen im Archiv der Schule fanden sich Listen mit den Namen der Schüler, Briefe der Eltern, Abrechnungen über Sachkosten, Schriftverkehr mit dem Ministerium des Inneren sowie Gehaltslisten mit den Namen der Angestellten.

Eine dieser Gehaltslisten aus dem Jahre 1845 führt auch den Namen P. Menière. Aus dieser Liste ergab sich – entgegen der in der Literatur häufig zu findenden Auffassung –, daß P. Menière zwar in seiner Funktion als Arzt Mitglied der Institutsleitung war, jedoch keinesfalls der Direktor des Instituts.

Menières Entlohnung war im Vergleich zu einem Großteil der dort tätigen Lehrer eher gering. Der auf seiner Grabtafel verwendete Begriff „médecin en chef" läßt sich zwar im Deutschen am ehesten mit dem Wort „Chefarzt" übersetzen, jedoch ist nach dem deutschen Sprachverständnis dieser Begriff nur schwer für einen als einzigen an einer solchen Einrichtung angestellten Arzt anzuwenden.

Seinerzeit existierte in Paris aber auch keine Abteilung für Ohrenkranke (Chauveau 1913).

Prosper Menière erhielt später den Titel eines „Agrégé de la Faculté", das entspricht einem Honorarprofessor an der Universität.

P. Menière übersetzte das erste Lehrbuch über Ohrenkrankheiten des Berliner Arztes Wilhelm Kramer vom Deutschen ins Französische, fügte aber eigene Beobachtungen und neueste Veröffentlichungen Kramers hinzu. Dabei versuchte er auch, eine möglichst gefällige Sprache zu finden (Touma 1986). Das Buch erschien in der Übersetzung 1848.

In diesem Lehrbuch findet sich eine Bemerkung des Übersetzers Menière, die im Anhang dieses Buches im vollen Wortlaut und in einer Übersetzung ins Deutsche wiedergegeben ist. In dieser Anmerkung wird die Geschichte des jungen Mädchens kurz wiedergegeben, die 1861 der Anlaß zur Beschreibung der später nach ihm benannten

Krankheit war. In der Erstbeschreibung werden als Begleitsymptome jedoch weder Ohrgeräusche noch Schwindel erwähnt. Diese Unterschiedlichkeiten sind Gegenstand verschiedenster Publikationen gewesen (McKenzie 1924, Atkinson 1945, Shapiro 1970, Pappas u. Galanos 1982), ohne daß bisher eine schlüssige Begründung gefunden wurde.

1861 wurde von P. Menière dieser Fall des jungen Mädchens nochmals in dem letzten in der Gazette médicale de Paris vor seinem Tod erschienenen Artikel ausführlicher und unter erstmaliger Angabe der zusätzlichen Symptome Schwindel und Ohrgeräusch veröffentlicht.

Nach der Übersetzung des Kramerschen Lehrbuches publizierte Menière mehrere Arbeiten wie „Lettres sur la Surdi-Mutité", „De l'auscultation appliquée au diagnostic des maladies de l'oreille" und „Sur l'expérimentation en matière des Surdi-Mutité".

In einer dieser Arbeiten wird beschrieben, wie er einem schwerhörigen Richter mit Hilfe einer Goldnadel durch Druck auf den Umbo zu einem besseren Gehör verhilft. Dies wird als die erste schriftlich überlieferte Stapesmobilisation angesehen (Stahle 1995).

Die wichtigste Arbeit P. Menières wird jedoch die 1861 in der „Académie de Médecine" erschienene Veröffentlichung „Mémoire sur les lésions de l'oreille interne donnant lieu à des symptômes de congestion cérébrale apoplectiforme".

Dieser Artikel erscheint in der Folge eines Vortrages mit dem Titel „Apoplektiformer Hirninfarkt und seine Beziehung zur Epilepsie", den Prof. Armand Trousseau, Chefarzt des Hôtel Dieu, am 9. Januar 1861 vor der Kaiserlichen Medizinischen Akademie – in der P. Menière nicht Mitglied war – gehalten hatte. P. Menière konnte mangels seiner Mitgliedschaft nur in Form von Leserbriefen in der „Gazette médicale de Paris" an der Diskussion teilnehmen.

Weitere Artikel in der Form von „Medizinischen Briefen" und „Beobachtungen" folgen ebenfalls in der „Gazette médicale de Paris".

Noch 1861 wird Prosper Menière von Adam Politzer besucht. Adam Politzer benutzte 1867 zum ersten Mal den Terminus „Menière'sche Krankheit" in einer Veröffentlichung (Stahle 1995).

Am 7. Februar 1862 verstarb Prosper Menière unvermittelt an einer Grippepneumonie.

Sein Sohn Emile Antoine Ménière – 1839 geboren – promovierte 1868 an der Pariser Fakultät. Er bekleidete die Stelle eines Vorstandes des Dispensaires Furtado-Heine, eines Adjunkten am Taubstummeninstitut in Paris und eines konsultierenden Ohrenarztes der „Maison d'éducation de la Légion d'honneur" und der „Compagnie de l'Ouest".

Seine 20 in verschiedenen medizinischen Zeitschriften veröffentlichten Artikel sind ausschließlich klinischen Inhalts. Das 1895 publizierte „Manuel d'otologie clinique", in welchem er besonders für die

häufige Bougierung der Ohrtrompete eintritt, erhielt 1896 in der Académie de Médecine den Prix Meynot (Politzer 1907).

Emile Antoine Ménière starb 1905 und ist in der Grabkapelle der
Familie Ménière (Abb. **2**) auf dem Friedhof Montparnasse (Abb. **3**) bei-
gesetzt (Birch 1974).

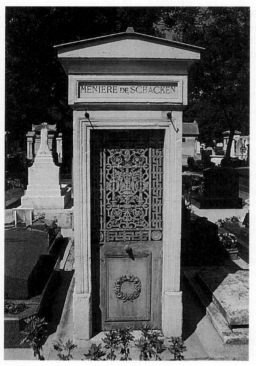

Abb. **2**   Grabkapelle der Familie Ménière de Schacken

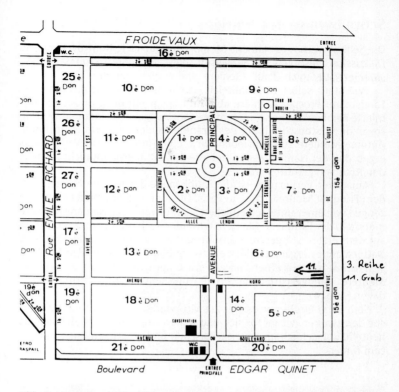

Abb. **3** Lageplan des Familiengrabes auf dem Friedhof Montparnasse (3. Reihe, 11. Grab)

Schreibweise des Namens

Die Schreibweise des Namens Menière hat für viele Kontroversen und Diskussion gesorgt. Schreibweisen wie „Prospere" (Touma 1986), „Menier" aber auch „Paul" Menière sind vorgekommen.

Wie stark selbst in Frankreich das Wissen um den prominenten Landsmann Prosper Menière abnimmt, zeigt ein Blick in das renommierte Lexikon Larousse, in dem in einer Ausgabe aus dem Jahre 1966 sogar die Erstbeschreibung des Krankheitsbildes seinem Sohn Emile Antoine Ménière zugeschrieben wird. Eine Anfrage beim Verlagshaus ergab, daß der Name Prosper Menière derzeit überhaupt nicht mehr in den Archiven geführt wird.

Anlaß der Verwirrung ist die Grabkapelle der Familie Ménière auf dem Friedhof Montparnasse in Paris. Die hier angebrachten Grabtafeln zeugen von einer unterschiedlichen Schreibweise des Namens Menière innerhalb der Familie. P. Menière wird hier auch mit einem Accent aigu auf dem ersten „e" geschrieben. Unsere Recherchen im französischen Nationalarchiv ergaben jedoch eindeutig und zweifelsfrei, daß Menière sich selber mit nur einem Accent grave auf dem zweiten „e" schrieb. Mehrere handgeschriebene Briefe mit seiner Unterschrift zeugen davon (Abb. **4**).

Sein Sohn Emile war es, der aus Gründen der gefälligeren Aussprache den zweiten Accent für sich und seinen Vater einführte, der sich bis heute hauptsächlich im angelsächsischen und amerikanischen Schrifttum findet.

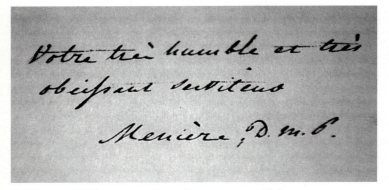

Abb. **4** Originalunterschrift von Prosper Menière in einem seiner Briefe aus Blayes

Originalbeschreibung des Krankheitsbildes

Gazette médicale de Paris, 21.09.1861, Seite 597–601:

- In einem bis dahin völlig gesunden Gehörorgan können plötzlich Funktionsstörungen auftreten, die in fortwährenden oder intermittierenden Geräuschen veränderlicher Art bestehen, und mit diesen Geräuschen verbindet sich bald eine mehr oder minder starke Abnahme des Gehörs.
- Diese Funktionsstörungen, deren Sitz das innere Gehörorgan ist, können Erscheinungen hervorrufen, die als zerebral gelten, wie Schwindelzustände, unsicherer Gang, Drehbewegungen und Umfallen; sie sind zudem von Übelkeit, Erbrechen und einem synkopalen Zustand begleitet.
- Auf diejenigen Erscheinungen, denen die intermittierende Form eigen ist, folgt bald immer stärkere Schwerhörigkeit, und oft geht das Gehör plötzlich und vollständig verloren.
- Alles spricht für die Annahme, daß die materielle Schädigung, die der Grund für diese Funktionsstörungen ist, in den Bogengängen sitzt.

Prosper Menière

Prominente Erkrankte

Julius Caesar

Sir Terence Cawthorne (1958) vertrat die Auffassung, daß Julius Caesars historisch überlieferte „Fallsucht" die Menière-Krankheit gewesen sei. Zur Erläuterung seiner Theorie führte er Shakespeare an.

Shakespeare läßt in seinem Drama Julius Caesar zu Antonius sagen, er solle auf seiner rechten Seite gehen, da er links taub sei. An anderer Stelle wird noch seine „fallende Krankheit" erwähnt. Beim Quellenstudium durch Sir Terence Cawthorne bei Plutarch und Suetun fand er aber keinerlei Bemerkung über eine einseitige Taubheit oder Schwerhörigkeit. Es ließen sich jedoch mehrfache Hinweise auf ein offenbar ganz vereinzelt im späten Mannesalter in Erscheinung getretenes Anfallsleiden finden. Cawthorne wies anhand einer knappen Schilderung des Lebens, der Herkunft und der Persönlichkeit Caesars nach, daß es sich keinesfalls um eine Epilepsie, wie immer geglaubt wurde, gehandelt haben kann.

Cawthorne schien es naheliegend, daß bei Caesar ein Morbus Menière vorlag, wenngleich die einseitige Taubheit bzw. Schwerhörigkeit nicht quellenmäßig zu belegen war. In Shakespeares Gestaltung war somit die einseitige Taubheit offenbar frei erfunden. Andererseits ergänze sie aber nach Ansicht von Cawthorne die klinische Symptomatologie des Anfallsleidens.

Martin Luther

Die umfangreiche Beschreibung des Anfallsleidens von Martin Luther stammt von Feldmann (1989).

Feldmann beschreibt die Krankheitszustände von Martin Luther, die diesen unvorhersehbar und anfallsweise überkamen. Obwohl Martin Luthers Krankheiten mehrfach wissenschaftlich bearbeitet wurden, wurde von Feldmann anhand der Schilderung, die Luther selbst und Personen aus seiner unmittelbaren Umgebung über diese Krankheitszustände gegeben haben, überzeugend dargelegt, daß es sich bei diesen Anfällen um einen Morbus Menière gehandelt haben müßte.

Am 6. Juni 1527 erlitt Martin Luther im Alter von 43 Jahren einen ersten Menière-Anfall. Über diesen Anfall existiert eine Beschreibung, die häufig zitiert wird.

„Er klaget aber über ein groß verdrießlich, ungewöhnlich Brausen und Klingeln des linken Ohrs. Weil aber dasselbe Klingen und Sausen größer und heftiger ward, sagt er, er könnte vor Schwachheit bei uns am Tische nicht bleiben, ging derhalben wieder hinauf in seine Schlafkammer, daß er sich wieder ins Bett legt. Da er über die Schwelle der Schlafkammer trat, ging ihm eine Ohnmacht zu, spricht hastig zu mir: ‚O Herr Doct. Jona, mir wird übel, Wasser her, oder was ihr habt, oder ich vergehe'."

Ein solch schwerer Anfall hat sich anscheinend zunächst nicht wiederholt.

Im Mai 1530 beschreibt Martin Luther aber erneut Ohrensausen und Schwindel und er schreibt am 12. Mai 1530 an Philipp Melanchthon:

„Mein Kopf fängt an mit Klingen, ja selbst mit Donner sich zu füllen; und hätte ich nicht schleunigst (zu arbeiten) aufgehört, so wäre ich in eine Ohnmacht gefallen; ich konnte keine Buchstaben ansehen, noch wollte ich es. Es wills nicht mehr tun, sehe ich wohl die Jahre treten herzu. Mein Kopf ist ein Köpfchen geworden; statt eines Paragraphen bringe ich es nur zu einer Periode. Daher liege ich hier ganz müßig und friere. Allmählich aber legt sich jener Tumult, unterstützt durch Medikamente und für ihn geeignete Hilfsmittel."

In der Folgezeit klagt Martin Luther weiterhin über Ohrensausen in wechselnder Stärke. Seinen nächsten schweren Anfall hat er am 22. Januar 1532. Auch in späteren Jahren traten offensichtlich immer wieder Schwindelanfälle mit Ohrensausen auf.

Nach einer längeren Pause wurden diese Anfälle erst wieder 1539 überliefert. Aus den letzten Lebensjahren sind keine weiteren dramatischen Anfälle mehr bekannt geworden.

Martin Luther verstarb am 17. Februar 1546 wahrscheinlich an einem Herzinfarkt im Alter von 62 Jahren.

Jonathan Swift

Der englische Schriftsteller Jonathan Swift wurde am 30.11.1667 in Dublin geboren und starb ebenfalls dort am 19.10.1745. Im wurde eine hypochondrische Veranlagung, Ehrgeiz und übersteigertes Selbstbewußtsein zugeschrieben. Sein bekanntes Werk „Gullivers Reisen" nimmt satirisch alles Verlogene und Scheinhafte zum Ziel.

Der Otologe Sir William Robert Wilde (1815–1876) – der Vater Oscar Wildes – beschrieb in seinem Buch „The closing years of Dean Swift's life" die Anfälle von Schwindel Jonathan Swifts.

Über die Schwindelanfälle sind aber auch Originalbeschreibungen von Swift in seinen Briefen erhalten. An seinem 43sten Geburtstag, am 31. Oktober 1710, schreibt Swift an Stella:

„Diesen Morgen, in meinem Bett sitzend, hatte ich einen Anfall von Schwindel; der Raum drehte sich für etwa eine Minute herum, und dann ging es wieder, mich kränklich zurücklassend, aber nicht sehr. Ich sah Dr. Cockburn heute, und er versprach mir die Pillen zu schicken, die mir letztes Jahr gut getan haben; und ebenso versprach er mir ein Öl für meine Ohren zu schicken, das er für diese Krankheit für jemand anderes zubereitet hatte."

Am 20. November 1733 schrieb Swift an seinen Freund Charles Ford aus Dublin:

„Obwohl es in der von Ärzten empfohlenen Londoner Apotheke Mittel für Schwindel und Taubheit gab, war keines von ihnen, die ich fand, mit verschrieben worden ... Die Ärzte hier denken, daß beide Krankheiten in mir in ihrer Ursache einheitlich sind ..."

Wilson beschreibt in seinem Werk: „A Victorian Doctor" (zitiert nach Jongkees 1978):

„Die Wahrheit ist, daß Swift an der Menière-Krankheit litt, die ihre Opfer wiederholt mit extremer Plötzlichkeit befällt, sie in Anfälle von Schwindel, stärkster Übelkeit taucht und sie mit Ohrgeräuschen und Schwerhörigkeit, die bis zum nächsten Anfall anhalten können, zurückläßt. Die Menière-Krankheit paßt gut zu Swifts Geschichte. Zunächst haben wir Swifts dunkle introvertierte Geisteshaltung und sein neurotisches Temperament, genau, was wir in solchen Fällen erwarten. Dann sind die wiederholten Anfälle von Schwindel, Schwerhörigkeit und Erbrechen, auch wenn Swift selber nicht begriff, daß diese Symptome zusammengehörten. Aber wie hätte er auch? Schwindel ist offensichtlich eine okuläre Manifestation, Erbrechen eine abdominelle und es wurde nicht bis ein Jahrhundert später nach Swifts Tod vermutet, daß diese Symptome durch eine einzige Krankheit hervorgerufen wurden und daß diese eine Erkrankung des Innenohres darstellte."

Van Gogh

Vincent van Gogh wurde in Zundert, Niederlande, am 30.03.1853 geboren und setzte seinem Leben im Alter von 37 Jahren in Auvers, Frankreich, am 29.07.1890 ein Ende. Es ist bekannt, daß van Gogh von wiederholt auftretenden „Attacken" einer unbestimmten Krankheit befallen wurde. Dazwischen lagen symptomfreie Zeiten, die Monate andauerten. Van Goghs umfangreiche Korrespondenz an seine Familie und Freunde war und ist eine große Quelle über sein Leben, aber auch die Geschichte seiner Krankheit.

In der nicht medizinischen Literatur wurde immer angenommen, daß es sich hierbei um epileptische Anfälle gehandelt hat. Die Diagnose wurde zuerst 1889 von Dr. Peyron gestellt, als sich van Gogh selber in das Heim für Epileptiker und Geisteskranke in St. Remy eingewiesen hatte.

In der medizinischen Fachwelt wurde insbesondere von dem amerikanischen Otologen Kaufmann I. Arenberg angezweifelt, daß es sich bei diesen Attacken um Epilepsie gehandelt habe. Arenberg und Mitarbeiter sahen eine größere Wahrscheinlichkeit darin, daß es sich hierbei um eine Innenohrerkrankung gehandelt habe. Sie fanden Hinweise dafür, daß es sich bei van Goghs Symptomen um anfallsartige Schwindel- und Gleichgewichtsstörungen gehandelt habe, die mit Symptomen wie Ohrgeräuschen, Lärmempfindlichkeit und eventuellen Hörverlusten während der Attacken einhergingen.

Von Kaufmann I. Arenberg u. Mitarb. (1991) wurden 796 persönliche Briefe an seine Familie und Freunde durchgesehen, die van Gogh zwischen 1884 und 1890 verfaßte.

Da Prosper Menière seinen ersten Bericht 1861 abgab, sahen die Autoren darin auch einen Grund für das zeitgenössische Unverstehen der Erkrankung, an der van Gogh litt. Da der Morbus Menière als Krankheit noch nicht allgemein Eingang in die medizinische Lehrmeinung gefunden hatte, mußten alle attackenförmigen Schwindelanfälle als Epilepsie begriffen werden.

Die ersten Attacken erlitt van Gogh in Paris 1887, und sie kamen dann am 24.12.1888 in Arles und später in St. Remy 1889 wieder.

Kaufmann I. Arenberg u. Mitarb. (1991) gingen in ihrer Interpretation so weit, daß sie in den schweren Menière-Attacken auch einen Grund für die Selbstverstümmelung und den Selbstmord van Goghs sahen.

In einem Brief an seinen Bruder Theo vom 10.9. 1889 beschreibt van Gogh, daß er „vertige" (Schwindel) verspürt habe. In zahlreichen Briefen an seine Schwester und an seinen Bruder beschreibt van Gogh kleinere und größerer Attacken dieses Schwindels 1888 in Paris. Auf seiner Reise nach Arles im Februar 1890 hatte van Gogh einen Anfall von Übelkeit und mußte von einer Kutsche zurückgebracht werden.

Auch die gastrointestinalen Beschwerden van Goghs werden von Kaufmann Arenberg auf das Auftreten des Schwindels und der Übelkeit zurückgeführt und nicht auf einen alkoholtoxischen Absinth-Abusus. Auch der selbstverstümmelnde Akt am 23.12.1888, bei dem sich van Gogh einen Teil seines linken Ohres abschnitt, wird auf unerträglichen Tinnitus zurückgeführt.

Diese Anschauung wird von dem Japaner Yasuda (1979) geteilt, der unabhängig von Kaufmann I. Arenberg in der Zeitschrift „Otologia" ebenfalls aus den vorhandenen Unterlagen eine Menière-Erkrankung bei van Gogh diagnostizierte.

Nach der Selbstverstümmelung ging van Gogh freiwillig in die Anstalt für Geisteskranke in St. Remy, da er sich hiervon auch eine Besserung seiner Beschwerden versprach.

1890 kehrte van Gogh nach Paris zurück. Dort klagte er über eine Lärmüberempfindlichkeit, die von Kaufmann I. Arenberg als ein beginnendes Tullio-Phänomen erklärt wurde. Zudem klagte er über Anfälle mit dazwischenliegenden symptomfreien Perioden, die allerdings stärker und in kürzeren Abständen kamen.

Von den Autoren wird eingeräumt, daß van Gogh wahrscheinlich auch an einer manisch-depressiven Erkrankung, Syphilis und Alkohol-Abusus litt, so daß alles zusammen schließlich zu einer für van Gogh ausweglosen Situation führte, die er nur mit seinem Freitod lösen konnte (Dumont 1993).

Kyoshiro Yamakawa

Kyoshiro Yamakawa wurde am 23. September 1891 auf Iki Island, einer kleinen Insel, die zur Kyushu-Insel in Japan gehört, geboren. Er studierte an der Kyushu Imperial University Medical School und wurde danach Assistent bei Prof. Inokichi Kubo (1874–1939), der ein HNO-Pionier in Japan war.

Prof. Kubo hatte als Assistent bei Prof. Gustav Killian (1860–1935) in Freiburg mehr als 3 Jahre gearbeitet. Nachdem Dr. Yamakawa leitender Oberarzt geworden war, wurde er nach Deutschland geschickt, um dort die Felsenbeinpathologie bei Prof. Karl Wittmaack zwischen 1927 und 1929 zu lernen. Nach seiner Rückkehr aus Deutschland wurde er zum Professor der HNO-Heilkunde an der Kanazawa Medical School berufen und später an die HNO-Abteilung in der Kaiserlichen Universität Osaka.

Prof. Yamakawa publizierte 495 wissenschaftliche Abhandlungen und 100 andere Veröffentlichungen in verschiedenen medizinischen Zeitschriften. Yamakawa starb an Herzversagen im Alter von 88 Jahren. Er hatte testamentarisch bestimmt, daß seine Felsenbeine obduziert werden sollten.

Bei sich selber hatte er eine Menière-Erkrankung diagnostiziert. Im Alter von 35 Jahren erfuhr er einen plötzlichen Hörverlust in seinem rechten Ohr mit Ohrgeräuschen, Schwindel und Übelkeit. Der Anfall hielt rezidivierend für fast 3 Tage an; danach trat nie wieder eine solche Episode auf. Obwohl man nie ein Audiogramm von ihm fand, gab er selber an, daß er einen pantonalen Hörverlust von 60 dB auf dem rechten Ohr bei Normalgehör links habe.

Die Befunde Yamakawas Felsenbeins wurden von seinen Schülern Sano, Sakagami, Harada, Mazunaga 1986 veröffentlicht. Das rechte Felsenbein zeigte einen geringgradigen lymphatischen Hydrops besonders in der apikalen Windung der Kochlea. Zusätzlich wurde eine Atrophie der Stria vascularis, ein Verlust von Zellen im Spinalganglion und des Corti-Organs beschrieben. Alle diese Befunde waren auf den basalen Abschnitt der Kochlea beschränkt.

Prof. Yamakawa hatte im April 1938 auf dem 10. Japanischen Medizinischen Kongreß in Kyoto in Japan als erster über einen endolymphatischen Hydrops als das hervorstechende histopathologische Kennzeichen des Morbus Menière berichtet.

Sein Artikel wurde 6 Monate vor der Mitteilung von Hallpike u. Cairns veröffentlicht.

Der Patient war Yamakawas Kollege, Yuemon Ogata, der Professor und Direktor der Abteilung für Geburtshilfe und Frauenheilkunde an der Kaiserlichen Universität Osaka war. Prof. Ogata, der von Yamakawa zwei Jahre lang vor seinem Tod behandelt worden war, bat Yamakawa seine Felsenbeine zu untersuchen. Die Befunde wurden in japanischer Sprache mit einem deutschen Abstrakt „Über die pathologische Veränderung bei einem Menière-Kranken" veröffentlicht und erschien 1939 im Zentralblatt der Hals-Nasen-Ohren-Heilkunde.

1992 wurde von Paparella, Morizono u. Matsunaga eine Übersetzung des originalen japanischen Artikels von Prof. Yamakawa anläßlich der 100. Wiederkehr seines Geburtstages veröffentlicht.

Historischer Rückblick über Meilensteine der Morbus-Menière-Forschung

Adam Politzer war der erste, der die Tragweite von Menières Krankheitsbeschreibung erfaßte. Er erwähnte schon 1867 ausführlich die von P. Menière beschriebene Krankheit und spricht erstmals von der „Menière'schen Krankheitsform" und der „Menière'schen Affection".

Schon 1871 – knapp 10 Jahre nach der Erstbeschreibung durch Prosper Menière – wurde als Ursache des Menière-Anfalls von dem deutsch-amerikanischen Otologen Knapp eine intralabyrinthäre Druckssteigerung unvermutet – und zwar als analoge Erkrankung zum damals gut bekannten Glaukom.

Auch der Physiologe Hensen erwähnte 1880 im Herrmannschen Handbuch der Physiologie der Sinnesorgane den Morbus Menière „als eine Art von Ohrenglaukom".

Gruber führte in einem 1895 vor der Österreichischen Gesellschaft gehaltenen Vortrag aus:

„... Können wir uns nicht mit der größten Leichtigkeit denken, daß bei mangelhaftem Abfluß der Endolymphe durch Verschluß des Aquaeductus vestibuli oder durch Verwachsungen der Blätter des Sacc. Cotugni oder durch Obliteration der von Rüdiger nachgewiesenen Abzugskanälchen aus dem Sacc. Cotugni eine vermehrte Ansammlung von Endolymphe stattfindet, die, wenn sie den Höhepunkt erreicht hat, vielleicht durch übermäßigen Druck, vielleicht sogar durch Zerreißen der Gebilde mit gleichzeitigem Blutaustritt, diese Erscheinungen wie mit einem Schlage herbeiführen und uns das wahre Bild des Morbus Menièrei bietet?..."

Parrisius berichtete 1924 aus der von Prof. Ottfried Müller eingerichteten Capillarbeobachtungsstelle an der medizinischen Klinik und Nervenklinik Tübingen über ausgesprochene Gefäßveränderungen bei Patienten mit M. Menière und Glaukom und führte dies auf eine „Vasoneurose" zurück. Er betonte, daß beide Erkrankungen nur Symptome seien, die durch verschiedene Faktoren wie Konstitution, Intoxikation oder chronische Infektionen erzeugt würden.

Dida Dederding – eine Schülerin von Mygind – veröffentlichte 1929 ihre Doktorarbeit über den Morbus Menière in zwei Supplementbänden in den Acta Otolaryngology (Stockholm).

Kyoshiro Yamakawa (1892–1980) war Professor für HNO-Heilkunde an der Kaiserlichen Universität Osaka. Seine Entdeckung eines endolymphatischen Hydrops beim Morbus Menière wurde im Zentralblatt für HNO-Heilkunde 1938 in Deutsch veröffentlicht und blieb lange für die englischsprachige Welt unbeachtet. Strenggenommen gebührt ihm damit aber das Verdienst der Erstbeschreibung.

1938 Charles Skinner Hallpike (1900–1979) arbeitete als Neurootologe am Ferens Institute of Otology am Middlesex Hospital in London und Hugh Cairns als Neurochirurg am London Hospital. Sie berichteten über zwei Patienten, die kurz nach der Durchtrennung des VIII. Hirnnervs zur Behandlung eines Morbus Menière gestorben waren, und die einen endolymphatischen Hydrops aufwiesen.

Portmann veröffentlichte 1921 die erste Arbeit über ein Tiermodell, in dem er einen endolymphatischen Hydrops in einem Fisch erzeugt hatte. Er stellte auch die Hypothese auf, daß der Saccus endolymphaticus den Flüssigkeitsdruck im Innenohr regelt und führte die erste

Dekompressionsoperation an einem Patienten durch, der an Schwindel und Hörverlust litt.

Müller (1939) wies nach, daß viele Menschen an einer konstitutionellen Lenkungsschwäche der feinen Gefäßabschnitte leiden, die er vasomotorische Diathese nannte und die sich auch bei Patienten mit Morbus Menière finden würde. Seiner Ansicht nach würde im Endstromgebiet des Innenohres eine Art unspezifischer Überempfindlichkeit bestehen.

Es wurden auch kritische Stimmen erhoben, die mehr oder weniger deutlich die Menière-Erkrankung in Zweifel zogen.

So bemerkte Alexander aus London 1961 anläßlich eines Vortrages von Tumarkin vor der Royal Medical Society: „Bright und Addison haben klassische Krankheitsbilder beschrieben, die zu Recht deren Namen tragen. Die Bezeichnung Menière'sche Krankheit kann ungefähr für alles in der Otologie gebraucht werden. Das, was Menière als Krankheit beschrieb, war eine fatale Krankheit, eine Leukämie einige Tage vor dem Exitus."

Auch die Therapiemodalitäten waren Gegenstand vehementer Kontroversen: „Bis heute scheint nur eine Sache klar zu sein: was auch immer wir unternehmen – sei es Psychotherapie oder Chirurgie – es ergibt immer ein mehr oder weniger konstantes Ergebnis von 80 % Erfolg und 20 % Versagen" (Torok 1977).

Die psychische Besonderheiten der Menière-Patienten sieht Jean-Marc Sterkers aus Paris, in dem er sie als Menschen beschreibt, „die ins Ohr weinen" („qui pleuvent dans l'oreille").

Kritisch war auch L. B. W. Jongkees, der als Resümee seiner jahrelangen Beschäftigung mit dem Morbus Menière 1980 schrieb: „Es ist schon lange her, daß ich die traurige Mitteilung verbreiten mußte, daß es keine medikamentöse Behandlung dieser Krankheit gibt (Jongkees 1964, 1965) und einige Jahre später war es meine klare Aufgabe gegen die steigende Welle chirurgischer Aggression durch stigmatisierende Operationen am Labyrinth von Patienten als chirurgische Feigenblattbehandlung zu kämpfen."

Diese kritischen, teils aber auch einfühlsamen Bemerkungen zum Morbus Menière werfen Schlaglichter auf die Krankheit, die im folgenden nun umfassend betrachtet werden soll.

Anatomie

Das Innenohr – oder im weiteren Sinne das Labyrinth – läßt sich nach den einzelnen Funktionen in einen akustischen Teil (Schnecke oder Kochlea) und einen vestibulären (statischen) Teil gliedern (Abb. **5**).

In jedem der beiden vestibulären Teile des Labyrinths existieren 6 Areale mit Neuroepithel:

- Macula utriculi,
- Macula sacculi,
- drei Cristae ampullares (jeweils eine für jeden Bogengang) und
- das Corti-Organ.

Letzteres beinhaltet das einzige Neuroepithel, das dem Hören dient, alle anderen Areale dienen zur Gleichgewichtsempfindung.

Makroskopisch unterschieden wird weiterhin das knöcherne Labyrinth von dem darin eingeschlossenen häutigen Labyrinth.

Das häutige Labyrinth ist mit kaliumreicher Endolymphe gefüllt und bildet ein in sich geschlossenes System (Ductus cochlearis). Es endet

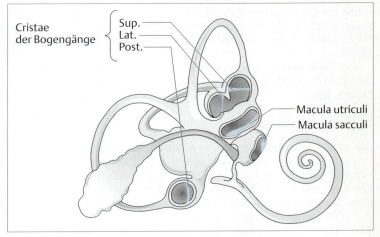

Cristae der Bogengänge { Sup. Lat. Post.

Macula utriculi
Macula sacculi

Abb. **5**   Das Labyrinth mit Bogengängen und Schnecke

blind im apikalen Ende der Kochlea und steht an der Basis über den Ductus reuniens mit dem Sakkulus des Vestibulums in Verbindung. Es wird durch das gleichgeformte, aber etwas größere knöcherne Labyrinth umgeben. Das häutige Labyrinth ist in dem knöchernen Labyrinth mit feinen Bindegewebszügen aufgehängt. Der Raum zwischen dem häutigen Labyrinth und dem knöchernen Labyrinth ist mit Perilymphe angefüllt. Dieser perilymphatische Raum ist um ein Vielfaches größer als der endolymphatische. Das abgeschlossene häutige endolymphatische Hohlraumsystem nimmt beim Menschen nur 3–5 mm^3 Raum ein, die Perilymphe dagegen 12–16 mm^3 Raum.

Kochlea

Die Kochlea bildet ein in einer logarithmischen Spirale gewundenes Rohr um eine Achse, den Modiolus. Vom Modiolus entspringt die Lamina spiralis, ein Knochenplättchen, das sich von der Basis der Schnecke beginnend bis in die Spitze – Apex – windet. Diese Spirallamelle trennt zusammen mit der Basilarmembran den Schneckenkanal in die obere Scala vestibuli und die untere Scala tympani, die beide mit natriumreicher Perilymphe gefüllt sind.

Die Scala vestibuli öffnet in den Vorhof, während die Scala tympani mit dem membranösen runden Fenster abgeschlossen ist. Beide Skalen stehen durch das Helikotrema in der Spitze der Schnecke in Verbindung.

Die Breite der Basilarmembran nimmt von der Basis bis zum Helikotrema um das Drei- bis Vierfache zu (von 60 μm bis 240 μm), zeigt aber keine gleichmäßige Zunahme (Guild 1927c). Gleichzeitig nimmt die Elastizität der Membran von basal nach apikal um das Hundertfache zu.

Der Sauerstoffverbrauch und das endolymphatische Potential nehmen zum Apex hin ab (Misrahy u. Mitarb. 1958, Meyer z. Gottesberge u. Mitarb. 1965)

Reißner-Membran

Die Reißner-Membran trennt den Ductus cochlearis von der Scala vestibuli und damit den Endolymph- vom Perilymphraum. Sie spannt sich vom Limbus spiralis bis zum Spiralligament der seitlichen Schneckenwand und besteht aus zwei Zellschichten. Zur Endolymphseite ist diese Schicht epithelial und zum Perilymphraum mesenchymal.

Für Wasserionen scheint sie frei permeabel (Duvall u. Sutherland 1972). Da sie wenig ATPase enthält, wird kein aktiver Transportmechanismus angenommen. Eine selektive Permeabilität wird ihr für Kalium-

und Natriumionen zugewiesen. Kaliumionen können von der Perilymphe leichter als Natriumionen in die kaliumreiche Endolymphe gelangen und dem Konzentrationsgefälle folgend über die Stria vascularis den Endolymphraum verlassen (Rauch u. Rauch 1974).

Die Elastizität der Reißner-Membran bleibt die ganze Strecke zum Helikotrema gleich (v. Békésy 1960). Eine überdehnte Reißner-Membran zeigte atrophe epitheliale Zellen und Lücken zwischen den mesothelialen Zellen (Kimura u. Mitarb. 1976).

Stria vascularis

Die Stria vascularis liegt an der lateralen Kochleawand und ist drüsenähnlich aufgebaut, da epitheliale und mesenchymale Zellen eng aneinander gelagert und durch keine Basalmembran getrennt sind. Es lassen sich in der Stria vascularis drei Zelltypen unterscheiden: die Marginalzellen, die Intermediärzellen und die Basalzellen.

Die zum Endolymphraum gelegenen Marginalzellen weisen Mikrovilli an ihrer Oberfläche auf und zeigen intrazellulär Vesikel und Vakuolen (Spoendlin 1967).

Die Blutgefäße verlaufen ausschließlich innerhalb des Epithels nahe an der Oberfläche zwischen den Marginal- und Intermediärzellen (Kimura u. Schuknecht 1970).

In von Morbus Menière betroffenen Ohren zeigte sich eine Atrophie der Stria vascularis und eine deutliche Reduktion der Vaskularisation (Kimura u. Mitarb. 1976, Masutani u. Mitarb. 1992).

Vestibulärer Teil des Labyrinths

Der vestibuläre Teil des Labyrinths besteht aus dem Utrikulus und dem Sakkulus mit je einem Statokonien-Organ (Maculae), sowie den drei Cristae ampullares, die in je einer Aufweitung (Ampulla) der drei Bogengänge liegen.

Die Maculae und die Cristae ampullares sind besondere Abschnitte des vestibulären Labyrinths und enthalten die Rezeptorzellen, die die Gleichgewichtsreize übermitteln. Die Makula-Organe werden durch lineare Beschleunigungsvorgänge und den Schwerkrafteffekt stimuliert. Die drei Cristae ampullares sind in allen drei Raumachsen ausgerichtet und erfassen die Winkelbeschleunigung (Rotation) in der ihnen zugehörigen Ebene.

Bogengänge

Die häutigen Bogengänge schließen sich ebenfalls an den Utrikulus an. An dem einen Ende des häutigen Bogengangs befindet sich eine Erweiterung (Ampulla). In der Ampulla befindet sich die Crista ampullaris mit den Sinneszellen und den Nervenendigungen des N. vestibularis. Der Crista sitzt die ca. 1 mm hohe Kupula auf, die bis zum Ampullendach reicht und sie endolymphdicht abschließt (Steinhausen 1933, Will 1934).

Die zunächst angenommene Theorie einer sich wie eine Tür bewegenden Kupula (Steinhausen 1931) mußte verlassen werden, da sich herausstellte, daß die Kupula an der Ampulla festsitzt (Trincker 1952). Dies erlaubt nur Auslenkungen von 3–5 µm (Oman u. Young 1972). Ein Abriß hat eine verringerte Empfindlichkeit zur Folge; eine Theorie, die Rizvi (1986) als Erklärung für die zunehmende Untererregbarkeit bei einem langandauernden Morbus Menière anführte.

Die Schenkel des oberen und des unteren Bogenganges vereinigen sich zum Crus commune. So stehen die häutigen Bogengänge durch 5 Öffnungen mit dem Utrikulus in Verbindung.

Vestibulum

Der Vorhof (Vestibulum) hat einen unregelmäßigen Hohlraum, der einerseits mit der Kochlea und mit den Bogengängen in Verbindung steht. Die laterale Wand mit dem ovalen Fenster stellt einen Teil der medialen Paukenwand dar.

Im Recessus sphaericus des Vorhofs liegt der Sakkulus.

Seine konvexe Fläche ragt frei in das Vestibulum hinein. An der dem Knochen anliegenden Wand findet sich die 1–2 mm große Macula sacculi.

Utrikulus

Der Utrikulus kann von der Mitte des ovalen Fensters in Richtung nach medial oben erreicht werden. Die Entfernung zwischen Fenster und der Unterwand des Utrikulus schwankt an dieser Stelle zwischen 1,6 und 2 mm (Beck 1965) und einer anderen Angabe nach zwischen 0,38 und 1,4 mm (Anson u. Mitarb. 1965).

Perilymphraum

Der perilymphatische Raum ist durch 2 Kanäle in Richtung auf den Liquorraum verbunden:
- dem Aquaeductus cochleae und
- den Aquaeductus vestibuli.

Beide haben gemeinsam, daß sie von lockerem Bindegewebe durchsetzt sind und extern in Öffnungen enden, die an der Oberfläche der Felsenbeinpyramide gelegen sind.

Der Aquaeductus vestibuli hingegen endet in einem auf der Hinterfläche der Pyramide gelegenen, aus zwei Durablättern gebildeten Lymphsack, dem Saccus endolymphaticus.

Aquaeductus cochleae

Der Aquaeductus cochleae (Schneckenwassergang) ist eine Verbindung zwischen den Flüssigkeitskompartimenten Perilymphraum und Liquorraum (Palva u. Dammert 1969). Er geht von der Scala tympani kurz vor dem runden Fenster ab. An der hinteren Felsenbeinkante endet er in einer dreieckigen Öffnung zum Cavum arachnoidale. Beim erwachsenen Menschen durchzieht ein Netz von feinen Bindegewebsfasern den Aquaeductus cochleae, so daß ein schneller Flüssigkeitsaustausch zwischen den beiden Räumen nicht möglich ist (Schuknecht u. Reisser 1988). Seine enge Stelle wurde mit im Schnitt 138 ($\pm$ 58 μm) 0,2 bis 0,3 mm von der Kochlea entfernt bestimmt (Gopen u. Mitarb. 1997).

In einer Untersuchung an 250 Felsenbeinen zeigte Wlodyka (1978) auf, daß der Aquaeductus cochleae bei Geburt offen ist und sich mit zunehmendem Alter verengt. Mit 40 Jahren ist er nur noch in 50 % aller Felsenbeine und im Alter von 60 nur bei 30 % offen. Auch mit der über die Trommelfellmembran geführten Innenohrdruckmessung wurde eine ähnliche Altersabhängigkeit der Durchgängigkeit des Aquaeductus cochleae festgestellt (Phillips u. Marchbanks 1989).

Es wurden kürzlich vier Arten der Durchgängigkeit des Aquaeductus cochleae festgestellt (Gopen u. Mitarb. 1997):
1. Zentrales Lumen offen über die gesamte Länge: 34 %,
2. Lumen mit lockerem Bindegewebe ausgefüllt: 59 %,
3. Lumen durch Knochen verschlossen: 4 %,
4. obliteriert: 3 %.

Weder Vene noch Arterie stehen in direktem Kontakt mit dem Aquaeductus cochleae. Die zu ihm gehörende Vene befindet sich in einem separaten Knochenkanal (Anson 1969).

Aquaeductus vestibuli

Im Unterschied zum Aquaeductus cochleae ist der Aquaeductus vestibuli mit Epithel ausgekleidet. Arterien und Venen befinden sich in unmittelbarem Kontakt zum Aquaeductus vestibuli (Anson 1969). Der Aquaeductus vestibuli hat seine Mündung im Recessus utriculi.

Seine Länge wurde mit durchschnittlich 7,8 mm in Normalpersonen bestimmt (Sando u. Ikeda 1984, deGroot u. Huizing 1986).

Sakkulus

Der Sakkulus befindet sich vom ovalen Fenster aus gesehen schneckenwärts, und seine Makula steht vertikal. Die Entfernung zwischen ihm und dem Fenster beträgt zwischen 1,0 und 1,6 mm (Beck 1965) und nach anderen Angaben zwischen 0,82 – 1,4 mm (Anson u. Mitarb. 1965).

Ductus reuniens

Der Ductus reuniens wurde erstmalig von Hensen 1863 beschrieben.

Der Ductus reuniens verbindet die Scala media der Kochlea mit dem Sakkulus und stellt damit eine Verbindung der Endolymphräume von Kochlea und Vestibularisorgan her.

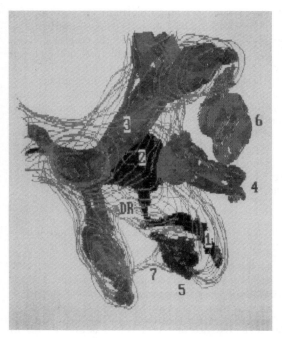

Abb. 6 Der Ductus reuniens in einer computergestützten Rekonstruktion nach Dissektion von Felsenbeinen (nach Aohi u. Mitarb. 1992)

Morphometrische Messungen des Ductus reuniens an der Rekonstruktion ergaben an der engsten Stelle einen Durchmesser von 45 µm und eine Länge von 700 µm (Abb. **6**). Die Länge ist in Übereinstimmung mit dem ersten Bericht über den Ductus reuniens von Viktor Hensen (1835–1934), der Durchmesser wurde von ihm allerdings mit 225 µm gemessen.

Utrikuloendolymphatische Klappe

Der Sakkulus steht mit dem Utrikulus durch den Canalis utriculo-saccularis in Verbindung. Die Verbindungsweite des Kanals wird durch eine Falte an der Hinterwand des Utrikulus – die utriculo-endolymphatische Klappe – auch Bast-Klappe genannt – reguliert (Bast). Aus der Hinterwand des Sakkulus geht als feiner kurzer Kanal der Ductus endolymphaticus hervor, der durch den Aquaeductus vestibuli zu hinteren Fläche der Pyramide verläuft (Bachor u. Karmody 1993).

Dieser wiederum endet im Saccus endolymphaticus (Abb. **7**).

Ductus endolymphaticus

Als Aquaeductus vestibuli wurde er im Jahre 1869 von Böttcher erstmalig beschrieben. 4 Jahre später wurde er zum erstenmal von Hasse (1873) als Ductus endolymphaticus bezeichnet.

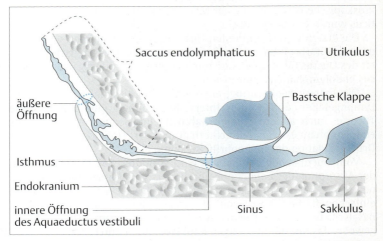

Abb. **7**   Saccus und Ductus endolymphaticus, ihre Beziehungen zum Utrikulus und Sakkulus (nach Anson 1969)

Der Ductus endolymphaticus wird durch die Vereinigung des vom Utrikulus und Sakkulus abgehenden Gangs im knöchernen Vestibulum gebildet. Der proximale Anteil des Gangs verengt sich zum sog. Isthmus, öffnet sich dann und geht in den proximalen Teil des intraossär gelegenen Sakkus über. Teilweise besitzt er nur 30 µm Durchmesser. Zwischen dem menschlichen Ductus endolymphaticus und dem Ductus endolymphaticus des Tieres bestehen Unterschiede dergestalt, daß der menschliche komplizierter aufgebaut ist. Das konnte in computergestützten Rekonstruktionen, die auf Serienschnitte basierten, gezeigt werden. Wichtig ist auch die große Variabilität in Größe und Form. Dies betrifft auch interindividuelle Unterschiede, aber auch Unterschiede im gleichen Individuum.

Ductus und Saccus endolymphaticus entwickeln sich in Mensch und Tier fast gleichermaßen. Bis zur 20. Gestationswoche hat der Sakkus ein einfaches ununterbrochenes Lumen. In der 2. Hälfte der Schwangerschaft wird dieses einfache Lumen durch fibröse Filamente unterbrochen, die mehrere parallele Lumina aufbauen. Das ist der Grund, warum der Saccus endolymphaticus bei der Geburt nicht voll ausgereift sein kann und sich dann erst während der ersten Lebensjahre voll entwickelt. Die Entwicklung läuft häufig parallel zu der Reifung der Stria vascularis in der Kochlea ab.

Siirla (1941) war als erster der Ansicht, daß der Ductus endolymphaticus in die Endolymphresorption eingebunden sein könnte. Diese Idee wurde von Secrétan 1944 unterstützt. Eine erste, detaillierte lichtmikroskopische Beschreibung der Morphologie des Ductus endolymphaticus wurde von Guild (1927a, 1927b) veröffentlicht.

Die ersten ultrastrukturellen Untersuchungen stammen von Lundquist u. Mitarb. (1964, 1965), die allerdings eine physiologische Aktivität des Ductus nicht sahen und ihm nur als Verbindungsgang zum Saccus endolymphaticus zuordneten.

Die spätere Beobachtung eines lockeren epithelialen Raumes mit Lymphgefäßen und weiten Interzellulärräumen unterstützte diese Theorie. Auch andere Studien nahmen eine Bedeutung des Ductus endolymphaticus zur Aufrechterhaltung der Homöostase und der Druckregulation der Innenohrflüssigkeiten ein.

Vom Ductus endolymphaticus wird vermutet, daß er eine Rolle in der Absorption der Endolymphe besonders von Wasser und Kaliumionen spielt (Rask-Anderson u. Mitarb. 1981). Der Ductus ist mit einem einfachen flachen Plattenepithel ausgekleidet, das auf einer glatten Basalschicht ruht. Der Ductus ist umgeben von einem lockeren Bindegewebe, das mit dünnwandigen Kapillargefäßen durchsetzt ist.

Im Ductus endolymphaticus der Ratte fand Manni (1987) elektronendichte und elektronendurchlässige Zellen, die Vesikel enthielten, die mit der apikalen und basolateralen Membran in Verbindung standen.

Arterien und Venen stehen in unmittelbarem Kontakt zum Aquaeductus vestibuli (Anson 1969).

Saccus endolymphaticus

Der Saccus endolymphaticus ist ein Blindsack zwischen Dura, Sinus sigmoideus und Felsenbeinoberfläche (Abb. 7). Seine innere Oberfläche ist durch villöse Einstülpungen des auskleidenden Epithels erheblich vergrößert.

Im menschlichen Saccus endolymphaticus wurden 4 verschiedene Zelltypen identifiziert. Einige Zellen sind auf den Transport von Flüssigkeit und Ionen spezialisiert, andere werden als sekretorische Zellen angesehen und wieder andere als phagozytierende Zellen.

Das gesamte System ist mit einem Gefäßplexus venösen und arteriellen Ursprungs umgeben. Die Gefäße stammen sowohl von den Labyrinthgefäßen als auch von den hinteren Meningealgefäßen ab. Die Kapillaren sind gefenstert und enthalten zahlreiche Poren, von denen man annimmt, daß sie den Flüssigkeitstransport durch die Zellwände erleichtern. Ähnliche Zellen wurden auch in anderen Flüssigkeiten und Ionen austauschenden Epithelien im Körper gesehen.

Von Guild (1927a, 1927b) stammt die Erkenntnis, daß der Saccus endolymphaticus eine wichtige Rolle in der Aufrechterhaltung der Homöostase der Labyrinthflüssigkeiten spielt. Er fand 3 unterscheidbare Wandabschnitte, von denen der mittlere Teil in seinen Experimenten im Meerschweinchen Resorption von Berliner Blau zeigte. Der Saccus endolymphaticus sezerniert Glykoproteine als Antwort auf osmotische Veränderungen und ist metabolisch aktiv (Takumida 1989).

Unter dem Epithel liegen Kapillaren, Lymphgefäße und Plasmazellen. Hier werden auch B- und T-Lymphozyten sowie Makrophagen gefunden.

Verschiedene Studien beziehen sich auf die mögliche Immunkompetenz des Saccus endolymphaticus. Stahle zeigte die Anwesenheit von Lymphozyten im Sakkus. Auch andere Autoren zeigten, daß immunkompetente Zellen im Sakkus vorhanden waren. Zwischen Lymphozyten und Makrophagen wurden zytoplasmatische Brücken im Saccus endolymphaticus gefunden und hierfür eine Antigenverarbeitung angenommen (Rask-Anderson u. Mitarb. 1980). In den Epithelzellen selber sind sekretorisches IgA und IgG nachweisbar (Arnold u. Mitarb. 1984). 1987 wiesen Takahashi und Harris proliferierende immunkompetente Zellen und Immunoglobuline nach.

Durch die Vielzahl dieser Erkenntnisse bedingt, sind verschiedene Theorien zu seiner Funktion aufgestellt worden:

- Absorption und Sekretion der Endolymphe,
- Abwehrorgan durch Immunkompetenz und Phagozytose (Rask-Anderson u. Stahle 1980),
- Druck- und Flußregulation durch sein unmittelbares Angrenzen an des Sinus sigmoideus und den Liquorraum,
- keine besondere Funktion.

Eine weitere Bedeutung des Saccus endolymphaticus liegt in seiner Rolle aus Immunabwehrorgan des Innenohres.

Eine Erhöhung von IgG in der Perilymphe von mit Antigenen belasteten Tieren konnte als spezifisch und unabhängig von der systemischen Immunität bewiesen werden. Ein intakter Saccus endolymphaticus ist notwendig für eine Entzündungs- und Immunantwort des Innenohrs (Tomiyama u. Harris 1987).

Der Saccus endolymphaticus hat bei Menière-Patienten in über 80 % im Vergleich zum Gesunden eine andere Lage und liegt zumeist sublabyrinthär (Plester 1972). Allerdings ist er auch beim Gesunden äußerst lagevariabel (Anson u. Mitarb. 1965).

Bei Patienten mit Morbus Menière erwies sich der Saccus endolymphaticus in morphometrischen Untersuchungen geschrumpft und als Hinweis für eine gestörte Funktion verändert (Galey u. Mitarb. 1988).

Verschiedene Befunde zeigen, daß der Saccus endolymphaticus nicht nur eine Immunantwort geben kann, sondern auch möglicherweise der Angriffsort für Immunerkrankungen darstellt. Dies sind einmal die gefensterten Kapillaren, die z.B. in der Kochlea nicht vorkommen (Leone 1984).

Gefensterte Gefäße werden häufig in Organen gefunden, die in Flüssigkeitsabsorption eingebunden sind und sind häufig Ort von Immunkomplexablagerungen. Weiterhin wurde in Tierversuchen nachgewiesen, daß die Flüssigkeit im endolymphatischen Sack relativ hyperosmotisch ist, verglichen mit der Osmolarität von Serum (Sterkers u. Mitarb. 1984). Diese Eigenschaft kann unter Umständen die örtliche Konzentration von Immunkomplexen in dem um den Sakkus herum liegenden Gefäßkomplex erhöhen.

IgG-Ablagerungen konnten in 40 % des während Sakkotomien gewonnenen Gewebes nachgewiesen werden und deuten auf eine Immunkomplexerkrankung hin. Sowohl licht- als auch elektronenmikroskopisch konnten im Saccus endolymphaticus von Menière-Patienten Änderungen nachgewiesen werden, die in einer subepithelialen Fibrose, einer Rarifizierung von Blutgefäßen und medialen Veränderung bestanden (Dornhoffer u. Mitarb. 1993).

Arterielle Versorgung

Die Blutversorgung des Labyrinths wird über die A. labyrinthi gewährleistet, welche aus der A. cerebelli inferior anterior (engl. Abk.: AICA) entspringt. Die A. cerebelli inferior anterior selber ist ein Seitenast der A. basilaris und bildet häufig im Bereich des Porus acusticus internus eine Gefäßschlinge („vessel loop"), was auch in seltenen Fällen als Ursache für einen Menière-Anfall angesehen wird (Kanzaki u. Koyama 1986).

Distal der AICA gestaltet sich die Gefäßversorgung sehr variabel und wird von großen interindividuellen Unterschieden geprägt. In der Hälfte aller Fälle tritt die A. labyrinthi singulär auf. Es sind aber bis zu 9 Arterienabgänge beschrieben worden (Schätzle u. Haubrich 1975, Sugita u. Mitarb. 1991). Diese erhebliche Variabilität in der Gefäßversorgung wird zudem dadurch kompliziert, daß sie stark seitendifferent ist (Levin 1964, Mazzoni 1969). Im gleichen Individuum kann daher jedes Labyrinth eine unterschiedliche Gefäßzufuhr besitzen.

Die A. labyrinthi zweigt sich schließlich in die A. vestibulocochlearis, die A. spiralis modioli bis in die Aa. radiatae der Scala vestibuli und des Lig. spirale auf. Mit Ausnahme des untersten Teils der Basalwindung, der von der A. vestibulocochlearis (R. cochlearis) ernährt wird, erfolgt die gesamte Versorgung der Kochlea durch die A. spiralis modioli (R. apicalis und R. medialis), die sich um den Modiolus herumwindet und als wichtigste Innenohrarterie gilt.

Die Gefäße im Modiolusbereich besitzen sowohl eine Muskularis (Kimura u. Ota 1974, Ritter 1978) als auch eine adrenerge Gefäßinnervation (Spoendlin u. Lichtensteiger 1966, Terayama u. Mitarb. 1966, Axelsson 1968).

Aufgrund dieser Innervation läßt sich das Gefäßsystem in zwei Hauptabschnitte unterteilen: einen zentralen (medialen) sympathisch innervierten und einen peripheren (lateralen) Abschnitt ohne sympathische Innervation.

Der zentrale Abschnitt versorgt den Hörnerv im Modiolusbereich und das Corti-Organ über die Spiralgefäße. Die Haarzellen werden nicht direkt von den Gefäßen erreicht. Die Endstrecke der Versorgung bilden die Perilymphe und die Corti-Lymphe (Lawrence 1966a). Sowohl die Zufuhr von Sauerstoff und Nährstoffen als auch die metabolische Entsorgung der Haarzellen und der sie umgebenden Zellstrukturen geschieht durch Diffusion (Honrubia u. Mitarb. 1965).

Die Gefäßversorgung der peripheren Schneckenabschnitte geschieht über Arteriolen, die zwischen Scala tympani und Scala vestibuli verlaufen. Diese Gefäße zur lateralen Schneckenwand werden als Radiärarterien (Arteriolae radiatae) bezeichnet. Diese Arteriolen verzwei-

gen sich im Bereich der lateralen Kochleawand in vier parallel angeord-
nete Kapillargebiete:

- das suprastriale Netzwerk,
- die Kapillaren des Lig. spirale,
- die Stria vascularis und
- die Kapillaren der Prominentia spiralis.

Im Lig. spirale und der Stria vascularis verzweigen sich die Arteriolen in
ein dichtes Kapillarnetz von arteriovenösen Arkaden (Smith 1951,
Axelsson 1974).

Im Übergang der terminalen Arteriolen in die präkapillaren Gefäß-
strecken konnten keine Sphinktersysteme gefunden werden. Doch
durch arteriovenöse Anastomosen kann das Kapillargebiet der Stria
vascularis umgangen werden. Dies stellt eine Gegebenheit dar, die hinsichtlich des Effektes durchblutungsfördernder Maßnahmen eine
große Rolle spielen kann (Ritter 1978). Eine Neusprossung von Kapillargefäßen wird histomorphologisch in diesem Gefäßbett nicht beobachtet (Johnsson 1973).

Zwischen der basalen und dem apikalen Teil der Schnecke bestehen
Unterschiede in der Gefäßversorgung. Im Bereich der Basalwindung
existieren weniger arteriovenöse Arkaden (Axelsson 1974) und weniger
Radiärarterien als in den übrigen Windungen; die Stria vascularis ist
hier dicker und das Lig. spirale größer und stark vaskularisiert (Kirikae
u. Mitarb. 1969, Johnsson 1973).

Physiologie des Labyrinths

Perilymphe

In kinetischen Untersuchungen mit wasserlöslichen Molekülen konnte gezeigt werden, daß die Perilymphe aus der Scala vestibuli in der Hauptsache aus dem Blutplasma stammt und nur zu 10 % aus dem Liquor cerebrospinalis (Sterkers u. Mitarb. 1988). Die Sekretion der Perilymphe wird im Limbus spiralis vermutet, da dort eine sehr hohe Carboanhydrase-Aktivität nachgewiesen wurde.

Die Perilymphe aus der Scala tympani hingegen wird wegen der Verbindung zwischen der basalen Windung der Scala tympani zum Liquorraum durch den Aquaeductus cochleae mehr als Übergangsflüssigkeit zum Liquor eingeordnet (Hara u. Mitarb. 1989).

Die Kaliumkonzentration der Perilymphe der Scala vestibuli ist mit 6,7 mmol höher als die der Scala tympani mit 3,4 mmol (Salt u. Konishi 1986).

Die Perilymphe (Abb. **8**) steht über freie Interzellularspalten mit dem Liquor des Modiolus und über den Aquaeductus cochleae mit dem Liquor cerebrospinalis in Verbindung (Arnold u. v. Ilberg 1971), der über diese Wege Wasser und niedermolekulare Substanzen zur Perilymphe ableitet, die in ihrer Zusammensetzung extrazellulärer Flüssigkeit ähnelt. Die Resorption der Perilymphe geschieht über die Kapillaren des Lig. spirale (Kley 1951).

Abb. **8**   Die Beziehung von Peri- und Endolymphe zu Blut und Liquor

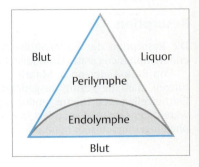

Endolymphe

Die Endolymphe befindet sich in einem abgeschlossenem häutigen Hohlraumsystem von nur 3–5 µl Inhalt. Dieses Hohlraumsystem ist – abgesehen vom Saccus endolymphaticus – allseitig von 12–16 µl Perilymphe umgeben. Die Endolymphmenge der Kochlea wird auf 2 µl und die Menge der Perilymphe in der Scala tympani und vestibuli auf 8 µl geschätzt (Salt u. Konishi 1988).

Produktion

Es wurde schon früh vermutet, daß eine Quelle der Endolymphproduktion in den Marginalzellen der Stria vascularis liegt (Corti 1851, v. Fieandt u. Saxen 1936). Endolymphe wird vermutlich auch in den vestibulären dunklen Zellen und den Transitionalzellen gebildet (Saxén 1951, Kimura 1969). Die Bildung ist ein Na^+-K^+-ATPase-abhängiger und damit energieverbrauchender und -abhängiger Prozeß. Der molekulare Mechanismus, der damit zur Entstehung des endolymphatischen Potentials führt, ist in den Marginalzellen und den dunklen Zellen des Vestibularapparates nahezu identisch (Wangemann 1995, 1997).

Die Endolymphe stammt überwiegend aus der Perilymphe und ist im Vergleich zu dieser hyperosmolar (Sterkers u. Mitarb. 1984, Sterkers u. Ferrary 1995).

An der basolateralen Seite der Marginalzellen der Stria vascularis (Übersicht bei Ikeda u. Mitarb. 1997) wurden bisher 3 verschiedene elektroneutrale Na^+-K^+-$2Cl^-$-Kotransportpumpen identifiziert (ENCC1, ENCC2, ENCC3), die eine unterschiedliche Sensitivität auf Diuretika und Kalium besitzen (Kaplan u. Mitarb. 1996). Sie sind auch in der Kochlea an unterschiedlichen Stellen zu finden, und ihre Rolle ist noch nicht vollständig geklärt.

Resorption

Die Resorption der Endolymphe findet im wesentlichen im Saccus endolymphaticus statt (Lundquist 1976, Friberg u. Mitarb. 1984).

Von Rask-Anderson u. Mitarb. (1981) wurde anhand der Beobachtungen, daß die gering ausgeprägten Interzellulärverbindungen der Epithelzellen des Ductus endolymphaticus für Lanthan durchlässig waren, der Gedanke geäußert, daß er in die Resorption der Endolymphe eingebunden sein könnte.

Strömungsrichtung

Der mittlerweile fast klassische zu nennende Streit über die Richtung des Endolymphflusses – ob longitudinal (Guild 1927b, Kimura 1967, Salt u. Mitarb. 1986) oder radiär (Naftalin u. Harrison 1958, Lawrence 1961, 1966) – fand in jüngster Zeit wieder mehr Unterstützung hinsichtlich der radiären Strömungstheorie (Oshiro u. Mitarb. 1989).

Da aber für beide Theorien nachvollziehbare Beweise geführt wurden, entstand die „dynamische Strömungstheorie", die beide Erklärungen einschließt (Lawrence 1980). Der radiäre Strom dient zur Aufrechterhaltung des Ionengleichgewichts und die longitudinale Strömung, deren Motor der apikobasale osmotische Gradient darstellt, zur Absorption der Endolymphe im Saccus endolymphaticus.

Nach der longitudinalen Theorie fließt die Endolymphe durch den Ductus endolymphaticus zum Saccus endolymphaticus, um dort absorbiert zu werden (Guild 1927, Kimura u. Schuknecht 1965, Lundquist 1965, Ferray u. Mitarb. 1993).

Der Longitudinalfluß wurde mit 0,2 mm/min berechnet und würde einen kompletten Austausch in 24 Stunden bewirken (Syková u. Mitarb. 1987). Diese Flußrate wurde später von der gleichen Arbeitsgruppe auf 0,1 mm/min korrigiert. Salt u. Mitarb. (1986) sahen dagegen keinen nennenswerten Endolymphfluß in der ersten Windung (weniger als 0,01 mm/min). Giebel (1982) dagegen fand mit Fluoresceinmarkern eine Longitudinalströmung von 0,67 mm/min.

Die entgegengesetzte Flußrichtung vom Saccus endolymphaticus weg fanden Arnold u. Mitarb. (1981). Nach Thoriumdioxidgabe in den Saccus endolymphaticus wurde der Marker in der Scala media wiedergefunden.

Volumenregulation

Portmann postulierte schon 1921, daß der Saccus endolymphaticus in die Druckregulation der Endolymphe eingebunden sei und führte deswegen auch die erste Sakkulotomie durch (Portmann 1926).

Über das mögliche Feedback-System existieren nur Vermutungen (Abb. **9**). Das Endolymphvolumen muß im System gemessen werden. Möglicherweise dienen die äußeren Haarzellen als Meßfühler, da sie mechanisch sensitiv sind und auch die Basilarmembran positionieren (Zenner 1993). Aber auch die Existenz von Baro- oder Volumenrezeptoren wurde postuliert, da sich die ADH-Konzentration im Blut änderte, wenn das Endolymphvolumen gesteigert wurde (Bartoli u. Mitarb. 1989).

Das Stellglied müßte dann entweder die Endolymphproduktion oder die Endolymphresorption sein.

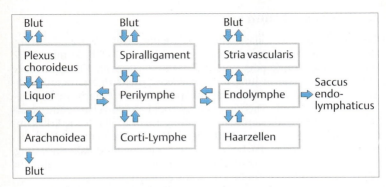

Abb. **9**   Die Beziehung der Kompartimente untereinander

Als denkbarer chemischer Botenstoff konnte Atriales natriuretisches Peptid (ANP) (Lamprecht u. Meyer zum Gottesberge 1988), Aldosteron (Pitovski u. Mitarb. 1993) oder antidiuretisches Hormon (ADH) (Takeda u. Mitarb. 1995) dienen. Für alle diese Hormone wurden Bildungsstätten oder Rezeptoren in der Stria vascularis nachgewiesen.

Tierexperimentell wurden Hinweise dafür gefunden, daß die Endolymphproduktion durch diese Hormone moduliert, aber nicht ausschließlich geregelt wird (Ferrary u. Mitarb. 1996). Für eine lokale Regulation könnten andere Botenstoffe in Frage kommen, wie z.B. Stickstoffmonoxid (NO) (Michel u. Mitarb. 1995).

Eine Voraussetzung für die Erklärung der Stabilität der Homöostase ist das Konzept der Blut-Labyrinth-Schranke, die Veränderungen in der Blutzusammensetzung abschirmt (Juhn u. Rybak 1981).

Elektrophysiologie

Ableitungen

Im wesentlichen sind drei elektrische Potentiale der Hörschnecke meßbar, die den elektrophysiologischen Reiztransport in der Kochlea und von der Kochlea weg charakterisieren:

▪ Mikrophonpotential (CM)

Die elektrische Aktivität der Haarzelle kann als Mikrophonpotential (Cochlear microphonics: CM) beim Menschen und beim Tier gemessen werden (Ruben u. Mitarb. 1960). Das Mikrophonpotential entspricht in seiner Form der des gegebenen Reizes, hält über die Dauer des Reizes an und verschwindet mit Reizende. Das CM soll vorwiegend den äußeren Haarzellen entstammen.

▪ Summationspotential (SP)

Das Summationspotential (SP) läßt sich bei größeren Lautstärken aus dem CM ableiten. Es erklärt sich aus nichtlinearen Schwingungen der Basilarmembran. Die Amplitude des Summationspotentials ist proportional der Auslenkung der Basilarmembran (Whitefield u. Ross 1965) und erfaßt die basalen 10 mm der Kochlea (Eggermont 1979).

▪ Summenaktionspotential (SAP)

Ebenfalls gemessen werden kann das Summenaktionspotential (SAP; auch: Compound action potential: CAP) des Hörnervs. Dieses tritt mit einer Verzögerung von 1–3 ms als Potentialschwankung von 50–500 µV in Abhängigkeit von der Reizstärke auf (Maurer u. Mitarb. 1982). Mit entsprechender zeitlicher Verzögerung folgen die Reizantworten der höheren Hörbahnabschnitte. Die Hirnstammpotentiale zeigen eine Latenzzeit von 3–10 ms; die Antwort der Hirnrinde folgt erst nach 90–120 ms.

Klinisch und experimentell häufig eingesetzt werden sowohl die Elektrokochleographie (ECoG, ECOG), die die präsynaptischen Potentiale CM und SP erfaßt, als auch die akustisch evozierten Potentiale (AEP), die das präsynaptische Summenaktionspotential (SAP) und die postsynaptischen Hirnstammpotentiale in ihren frühen Anteilen (FAEP bis 10 ms) wiedergeben. Beide Ableitungen eignen sich zur Hörschwellenbestimmung, aber auch zur Lokalisation von Schädigungen in der Kochlea, am Hörnerv und Hirnstamm.

Bei beiden Verfahren werden extern akustische Reize gegeben und die Reizantworten aus einem Elektroenzephalogramm (EEG) mit Hilfe eines Rechners herausgemittelt.

Der endolymphatische Hydrops

Histomorphologie

1938 wurde zum ersten Mal der endolymphatische Hydrops an menschlichen Felsenbeinpräparaten unabhängig voneinander zunächst von Yamakawa in Japan und nur wenige Monate später von Hallpike und Cairns in England beschrieben. Sie fanden in allen Windungen eine Vorwölbung der Reißner-Membran in Richtung auf die Scala vestibuli und eine Konkrementbildung in der Stria vascularis, im Aquaeductus cochleae sowie im inneren Gehörgang. In den Jahren danach folgten weitere bestätigende Beobachtungen (Altmann u. Fowler 1943, Lindsay 1946, Brunner 1948, Paparella 1984) (Übersicht Tab. **1**).

Bei einer geringen Änderung der Osmolalität um nur 1 mOsm kann ein hydrostatischer Druckanstieg um 25 cmH$_2$O berechnet werden (Johnstone u. Robertson 1981). Die Konzentration der Na$^+$-, K$^+$- und Cl$^-$-Ionen änderte sich jedoch nicht (Konishi u. Mitarb. 1981, Cohen u. Morizono 1984). Auch bei Patienten mit Morbus Menière konnte kein Unterschied in der Ionenzusammensetzung der Endolymphe festgestellt werden (Tran Ba Huy 1984).

In den hellen und dunklen Zellen der Bogengänge und des Utrikulus wurde ein Anstieg der Ca^{2+}-Konzentration um bis zu einem Faktor 10 mit dem LAMMA (Laser-Microprobe-Mass-Analysis) gemessen (Meyer z. Gottesberge-Orsulakova u. Kaufmann 1986). Gleichzeitig ließ sich im endolymphatischen Hydrops ein geringerer Calciumionengehalt nachweisen (Bosher u. Warren 1978, Ninoyu u. Meyer z. Gottesberge 1986, Ikeda u. Mitarb. 1987).

Paparella (1985) fand in einer Studie an 48 Felsenbeinen, daß fast in allen Fällen einer Menière-Erkrankung ein kochleärer Hydrops vorhanden war. Im Sakkulus lag ein Hydrops häufig und im Utrikulus dagegen selten vor. Schuknecht u. Rüther (1991) stellten in 91 % von 46 untersuchten menschlichen Felsenbeinen mit endolymphatischem Hydrops eine Blockierung der Longitudinalströmung fest.

Bei Unterbrechung des Ductus reuniens trat ein ausschließlich im Bereich der Kochlea zu beobachtender Hydrops auf (Kimura u. Mitarb. 1980).

Die gedehnte Reißner-Membran kann Hernien bilden oder in den perilymphatischen Raum rupturieren (Lindsay 1942, Schuknecht u. Mitarb. 1962, Blattler u. Mitarb. 1973, Antoli-Candela 1976). In elektro-

Tabelle **1** Übersicht der Felsenbeinbefunde beim Morbus Menière (FB = Felsenbein)

Autor	Jahr	FB	Fälle	Cochlea	Spiral-ganglion	Stria	ELS-Fibrose
Altmann u. Fowler	1943		5	++	++	++	++
Altmann u. Kornfeld	1965		1		++		++
Altmann u. Zechner	1968		1	++	++	++	++
Antoli-Candela	1976	19	14				
Arnvig	1947						
Black u. Mitarb.	1969		2		++		
Blatter	1973		1				
Brunner	1948		3	++	++		++
Cawthorne	1947		1				
Day u. Lindsay	1949		1				
Dix u. Hallpike	1952		1				
Fraysse u. Mitarb.	1980	23	17				
Gussen	1973			++	++		
Gussen	1974			++	++	++	++
Hallpike u. Wright	1940		1				
Hallpike u. Cairns	1938		2	++		++	++
Hallpike u. Harrison	1954		1				
Igarashi u. Mitarb.	1982		1				
Kohut u. Lindsay	1972			++	++	++	
Kristensen	1961			++	++	++	
Lawrence u. McCabe	1959		1				
Lindsay	1946		1	++	++	++	
Lindsay	1967		2	++	++	++	
Lindsay	1942					++	++
Lindsay	1944		1		++		
Nager	1949		1	+++		++	++
Paparella	1984	16	12				
Rollin	1940		3				
Schuknecht	1968		3				
Schuknecht u. Mitarb.	1962						
Schuknecht	1980		5				
Yamakawa	1938		1	+++			
Gesamt		45	39	17/39	24/33	26/41	15/26

nenmikroskopischen Untersuchungen ließen sich weite Lücken zwischen den Mesothelzellen nachweisen (Kimura u. Mitarb. 1976). Aus dieser Beobachtung wurde die Schlußfolgerung gezogen, daß damit ein geänderter Flüssigkeitstransport einhergehen könne (Kimura 1967, 1995).

Für die Entstehung eines endolymphatischen Hydrops gibt es mehrere Möglichkeiten (Abb. **10**):

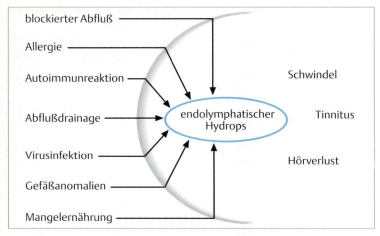

Abb. **10** Die verschiedenen sich in der Diskussion befindlichen Ursachen des endolymphatischen Hydrops

- vermehrte Produktion einer normalen Endolymphe,
- vermehrte Produktion einer anormalen Endolymphe,
- normale Produktion einer anormalen Endolymphe,
- Permeabilitätsstörungen zwischen Peri- und Endolymphe,
- Störungen in der Resorption der Endolymphe,
- eine Kombination dieser Störungen.

Klinische Signifikanz

Über lange Zeit wurde der endolymphatische Hydrops für ein konstantes und pathognomonisches Zeichen des Morbus Menière gehalten. Diese Annahme kann jedoch im Lichte vieler andersartiger Beobachtungen nicht uneingeschränkt gelten.

Bei Punktionen des Vestibulums durch die Fußplatte des Stapes läßt sich bei Menière-Patienten überwiegend nicht Perilymphe, sondern kaliumreiche Endolymphe gewinnen (Wullstein u. Rauch 1961, Silverstein u. Schuknecht 1966, Davies 1968).

Post mortem zeigte allerdings nur ein Teil der Patienten, die an einem Morbus Menière litten, bei histomorphologischen Untersuchungen einen Hydrops (Arnvig 1947, Berggren 1949; Wustrow u. Borkowsky 1960, Rauch u. Mitarb. 1989).

Belal u. Antunez (1980) wiesen darauf hin, daß der endolymphatische Hydrops bei verschiedenen anderen otologischen Krankheitsbildern ebenfalls auftreten kann und daher nicht ohne Einschränkung mit dem Morbus Menière gleichzusetzen ist. Sie fanden in 9 % (57 Felsenbeine) des untersuchten Felsenbeinmaterials (n=600) einen endolymphatischen Hydrops, darunter waren nur 11 Fälle von zu Lebzeiten festgestellten Morbus Menière.

In einer histomorphologischen Untersuchung an 118 kindlichen Felsenbeinen wurde in 54 % eine Vorwölbung der Reißner-Membran gefunden. Von diesen zeigten 16,9 % einen so starke Vorwölbung, daß die Kriterien für einen endolymphatischen Hydrops vollständig erfüllt waren. In der Hälfte der untersuchten Felsenbeine schien der Ductus reuniens verschlossen zu sein (Bachor u. Karmody 1995).

Eine Metastase eines Mammakarzinoms im Ductus endolymphaticus führte zum klinischen Bild eines Morbus Menière und zeigte post mortem einen endolymphatischen Hydrops (Rollin 1940).

Gulya u. Schuknecht unterscheiden in ihrer Klassifikation des endolymphatischen Hydrops eine symptomatische und asymptomatische Form (Gulya u. Schuknecht 1982, Schuknecht u. Gulya 1983, Schuknecht 1984). Die symptomatische Form äußert sich durch fluktuierenden Hörverlust und Schwindelanfällen und ist an das Vorhandensein funktionierender sensorischer und neuraler Strukturen gebunden. Innerhalb dieser Klassifikation wird der Morbus Menière als idiopathischer, symptomatischer endolymphatischer Hydrops neben embryopathischen und posttraumatisch oder postentzündlich aufgetretenen symptomatischen Hydropsformen definiert.

Paravestibulärer Canaliculus

In 75 % aller Fälle werden die Kochlea und die sensorischen Gebiete des Gleichgewichtsorgans durch die V. cochlearis inf. und die anhängenden nichtsensorischen Labyrinthanteile durch die Vene des Aquaeductus vestibuli (Vene des paravestibulären Canaliculus) beim Menschen drainiert. In 25 % jedoch münden auch 1 – 2 der vestibulären Venen in die Vene des paravestibulären Canaliculus (Mazzoni 1979). Es wurde in Felsenbeinen mit endolymphatischem Hydrops entdeckt, daß der paravestibuläre Canaliculus verschlossen war (Gussen 1980).

Daraus wurden zwei Theorien zur Genese des endolymphatischen Hydrops abgeleitet (Gussen 1983):

- Felsenbeine mit einem Abfluß durch den paravestibuläre Canaliculus sind anfällig, einen endolymphatischen Hydrops zu entwickeln, wenn der venöse Abfluß insuffizient wird,

● die Mechanismen des Flüssigkeitsaustauschs im Saccus endolymphaticus können über einen insuffizienten Abfluß gestört werden und ein Rückstau (endolymphatischer Hydrops) wäre die Folge.

Verschluß des Ductus reuniens

Der Verschluß des Ductus reuniens führte zu einem kochleären Hydrops (Kimura u. Mitarb. 1980). Auch eine ungenügend funktionierende utrikuloendolymphatische Klappe (Bast-Klappe) kann zu einem Hydrops im Utrikulus führen und dabei die Pars inferior verschließen (Schuknecht u. Belal 1975, Paparella u. Mancini 1985). Auch Ausbuchtungen des Utrikulus in den Perilymphraum können zu Verziehungen der Valvula utriculoendolymphatica führen; solche des Caecum vestibulare in den erweiterten Sakkulus zum Verschwinden des Ductus reuniens (Altmann u. Zechner 1968).

Elektrophysiologie

Der experimentelle Endolymphhydrops

Wie geringste Änderungen der Homöostase die mechanoelektrischen Transduktionsvorgänge in der Kochlea beeinflussen, zeigt sich am Beispiel einer gestörten Ionenpumpfunktion der Stria vascularis (Meyer zum Gottesberge 1988). In erster Linie wird dabei ein Tieftonhörverlust beobachtet.

Von Bedeutung ist die Relation des Aktionspotentials (AP) zum Summenaktionspotential (SP), die bei einer hydroptischen Belastung der Basilarmembran größer wird. Bei Anzeichen eines endolymphatischen Hydrops (negatives SP / hohes AP, Verhältnis größer als 0,27) wurde eine besonders gute Erholungstendenz der Hörverluste festgestellt (Kumagami u. Nishida 1977, Vollrath u. Mitarb. 1990). Dies deckt sich auch mit der Erkenntnis, daß im apikalen Teil gelegene (Tiefton-) Hörstörungen eine bessere Prognose zeigen.

Elektrophysiologisch läßt sich im Tieftonbereich schon wenige Tage nach Verschluß des endolymphatischen Kanals eine Tiefton-Hörminderung nachweisen (Horner u. Cazals 1989).

Klinik

Die klinische Beobachtung, daß Patienten mit einem Morbus Menière oft über eine Diplakusis klagen, könnte ebenfalls für das Vorliegen eines endolymphatischen Hydrops sprechen (Knudsen u. Shambaugh 1923, Shambaugh u. Knudsen 1923).

Ein Mehr an Flüssigkeit innerhalb des Endolymphschlauchs bedeutet ein Mehr an Masse und somit eine Amplitudendämpfung. Das Maximum der Auslenkung wird zu den tiefen Frequenzen hin verschoben (Tonndorf 1958).

Ein bestehender Hydrops kann einen Kontaktverlust der Stereozilien zur Deckmembran verursachen (Kimura u. Mitarb. 1976); eine Beobachtung, die auch zur Erklärung des positiven Rekruitments beim Hörsturz und Morbus Menière herangezogen wird (Lehnhardt 1987, Tonkin 1989). Das positive Rekruitment bedeutet gleichzeitig einen Verlust der Nichtlinearität der kochleären Mikromechanik.

Einer physikalischen Erklärung Tonndorfs (1976) zufolge ist dies auf die endoperilymphatische Druckdifferenz während akuter Hydropsperioden zurückzuführen. Da bei Druckdifferenzen der Steifheitsgradient zur Schneckenspitze hin abnimmt, entsteht dadurch eine Minderung des Hörvermögens im Tieftonbereich.

Tinnitus

Eine Verschiebung der Perilymphe zwischen Scala vestibuli und Scala tympani via Helikotrema wurde als Erklärung für das Entstehen des Tinnitus beim Morbus Menière herangezogen (Horner 1991). Beide Perilymphen besitzen eine unterschiedliche Kaliumkonzentration.

Labyrinthforschung im Experiment

Biologische Modelle

Bisher konnte nicht herausgefunden werden, ob in Tieren ein endolymphatischer Hydrops spontan vorkommt. Experimentell läßt er sich jedoch in verschiedenen Spezies und durch verschiedene Methoden hervorrufen.

Der erste künstlich erzeugte endolymphatische Hydrops wurde 1921 von Portmann in einem Fisch erzeugt. Im Meerschweinchen gelang es erstmals Naito (1959), später systematisch Kimura u. Schuknecht (1965). Ähnlich reproduzierbare Ergebnisse ließen sich im Kaninchen erzielen (Beau 1968).

Die Obliterationstechnik funktioniert weniger erfolgreich in Ratten sowie in Chinchillas (Suh u. Cody 1977).

Fast nie kann ein Hydrops in Affen (Lindsay 1947) induziert werden. Ein methodischer Fehler scheidet hierfür als Begründung aus, da diese Unterschiede von einander unabhängigen Forschern beschrieben wurden (Kimura 1968, Suh u. Cody 1977). Einen Grund für diese Unterschiede zwischen den Spezies hat man bis heute noch nicht schlüssig nachgewiesen.

Nach Lärm und akustischem Trauma konnte in 35–78 % der behandelten Tiere ein Hydrops nachgewiesen werden (Kimura 1982). Aber auch nach künstlicher Otitis media wurde in 45 % ein endolymphatischer Hydrops festgestellt (Meyerhoff u. Mitarb. 1980).

Im Prinzip gibt es drei Möglichkeiten, einen endolymphatischen Hydrops hervorzurufen:
- Verminderung der Endolymphresorption,
- Steigerung der Endolymphproduktion,
- Distorsion der Reißner-Membran oder Erhöhung der perilymphatischen Kaliumkonzentration.

Von diesen drei Grundmodellen ausgehend sind etliche Modifikationen entwickelt worden.

Verschluß des Saccus endolymphaticus

Versuche, einen endolymphatischen Hydrops mit Hilfe einer venösen Abflußhinderung (Kimura 1956), einem Verschluß der Labyrintharterie (Perlman u. Mitarb. 1959) oder der Entfernung des Saccus und Ductus endolymphaticus im Mäuseembryo (Van de Water 1977) zu erreichen, schlugen fehl. Auch der Verschluß des Aquaeductus cochleae zeigte hinsichtlich der Ausprägung eines endolymphatischen Hydrops wenig Erfolg (Schuknecht u. El Seifi 1963, Kimura u. Mitarb. 1977). Auch erste Versuche, eine Verminderung der Endolymphresorption durch Zerstörung des Saccus endolymphaticus zu erreichen, waren nicht sehr erfolgreich (Lindsay 1947, Schuknecht u. Kimura 1953, Nakamura 1967).

Erst Kimura u. Schuknecht (1965) gelang reproduzierbar ein endolymphatischer Hydrops im Meerschweinchen, der auch von anderen Forschungsgruppen bestätigt wurde (Suh u. Cody 1977).

Es existieren verschiedene Methoden, den endolymphatischen Hydrops hervorzurufen.

- Durch Einspritzen von 20–30 µl 10 %iger Silbernitratlösung in den Saccus endolymphaticus beim Meerschweinchen wurde in 92 % der Tiere eine Sakkusfibrose erreicht. Nach Tagen bis Wochen entsteht ein endolymphatischer Hydrops (Kimura 1967, Yazawa u. Shea 1985).
- Durch Verschluß des Ductus endolymphaticus mit Knochenwachs oder durch Einführen eines Stahldrahtes nach Aufbohren entstand ein endolymphatischer Hydrops (Kimura 1967).

Das Endolymphvolumen beim Meerschweinchen beträgt 2 µl (Fernandez 1952). 2 Monate nach Verschluß des Saccus endolymphaticus zeigte sich eine Druckerhöhung von 0,78 ±0,32 mm Hg (±27 %) in der Endolymphe von Meerschweinchen (Ito u. Mitarb. 1987).

Die Inokulation von Zytomegalieviren in den Saccus endolymphaticus des Meerschweinchens verursachte in 2 von 5 Tieren einen geringen endolymphatischen Hydrops (Fukuda u. Mitarb. 1988).

Im Kaninchen läßt sich ein Hydrops mit großer Sicherheit erzeugen (Beal 1968, Martin u. Mitarb. 1983). Diese Spezies zeigten auch deutliche Zeichen einer vestibulären Störung mit Schwindelanfällen, wenn auch ein Teil dieser Ausfälle auf den chirurgischen Eingriff zur Obliteration des Saccus endolymphaticus zurückgingen (Martin u. Mitarb. 1983).

Glycerin

Die Kochlea im Meerschweinchenhydropsmodell zeigt andere Charakteristika wie bei vorhandenem menschlichem Hydrops, wie die Wirkung von Glycerin zeigt.

So ergab sich nach einmaliger Gabe von 1,5 g/kg KG (Körpergewicht) Glycerin eine Verschlechterung der Hörschwelle, gemessen an der verringerten Amplitude des Summenaktionspotentials (CAP) und des Summationspotentials (SP) bei Meerschweinchen mit endolymphatischem Hydrops (Horner u. Cazals 1987). Eine ähnliche Verschlechterung sahen auch Kusakari u. Mitarb. (1986, 1987).

In einer einmonatigen Langzeitgabe von Glycerin in einer täglichen Dosis von 1,5 g/kg KG wurden histomorphologisch Anzeichen für eine Überdehydrierung in Meerschweinchen gefunden, bei 0,5 g/kg KG war der experimentelle Hydrops signifikant reduziert (Magliulo u. Mitarb. 1991). Die Hörschwelle besserte sich bei Langzeitbehandlung über 3 Monate mit 0,5–0,75 g/kg KG oral verabreichtem Glycerin (Magliulo u. Mitarb. 1993).

Die Unterschiede wurde von Magliulo u. Mitarb. mit der geringeren therapeutischen Dosierung des Glycerins erklärt.

Diuretika

Kurzzeitige Gabe von Ethacrynsäure ergab keine signifikante Beeinflussung eines experimentellen Hydrops (Kimura 1976). Nach Gabe von 20 mg/kg KG Furosemid hingegen wurde eine Reduktion des endolymphatischen Hydrops bis zum Kollaps des Ductus endolymphaticus beobachtet (Matsunaga u. Mitarb. 1978).

Harnstoff

Auch nach der Gabe von 2 g/kg KG Harnstoff in 0,9 %iger NaCl-Lösung i.v. zeigte sich ein Kollaps des endolymphatischen Hydrops in Meerschweinchen (Yazawa u. Shea 1985).

Aminoglykoside

Ein endolymphatischer Hydrops nach Obliteration des Saccus endolymphaticus zeigte keine Änderung nach Gabe von Kanamycin, trotz einer deutlichen Atrophie des Sinnesepithels (Kimura 1982).

Mit Kanamycin experimentell taub gemachte Meerschweinchen entwickelten trotzdem einen endolymphatischen Hydrops nach Obliteration des Saccus endolymphaticus, so daß die Autoren daraus schlossen, daß die Regulation der Innenohrflüssigkeiten unabhängig von einem intakten Hörorgan stattfindet (Morgenstern u. Mori 1984).

Steigerung der Endolymphproduktion

Einen vollständig anderen Weg, einen endolymphatischen Hydrops mit einem intakten Saccus endolymphaticus zu erzeugen, besteht in einer Steigerung der Endolymphproduktionen. Feldman u. Brusilow (1973) erreichten dies durch das Einspritzen von Choleratoxin in die Scala media von Meerschweinchen. Choleratoxin stimuliert die Adenylatcyclase und erhöht dadurch das intrazelluläre cAMP. Damit wird die Endolymphmenge in weniger als 2 Stunden fast 4fach gesteigert. Bisher ist jedoch weder über die Reversibilität des Modells noch über den Umfang der auftretenden funktionellen Störungen etwas bekannt.

Ein anderes akutes Experiment wurde von Doi u. Mitarb. (1990, 1992a, 1992b) mit dem Adenylatcyclaseaktivator Forskolin durchgeführt. Sie perfundierten den Perilymphraum von Meerschweinchen mit Forskolin und fanden eine erhöhte Permeabilität der Reißner-Membran für Chlorid. Sie beobachteten auch eine Erhöhung des endolymphatischen Potentials.

Auch der Natrium-Kalium-ATPase-Stimulator Nimodipin erzeugte in 2 von 5 Meerschweinchen einen endolymphatischen Hydrops. Nach Verabreichung zeigte sich ein Abfall des Summenaktionspotentials insbesondere in den tiefen Frequenzen (van Benthen u. Mitarb. 1994).

Kritische Betrachtung der Hydropsmodelle

Histomorphologisch sind Übereinstimmungen zwischen den menschlichen Felsenbeinbefunden und dem experimentell im Tierversuch erreichten Modell vorhanden. Dennoch bestehen feststellbare physiologische Unterschiede (Sjaak u. Mitarb. 1995).

1. Selbst bei voll ausgeprägtem Hydrops treten beim Tier keine Schwindelanfälle auf, und auch die elektrophysiologisch meßbaren Veränderungen der Gleichgewichtsfunktion sind minimal (Übersicht bei Horner 1993a).

2. Die durch den experimentellen Verschluß des Saccus endolymphaticus erreichte Hörminderung variiert sehr stark von keiner oder sehr geringer Änderung bis hin zum vollständigen Hörverlust. Auch tritt nicht immer ein Tieftonhörverlust ein, sondern häufig sind pantonaler Hörverlust oder Hochtonhörminderung vorhanden (Harrison u. Mitarb. 1984). Auch die DPOAE zeigen starke Streuungen (Horner 1991).

3. Glycerin bewirkt häufiger eine Verschlechterung des Hörvermögens und ein Änderung des Summenaktionspotentials, wie es beim Menschen nicht beobachtet wird (Horner 1993a, Horner 1995).

4. Der experimentell erzeugte Hydrops läßt sich durch eine Langzeitbehandlung mit Diuretika verringern, die Hörstörung nimmt aber nicht ab (Horner u. Mitarb. 1989).

5. Fixationsartefakte sind bei der Auswertung histologischer Schnitte ebenfalls zu berücksichtigen.

Erklärung des Anfalls

Mechanische Ursache

Ein bestehender Hydrops kann einen Kontaktverlust der Stereozilien zur Deckmembran verursachen (Kimura u. Mitarb. 1976). Zusätzlich bedeutet eine Zunahme an Flüssigkeit innerhalb des Endolymphschlauchs eine Zunahme an Masse und somit eine Amplitudendämpfung. Das Maximum der Auslenkung wird zu den tiefen Frequenzen hin verschoben (Tonndorf 1958).

Der Hydrops kann nach Tonndorf (1975, 1976) in zwei Gruppen geteilt werden:

- Im ersten Fall sind Reißner-Membran und Basilarmembran zwar überdehnt, besitzen aber noch genügend Rückstellkraft.
- Im zweiten Fall ist die Reißner-Membran überdehnt und stellt sich auch im Fall der Normalisierung des Hydrops nicht mehr zurück.

Letzterer Fall könnte für die chronischen, länger dauernden Erkrankungen in Betracht kommen.

Tonndorf erklärte mit einem plötzlich erhöhten endolymphatischen Druck auch den im Anfall auftretenden Nystagmus (Tonndorf 1957, 1975).

Zu dieser Theorie gibt es Einwände.

Die ständig disloziert stehende Kupula kann an sich nicht Auslöser einer vestibulären Symptomatik sein, da sie ohne Richtungsänderung ein Ruhepotential aufweist (Dohlmann 1976). Auch konnte im endolymphatischen Hydropsmodell zwischen Endo- und Perilymphe keine (Long u. Morizono 1987) oder nur eine sehr geringe Druckdifferenz in der Größenordnung von 1 cmH$_2$0 (Ito u. Mitarb. 1987, Bohmer 1993) gemessen werden. Allerdings sind methodische Schwierigkeiten der nur invasiv durchzuführenden Druckmessung zu berücksichtigen (Horner 1991).

Es ist vermutet worden, daß der durch den endolymphatischen Hydrops gesteigerte intrakochleäre Druck die Durchblutung im Innenohrbereich drosselt und so zu einer vorübergehenden Hörminderung beiträgt (Beentjes 1972, Nakai u. Mitarb. 1991).

Der kochleäre Blutfluß zeigt sich jedoch in weiten Bereichen unbeeinflußt durch seine starke Autoregulation, wie durch intrakraniale experimentelle Drucksteigerung gezeigt wurde (Larsen 1982). Aus diesen Versuchen ist es eher unwahrscheinlich, daß die im Vergleich geringe Drucksteigerung eine interne Drosselung der Blutzufuhr oder des Abflusses bewirkt.

Nakai u. Mitarb. (1991) erzeugten einen künstlichen endolymphatischen Hydrops und setzten die Meerschweinchen 120 dB über 2 Stunden aus. Während in Tieren ohne Hydrops keine histomorphologischen Schäden zu beobachten waren, wurden in der Stria vascularis der hydroptischen Tiere Zeichen für Durchblutungsminderungen gesehen. Nakai u. Mitarb. spekulierten, daß somit bei dem Vorliegen eines inapparenten (asymptomatischen) Hydrops kleine Noxen (Streß, Blutviskositätsänderung) ausreichen könnten, eine manifeste Störung hervorzurufen – eine mögliche Erklärung für einen Menière-Anfall oder eine plötzliche Hörminderung. Zu dieser Schlußfolgerung kamen auch Miller u. Mitarb. (1995) anhand ihrer Dopplerflow-Messungen des kochleären Blutflusses im Hydropsmodell und beim Menschen.

Kaliumintoxikation

Lawrence u. McCabe (1959) sowie Schuknecht (1963, 1984) und Dohlmann (1965) postulierten zur Erklärung der Menière-Anfälle, daß die Reißner-Membran platzen und die folgende Durchmischung von Endo- und Perilymphe zur Kaliumintoxikation der Perilymphe führen würde und – unter der Voraussetzung eines radiären Lymphflusses – zu einer begrenzten Hörstörung und Schwindel (Schuknecht u. El Seifi 1963). Dabei sollte es zu einer toxischen Lähmung der durch die Habenula perforata und den Corti-Lymphraum ziehenden efferenten und afferenten Axone kommen (Dohlmann 1976, 1979).

Beim Morbus Menière wurden 1976 von Antoli-Candela Membranbrüche in 13 von 19 Felsenbeinen gesehen. Alle 19 hatten einen kochleosakkulären Hydrops.

Dieser Zustand kann experimentell durch die Perilymphperfusion erreicht werden (Tasaki u. Fernandez 1952, Nuttall u. Mitarb. 1982, Brown u. Mitarb. 1988). In diesen Perfusionsexperimenten mit Kaliumlösung zeigte sich bei der Katze während der Perfusion ein Reiznystagmus, gefolgt von einem Ausfallnystagmus in das Gegenohr (Silverstein 1970) und im Meerschweinchen (Brown u. Mitarb. 1988).

Die Theorie der Kaliumintoxikation ist umstritten.

Von Jahnke (1977) stammt der kritische Einwand, daß es sich bei den histologisch beobachteten Rissen in der Reißner-Membran um Präparationsartefakte handeln könnte.

Fraysse (1980) sah nur in 3 von 23 Fällen mit kochleärem Hydrops eine Membranruptur in histologisch untersuchten Felsenbeinen von Patienten mit Morbus Menière.

Tierexperimentell konnte gezeigt werden, daß es auch bei permanenten Endolymph-Perilymph-Fisteln nur zu umschriebenen Hörverlust und nicht zu einer generellen Durchmischung mit pantonalem Hörverlust kommt (Schuknecht u. El Seifi 1963, Lawrence 1966). Auch Altmann u. Mitarb. (Altmann u. Kornfeld 1965, Altmann u. Zechner

1968) fanden ebenfalls keine anatomischen Veränderungen, die die Annahme eines periodischen Reißens der Membran gestützt hätten.

Histomorphologisch wurden bei Menière-affektierten Felsenbeinen keine Haarzellverluste in der Kochlea und im Vestibularorgan beobachtet. In 10 % der Fälle waren Neuronverluste im apikalen Bereich der Kochlea vorhanden – also bemerkenswerterweise im Tieftonbereich (Schuknecht u. Igarashi 1986).

Zudem läßt sich der fluktuierende Hörverlust im frühen Stadium der Erkrankung nur schwer erklären, da in diesem Stadien keine Rupturen nachgewiesen wurden (Horner 1991). Horner vermutete, daß in diesem Stadium der Erkrankung der Öffnungs- und Schließungsmechanismus der Transduktionskanäle an den Spitzen der Stereozilien gestört sein könnte (Rydmarker u. Horner 1991).

Perilymph-Endolymph-Schranke

Die Perilymph-Endolymph-Schranke wird durch den Endolymphraum auskleidende Epithelzellen und durch die Zellmembranhaftstellen (Zonulae occludentes) gebildet (Jahnke 1975). Beim endolymphatischen Hydrops mit Erhöhung des osmotischen Druckes kommt es zum teilweisen Abbau der Perilymph-Endolymph-Schranke, indem die Haftstellen abgebaut werden und es zu einer höheren Ionenaustauschrate kommt. Als Folge tritt Kalium über und beeinträchtigt die mechanoelektrische Transduktion sowie die Impulsbildung der afferenten Nervenfasern (Jahnke 1975, 1977).

Klinik

Definition und Abgrenzung

Das klinische Bild eines Morbus Menière besteht in einer plötzlichen – akut oder innerhalb von Minuten auftretenden – Funktionsstörung eines Labyrinths mit partieller Schwerhörigkeit, Ohrgeräusch und Drehschwindel.

Zur Definition des Morbus Menière werden international mittlerweile die Kriterien angewandt, wie sie von der American Academy of Otolaryngology and Head and Neck Surgery (AAO-HNS) formuliert wurden.

Der Name „Morbus Menière" hat sich im deutschen Sprachraum durchgesetzt. Im englischen Sprachraum hat sich die Bezeichnung „Menière's disease" eingebürgert.

Andere benutzte Bezeichnungen wie „Menière-Syndrom", „Menière-Schwindel", „menièriforme Erkrankung" oder „Menière'scher Symptomenkomplex" sollten vermieden werden, da sie dazu beitragen, die Definition des Morbus Menière zu verwischen und andere Krankheitsbilder mit einzubeziehen. Nur eine scharfe Abgrenzung des Morbus Menière zu seinen vielleicht verwandten Krankheitsbildern trägt zu einer wissenschaftlichen Aufarbeitung bei (Frenzel 1952) (Abb. **11**).

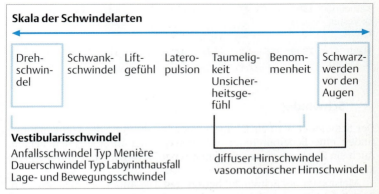

Skala der Schwindelarten

Dreh-schwin-del	Schwank-schwindel	Lift-gefühl	Latero-pulsion	Taumelig-keit Unsicher-heitsge-fühl	Benom-menheit	Schwarz-werden vor den Augen

Vestibularisschwindel
Anfallsschwindel Typ Menière
Dauerschwindel Typ Labyrinthausfall
Lage- und Bewegungsschwindel

diffuser Hirnschwindel
vasomotorischer Hirnschwindel

Abb. **11**   Abgrenzung des Menière-Schwindels zu anderen Schwindelerscheinungen (nach Frenzel 1952)

Initialsymptome

Das Auftreten der Initialsymptome ist unterschiedlich, nur in einem Teil der Fälle ist die Menière-Trias von Anfang an vorhanden (Tab. **2**). Kitahara u. Mitarb. (1984) teilten 3 Gruppen ein:

● Typ C: Kochleäre Symptome wie Hörverlust und Tinnitus traten zuerst auf und wurden von den Schwindelattacken gefolgt.
● Typ V: Vestibuläre Symptome waren die Erstsymptome.
● Typ CV: Vollbild mit der vollständigen Trias von Anfang an.

Von 163 Fällen hatten 59 Typ C, 24 Typ V und 80 Typ CV (Kitahara u. Mitarb. 1984).

Tabelle **2**   Initialsymptome, Übersicht

Autor	Jahr	n=	Ver-tigo	%	Hör-verlust	%	Tinni-tus	%	Trias	%
Day	1950	171	5	2,9	83	48,5	n.a.	n.a.	83	48,5
Enander u. Stahle	1967	281	122	43,4	22	7,8	n.a.	n.a.	137	48,8
Thomas u. Harrison	1971	318	159	50,0	110	34,6	20	6,3	29	9,1
Friberg u. Mitarb.	1984	75	8	11,0	32	42,0	2	3,0	33	44,0
Charachon u. Mitarb.	1989	92	19	21,0	19	21,0	8	9,0	43	48,0
Katholm u. Vester-hauge	1993	112	47	42,0	9	8,0	13	12,0	8	7,0
Haid u. Mitarb.	1995	285	52	18,0	41	12,0	37	13,0	76	27,0

Schwindel

Der Schwindel wird als Drehschwindel erlebt, d. h., die Kranken empfinden eine Scheindrehung der Umwelt oder ihrer eigenen Person. Auch ein Zug nach einer Seite ohne Scheinbewegung mit Sturzneigung kann angegeben werden.

Meist setzt der Schwindel heftigst ein. Die Anfälle können Minuten, Stunden, aber unter Umständen bis zu 48 Stunden dauern. Oosterveld (1979, 1980) berichtete aus einem Kollektiv von 408 Menière-Patienten, daß bei 38% der Anfall 2–3 Stunden dauerte, in 30% 10 Minuten oder weniger und in 17% 6 Stunden überstieg.

Die Anfälle sind meistens mit starken vegetativen Begleitsymptomen verbunden. Aufstoßen, Speichelfluß, Erbrechen, manchmal auch Stuhlgang begleiten die Anfälle. Die Haut wird kühl und feucht und die Erkrankten frösteln.

Hörminderung

Taubheit und Schwindel treten gewöhnlich zusammen auf, verschwinden jedoch getrennt. Wenn beide Symptome getrennt auftreten, dann ist die Hörminderung das erste Krankheitszeichen (Cawthorne u. Hewlett 1954). Die Hörminderung kann dem eigentlichen Morbus Menière um Jahre vorausgehen, sich aber auch als kurze Episode fluktuierenden Gehörs äußern (Nadol u. Mitarb. 1975).

Die Hörstörung schwankt mit den Anfällen und betrifft anfangs mehr die tiefen und mittleren Töne. Charakteristisch ist die Klage der Patienten darüber, daß sich alle Töne und Geräusche einschließlich der Sprache verdoppelt, verzerrt oder wie durch einen schlechten Lautsprecher anhören würden. Das Verzerrthören ist häufig nach einem Anfall besonders ausgeprägt und kann wochenlang anhalten (Cawthorne 1954).

An 457 Patienten wurde von Oosterveld (1980) in 5% ein Tiefton-, in 18% ein Hochtonhörverlust, in 35% eine pantonaler und in 42% ein kuppelförmiger Hörverlust festgestellt.

Zwischen der Häufigkeit, der Schwere und der Länge der Anfälle und der Ausprägung des Hörverlusts wurde kein Zusammenhang festgestellt (Oosterveld 1980).

Ohrgeräusche

Die im Anfall auftretenden Ohrgeräusche sind meist anhaltend und werden als lästig beschrieben. Selten treten sie intermittierend auf. Sie sind nie pulssynchron und werden wie ein hohes Zischen oder Klingeln oder wie ein tiefes Brausen, Dröhnen oder Brummen beschrieben.

Druckgefühl

Ein Druckgefühl im Ohr kann vorhanden sein und geht dann in vielen Fällen dem Anfall voraus. Dies wurde als Zeichen dafür gewertet, daß sich der endolymphatische Hydrops aufbaut (Alfar 1958, House u. Mitarb. 1980).

Nach Untersuchungen von Hall u. Hughes (1975) ließ sich das Druckgefühl mit einer erhöhten Steifigkeit des Trommelfells korrelieren. Die Autoren werteten dies als eine Möglichkeit, den Innenohrdruck zu messen.

Oft ist dies verbunden mit einer Diplakusis, wie sie Jackson 1874 erstmals beschrieb.

Kopfschmerzen

Periodische Kopfschmerzen sind eine häufige zusätzliche Klage von Menière-Patienten. Vielen Patienten gelten die Kopfschmerzen sogar als lästigste Begleiterscheinung. Meist werden sie als dumpfer Druck auf der betroffenen Seite angegeben. Sie können den Anfall durch Verstärkung ankündigen (Hallgrimsson u. Janz 1966). Nicht selten nehmen sie einen migräneartigen Verlauf, worauf schon Prosper Menière hingewiesen hat.

Aura

Selten werden vor dem Anfall eine Aura von Kopfschmerzen oder abnehmendes Hörvermögen angegeben. Ein Anfall kann sich auch dadurch ankündigen, daß vorhandene Geräusche lauter und tiefer, selten auch höher werden (Hallgrimsson u. Janz 1966).

Anamneseerhebung

Abzugrenzen ist der Morbus Menière per definitionem von den wahrscheinlich teilweise ätiologisch verwandten Krankheitsbildern der Neuropathia vestibularis und des Hörsturzes (Decher 1969, Eichhorn u. Roos 1989), die ebenfalls idiopathische akute Erkrankungen des Labyrinths darstellen.

Während die Neuropathia vestibularis einen plötzlich auftretenden Ausfall eines Labyrinths mit starkem Drehschwindel, aber ohne Hörbeteiligung darstellt, ähnelt der Morbus Menière mit seiner klassischen Symptomentrias aus plötzlicher Hörminderung, akutem Drehschwindel und Ohrgeräuschen eher einem Gesamtbild aus Hörsturz und Neuropathia vestibularis. Daher fällt oft zu Beginn die klinische Abgrenzung des Hörsturzes zu einem „monosymptomatischen" Morbus Menière oder einem „fluktuierenden Innenohr" nicht leicht, besonders wenn sich der Hörsturz im Tieftonbereich und rezidivierend manifestiert (Tab. **3**).

Tabelle **3** Diagnosestufen des Morbus Menière nach AAO-HNS

1. Sicherer Morbus Menière:
   An Sicherheit grenzender Morbus Menière mit zusätzlicher histologischer Bestätigung.
2. An Sicherheit grenzende Wahrscheinlichkeit:
   2 oder mehr Schwindelanfälle von mindestens 20 Minuten Dauer.
   Audiometrisch dokumentierter Hörverlust bei mindestens einem Anfall.
   Tinnitus oder Druckgefühle.
3. Wahrscheinlicher Morbus Menière:
   Ein klarer Schwindelanfall.
   Audiometrisch dokumentierter Hörverlust bei mindestens einer Gelegenheit.
   Tinnitus oder Ohrdruck.
5. Möglicher Morbus Menière:
   Vereinzelter Schwindel ohne dokumentierten Hörverlust.
   Hörverlust fluktuierend oder permanent mit Gleichgewichtsstörungen, aber ohne klare Anfälle.

(In allen Stufen müssen andere Ursachen mit Methoden wie Bildgebung, Laboruntersuchungen, etc. ausgeschlossen sein.)

Inzidenz und Epidemiologie

Inzidenz

Die erste größere Statistik stammt von Cawthorne u. Hewlett aus dem Jahre 1954. 900 Patienten wurden von ihnen nachuntersucht. In 13 % ihrer Patienten waren beide Ohren betroffen, bei der Hälfte von Anbeginn der Erkrankung (Übersicht der festgestellten Inzidenz: Tab. **4**).

Tabelle **4** Inzidenz der Menière-Erkrankung

Autor	Jahr	Häufigkeit auf 1 Million Einwohner	Inzidenz
Cawthorne u. Hewlett	1954	157	0,157 %
Goodmann	1957	56	0,056 %
Michel u. Mitarb.	1977	75	0,075 %
Stahle u. Mitarb.	1978	46,2	0,046 %
Watanabe	1980	40	0,04 %
Celestino u. Ralli	1988	82	0,082 %
Klemm u. Schaarschmidt	1989	100	0,1 %
Mizukoshi u. Mitarb.	1993	161 (nur Japan)	0,161 %
Nuti u. Mitarb.	1993	11,67 (nur Toscana)	0,012 %

Stahle u. Mitarb. schätzten 1978 die Inzidenz der Menière-Erkrankung auf viermal so hoch wie die der Otosklerose.

Meyerhoff u. Mitarb. (1981) fanden keine Seitenprävalenz der Erkrankung und in der Geschlechtshäufigkeit, während andere Autoren ein geringes Überwiegen der weiblichen Patienten (1,3:1) feststellten (Paparella u. Mitarb. 1984).

Seitenhäufigkeit

Bis auf wenige Ausnahmen wie Jongkees (1971) – der die beidseitige Betroffenheit mit 78 % angab – liegen die statistischen Angaben zu einem bilateralen Geschehen zwischen 5 und 29 % (Kitahara u. Mitarb. 1979, Pfaltz u. Matéfi 1981, Kaschke u. Mitarb. 1990).

Der Prävalenz der Einseitigkeit (Tab. **5**) kommt hinsichtlich der möglichen Ätiologie große Bedeutung zu, da sich daraus ergibt, daß lokale Faktoren einen höheren Einfluß auf das Auftreten der Erkrankung haben als sekundäre, generalisierte oder systemische Faktoren (Arslan 1977).

Tabelle **5** Metaanalyse der epidemiologischen Faktoren in einigen größeren Studien

Tabelle **5a** Seitenverteilung

Autor	Jahr	n=	Rechts	%	Links	%	Beid-seits	%
Enander u. Stahle	1967	334	128	38,3	159	47,6	47	14,1
Thomas u. Harrison	1971	564	n.a.	n.a.	n.a.	n.a.	180	31,9
Watanabe	1971	513	n.a.	n.a.	n.a.	n.a.	48	9,4
Stahle	1976	356	164	46,1	158	44,4	34	9,6
Meyerhoff et al.	1981	126	53	42,1	58	46,0	15	11,9
Snyder	1982	225	91	40,4	94	41,8	40	17,8
Green u. Mitarb.	1991	119	46	39,0	57	48,0	15	13,0
Kitahara	1991	480	n.a.	n.a.	n.a.	n.a.	135	28,1
Mizukoshi et al.	1994	147	56	38,1	71	48,3	20	13,6
Haid u. Mitarb.	1995	574	245	42,7	262	45,6	67	11,7
Vollst. Angaben		2116	783	37 %	859	41 %	470	22 %
Gesamtsumme		3438	n.a.	n.a.	n.a.	n.a.	601	17 %

Tabelle **5b** Altersverteilung Morbus Menière

Autor	Jahr	n =	0–9	10–19	20–29	30–39	40–49	50–59	60–69	70–	n.a.	Weibl.	%	Männl.	%
						Altersstufen									
Enander u. Stahle	1967	334	n.a.	n.a.	n.a.	n.a.	n.a.	n.a.	n.a.	n.a.	n.a.	160	47,9	174	52,1
Thomas u. Haarrison	1971	183	2	2	14	29	47	59	25	5	n.a.	n.a.	n.a.	n.a.	n.a.
Nsamba	1972	115	n.a.	18	18	36	19	14	10	n.a.	n.a.	46	40,0	69	60
Bouche u. Mitarb.	1977	250	n.a.	1	20	34	64	65	61	5	n.a.	122	48,8	128	51,2
Chüden	1978	92	0	0	6	20	27	20	15	4	n.a.	40	43,5	52	56,5
Oosterveld	1979	408	3	15	43	74	106	104	51	12	n.a.	198	48,5	210	51,5
Kinney	1980	180	n.a.	2	9	29	40	59	34	7	n.a.	89	49,4	91	50,6
Pfaltz u. Matéfi	1981	100	n.a.	n.a.	10	21	29	21	19	n.a.	n.a.	48	48,0	52	52
Watanabe	1981	510	1	26	70	137	152	86	31	6	1	255	50,0	258	50,6
Friberg u. Mitarb.	1984	161	n.a.	n.a.	n.a.	n.a.	n.a.	n.a.	n.a.	n.a.	n.a.	92	57,1	69	42,9
Charachon et al.	1989	92	n.a.	3	8	20	33	15	10	3	n.a.	52	56,6	40	43,5
Celestino u. Ralli	1991	74	0	0	9	14	24	17	8	2	n.a.	39	52,7	35	47,3
Green u. Mitarb.	1991	119	n.a.	n.a.	n.a.	n.a.	n.a.	n.a.	n.a.	n.a.	n.a.	53	44,5	66	55,5
Matsuoka u. Mitarb.	1991	143	2	5	9	27	44	38	18	n.a.	n.a.	74	51,7	69	48,3
Mizukoshi et al.	1994	824	3	13	45	122	179	188	158	113	3	599	72,7	226	27,4
Paparella u. Griebie	1994	360	n.a.	n.a.	n.a.	n.a.	n.a.	n.a.	n.a.	n.a.	n.a.	190	52,8	170	47,2
Katsarkas	1996	475	n.a.	4	36	95	142	106	69	23	n.a.	242	50,9	233	49,1
Naid u. Mitarb.	1995	574	n.a.	n.a.	n.a.	n.a.	n.a.	n.a.	n.a.	n.a.	n.a.	275	47,9	299	52,1
Summe		4.994	11	89	297	658	906	792	509	180	4	2574	53,5	2241	46,6

Geschlechtsspezifische Unterschiede

Die Angaben über eine Geschlechtshäufung schwanken. Watanabe (1980) fand ein Überwiegen des männlichen Geschlechts; in einer aktuellen Veröffentlichung über 958 Patienten, die in einer nationalen Studie zusammengefaßt wurden, ein Überwiegen der weiblichen Patienten (Watanabe u. Mitarb. 1995).

Familiäre Häufung

In einer Studie von 500 Patienten wurde eine familiäre Belastung in 20% festgestellt (Paparella 1985). Birgerson u. Mitarb. (1987) fanden unter 91 Patienten eine familiäre Häufung in 14%; Arweiler u. Mitarb. (1995) unter 48 in 10,4%. Aus den Befunden leiteten die Autoren Hinweise auf eine autosomale oder X-chromosomal gebundene dominante Vererbung ab. Ähnliche Hinweise auf eine autosomal-dominante Vererbung finden sich bei Brown (1941), Bernstein (1965) und bei Martini (1982), der in zwei Familien bis zu drei Generationen Menière-Erkrankungen sah. Brown (1941) berichtete über 5 Familien, Bernstein (1965) beschrieb 7 Familien, in denen ein Morbus Menière gehäuft auftrat.

In 90% der Patienten mit positiver Familiengeschichte wurde HLA A2 (human leucocyte antigen) gefunden im Vergleich zu 75% der Patienten mit Einzelerkrankung und 28,9% in der europäischen Normalbevölkerung (Arweiler u. Mitarb. 1995).

Morbus Menière im Kindesalter

Die Reifung des vestibulären Systems setzt in den ersten 6 Lebenswochen ein und ist nach 16 Wochen fast vollständig ausgeprägt (Mitchell u. Cambon 1969).

Das Alter des Kindes und der Grad seines Spracherwerbs bestimmen seine Fähigkeit, seine Gefühlssensationen zu beschreiben. Aussagen wie „das Haus fällt um" oder „das Zimmer geht herum" geben die tatsächliche Empfindung eines Kindes selber wieder (Vassella 1984). Bei Kindern unter 4 Jahren ohne diese Aussagen ist der Arzt auf die Angaben der Eltern angewiesen oder auf seine eigenen Beobachtungen.

Häusler u. Mitarb. (1987) berichteten über 14 Kinder im Alter von 7 bis 14 Jahren, von denen 9 einen klassischen Morbus Menière besaßen, die anderen dagegen eine Vorgeschichte mit Felsenbeinfraktur, Mumps oder Meningitis. Da die 14 Kinder 1% der in 5 Jahren behandelten Patienten mit Morbus Menière darstellten, schlossen Häusler u. Mitarb., daß der Morbus Menière etwa 100mal weniger häufig als im Erwachsenenalter auftreten würde (Übersicht: Tab. **6**).

Tabelle **6** Übersicht der in der Literatur berichteten Fälle von Morbus Menière im Kindesalter

Autor	Jahr	Zahl	Alter
Crowe	1938	1	6 J.
Simonton	1940	1	4 J.
Ombredanne u. Aubry	1941	1	12 J.
Fowler	1948	1	8 J.
Sørensen	1959	1	7 J.
Parving	1976	2	4 J., 10 J.
Beddoe	1977	2	3 J., 10 J.
Meyerhoff u. Mitarb.	1978	8	4 J., 5 J., 3x 12 J., 1x 13 J., 17 J., 21 J., 24 J., 25 J.
Sadé u. Yaniv	1981, 1984	3	1,5 J., 2 J., 3 J.
Häusler u. Mitarb.	1987	14	4 J., 5 J., 2x 6 J., 7 J., 8 J., 10 J., 2x 11 J., 3x 12 J., 13 J., 14 J.

In den Mitteilungen finden sich bei sorgfältigem Lesen der Fallbeschreibungen immer wieder Kinder mit symptomatischen Schwindelanfällen und einer feststellbaren Erkrankung wie die einer Meningitis (Parving 1976). Auch Beddoe (1977) konnte für 22 zunächst unter der Diagnose „Vertigo" eingeordneten Kindern für jeden Einzelfall Kriterien aufdecken, die eine andere Erklärung zuließen: benigner paroxysmaler Lagerungsschwindel, Migräne, Epilepsie, Hypoglykämie oder eine funktionelle Störung. Andere Diagnosen sind zumindest fraglich, wie der Fall eines 10jährigen Kindes, bei dem die ersten Schwindelanfälle einer bakteriellen Meningitis vorausgingen (Parving 1976).

Vassella (1984) wies auf die möglichen Differentialdiagnosen im Kindesalter hin:

● Benigner paroxysmaler Schwindel im Kindesalter, der trotz der ähnlichen Bezeichnung nicht mit dem beim Erwachsenen bekannten gutartigen paroxysmalen Lagerungsschwindel („Kupulolithiasis") verwechselt werden darf (Basser 1964). Er besteht in einem anfallsweise auftretenden Schwindel ohne Tinnitus und Hörminderung, ohne Vorboten, ohne erkennbare auslösende Ursache. Der Schwindel dauert selten länger als Minuten. Bei 15 von 17 Patienten von Basser (1964) erfolgte der erste Anfall vor dem 5 Lebensjahr. Die 17 Patienten von Koenigsberger u. Mitarb. (1970) waren zwischen 3 und 7 Jahre alt.

● Schwindel bei Migräne, die bei 3–4 % aller Schulkinder vorkommt (Bille 1962, Beddoe 1977),

● Schwindel bei Epilepsie,

- Schwindel bei Intoxikationen,
- Kreislaufregulationsstörungen.

Unter den 4 Kindern mit idiopathischer Hörminderung, über die Zorowka u. Heinemann 1991 berichteten, waren 3 Kinder mit beiderseitigen plötzlichen Hörstörungen, die nach Definition nur bedingt unter der Diagnose „Morbus Menière" geführt werden dürften. Einige Autoren weisen wiederholt darauf hin, daß im Kindesalter ein Morbus Menière mit Migräne und mit epileptischen Anfällen verwechselt werden könne. Diese beiden sind immer differentialdiagnostisch in Erwägung zu ziehen (Beddoe 1977).

Sadé u. Yaniv (1984) und Filipo u. Barbara (1985) betonten aufgrund der geringen von ihnen gefundenen Fallzahl eines Morbus Menière im Kindesalter die häufige Fehldiagnose.

Anatomisch-pathologische Untersuchungen des kindlichen kochleären Hydrops sind selten und es existieren nur wenige Einzelfallbeschreibungen (Buch 1966).

Eine Studie mit 118 Felsenbeinen stammt von Bachor u. Karmody (1995). Sie fanden in 54,% der Felsenbeine eine Vorwölbung der Reißner-Membran. 16,9 % davon zeigten einen so starken Hydrops, daß sie die Kriterien für einen Hydrops erfüllten. In der Hälfte der untersuchten Felsenbeine schien der Ductus reuniens verschlossen zu sein.

Pigmentabhängigkeit

Das Auftreten eines Morbus Menière bei Farbigen wurde längere Zeit als extrem selten angesehen und daher eine Rassenabhängigkeit der Erkrankungshäufigkeit unterstellt (Van Fick 1964, Black u. Mitarb. 1982). Untersuchungen aus Afrika hingegen deuten darauf hin, daß die Inzidenz gleich ist (Nsamba 1972, Okafur 1984).

Die wenigen Beobachtungen sind demnach eher auf eine unzureichende medizinische – insbesondere Hals-Nasen-Ohren-ärztliche – Versorgung in Entwicklungsländern zurückzuführen.

Das Auftreten eines Morbus Menière bei Navajo-Indianern wurde als seltenes Ereignis gewertet – wie auch das Vorkommen von Presbyakusis und Otosklerose in diesem Indianerstamm (Jaffe 1969). Oosterveld (1980) untersuchte die Augenfarbe bei 457 Menière-Patienten und fand in 60 % (Normalbevölkerung: 56 %) eine blaue Iris, in 26 % (Normalbevölkerung: 22 %) eine braune Iris und Zwischentöne in 14 % (22 %). Er schloß daraus, daß der Melaningehalt keine Rolle für die Entstehung des Morbus Menière spielt.

Wetterabhängigkeit

Eine Wetterabhängigkeit (Meteorotropie) des Morbus Menière konnte bisher nicht wissenschaftlich nachgewiesen werden – auch wenn oft die Vermutung ausgesprochen wurde (Harnicke 1968) und im klinischen Alltag oft dieser Eindruck vorherrschen kann.

In größeren Studien konnte keine saisonale Erkrankungshäufigkeit des Morbus Menière festgestellt werden (Welleschik u. Stoiber 1978, Klemm u. Schaarschmidt 1989). In 955 Fällen sahen Mizukoshi u. Mitarb. (1993) in Japan ebenfalls keine jahreszeitliche Abhängigkeit.

Einen Zusammenhang zwischen Menière-Häufigkeit und Wetterlage stellten Herbert u. Mitarb. (1987) nach einer fast einjährigen Beobachtungsperiode fest. Ebenso wie Fazialisparesen und Hörstürze traten Menière-Anfälle in ihrem Kollektiv gehäuft bei Durchgang des Warmsektors und der Kalt- und Rückfront eines Tiefdruckgebietes auf. Diesen Zusammenhang fanden auch Mizukoshi u. Mitarb. (1995).

Selbst wenn sich ein solcher Zusammenhang auch in anderen Untersuchungen bestätigen sollte, ist die Relevanz fraglich, da sich weder Konsequenzen hinsichtlich einer Prävention noch zu einer kausalen Therapie ergeben würden.

Sonstige

In einer statistischen Auswertung von 958 Patienten stellten Watanabe u. Mitarb. (1995) eine signifikant höhere Inzidenz von Morbus Menière in verheirateten und in Patienten mit „nervösem" und „genauem" Charakter fest. Eine signifikant geringere Inzidenz herrschte bei übergewichtigen Patienten und in Großfamilien vor.

Statistisch am häufigsten traten die Anfälle nachmittags auf.

Sonderformen des Morbus Menière

Lermoyez-Syndrom

▨ Definition

Im Jahre 1919 beschrieb Lermoyez eine Krankheitsform, bei dem die gleichen Symptome wie bei einem Morbus Menière auftraten – nur in umgekehrter Reihenfolge.

Pathophysiologie

Es gibt 3 pathophysiologische Theorien:
- Die Mitteilung von Lermoyez trägt in der Überschrift den Zusatz „angiospasme labyrinthique". Dies verdeutlicht die Vorstellung, die der Verfasser von dem Entstehungsmechanismus hatte. Durch einen Gefäßkrampf der A. auditiva interna, bei dem es zu echten Gefäßkrisen nicht kommt, wird nach Ansicht Lermoyez das Versorgungsgebiet allmählich gelähmt. Das bei einem plötzlichem Krampfende wieder einschießende Blut führe zu einer starken Nervenerregung, die sich in einem Schwindelanfall äußert, und infolge der zurückkehrenden Sauerstoffversorgung des Innenohres zu der Hörverbesserung.
- Die Angiospasmus-Theorie von Lermoyez ist durch die Vorstellung ergänzt worden, daß es sich bei dem Anfall um eine plötzliche Druckänderung im endolymphatischen Raum handeln könnte (Mygind 1947). Ein Verschluß im Ductus reuniens führt zu einem Druckanstieg und zu einer plötzlichen Wiedereröffnung, wenn ein bestimmter Druck erreicht ist. Dann kommt es zu einem abrupten Endolymphfluß in die Pars superior und zu einer plötzlichen Schwindelattacke, wenn dadurch eine Kupula-Deflexion im Bogengang erfolgt.
- Auslösende Ursachen sollten möglicherweise auch Veränderungen an der Halswirbelsäule sein (Boenninghaus u. Mitarb. 1967).
- Auch der utrikulosakkalen Klappe (Bast-Klappe) wird eine Rolle zugeschrieben (Boenninghaus u. Mitarb. 1967)

Klinik

Die kochleären Symptome einer Hörminderung und eines Ohrgeräusches treten vor den Gleichgewichtserscheinungen auf. Die Hörminderung verstärkt sich, bis starker Schwindel einsetzt. In kurzer Zeit erholt sich dann das Gehör.

Die objektivierbaren Symptome sind denen bei einem Menière-Anfall gleich. Der Nystagmus schlägt im Anfall im Sinne eines Reiznystagmus zum betroffenen Ohr (Eckardt u. Claussen 1972, Young u. Wu 1994). Nach dem Anfall folgt eine Erholungsnystagmus, und im anfallsfreien Stadium findet sich keine objektivierbare Gleichgewichtsstörung.

Beziehung zum Morbus Menière

Nach wie vor sind zwei Möglichkeiten gegeben:
- Das Lermoyez-Syndrom ist eine eigenständige Krankheit. Für diese Annahme spricht, daß sich in zwei Drittel der Fälle die SP/CAP-Relation – Zeichen für den endolymphatischen Hydrops – als

normal erwies und kein Ansprechen auf den Glyceroltest erfolgte (Kempf u. Jahnke 1996).

- Das Lermoyez-Syndrom ist eine Variante des Morbus Menière. Für diese Annahme spricht der klinisch objektivierbare Verlauf der Nystagmus-Phasen (Young u. Wu 1994).

Tumarkin-Anfall

1936 beschrieb Tumarkin plötzliche Sturzepisoden („drop attack") bei Menière-Kranken (Tumarkin 1936). Diese Stürze treten unabhängig von den typischen Menière-Anfällen auf – wie ein „Blitz aus heiterem Himmel". Tumarkin vermutete die Ursache in einer mechanischen Deformation der Otolithenorgane.

Die Patienten stürzen wie ein Baum oft in die gleiche Richtung bei wiederholten Attacken. Menière-Patienten stehen nach dem Anfall sofort auf, Patienten mit anderen Formen einer „drop attack" benötigen Minuten, bevor sie wieder einer Tätigkeit nachgehen können. Dies ist als differentialdiagnostisches Kriterium zu werten.

Der klinische Verlauf ist ebenfalls nicht vollständig geklärt. Black u. Mitarb. (1982) fanden die Anfälle gehäuft im Spätverlauf der Erkrankung – nach Janzen u. Russel (1988) zwischen 3 und 20 Jahre nach Beginn des Morbus Menière.

Die Gentamycin-Ausschaltung ist zur Therapie des Tumarkin-Anfalls erfolgreich (Ödkvist u. Bergenius 1988).

„Monosymptomatischer" Morbus Menière

Die Abgrenzung des Morbus Menière von ähnlichen Krankheitsbildern ist um so wichtiger, als daß sich das Krankheitsbild durch die Einbeziehung auch verwandter Labyrintherkrankungen immer unschärfer präsentiert.

Kochleärer Morbus Menière

Der kochleäre Morbus Menière ist charakterisiert durch eine fluktuierende Innenohrschwerhörigkeit mit allen typischen Menière-Befunden – allerdings ohne vestibuläre Symptomatik. Histomorphologisch wurde in diesen Fällen auch ein endolymphatischer Hydrops gefunden (Lindsay u. v. Schulthess 1958, Kohut u. Lindsay 1972).

Ein Hörsturz kann dem später einsetzenden Vollbild des Morbus Menière im gleichen Ohr vorausgehen (Nadol 1975, Schuknecht 1978, Futaki u. Mitarb. 1984). Die Hörminderung kann ein Ohr betreffen, und das andere Ohr folgt zu einem späteren Zeitpunkt mit einem Morbus Menière (Futaki u. Mitarb. 1984).

In einer prospektiven Studie an 80 Patienten mit akut aufgetretenen Tieftonhörverlust, die bis zu 3 Jahren nachbeobachtet wurden, entwickelten 11 % einen klassischen Morbus Menière und fast 30 % einen kochleären Morbus Menière (Yamasoba u. Mitarb. 1994). Die Autoren schlossen daraus für die Prognose der Erkrankung, daß Patienten, die in den ersten 3 Jahren nach Auftreten eines Tieftonhörverlustes keinen Rückfall erleiden würden, eine extrem geringe Wahrscheinlichkeit besäßen, auch an einem Morbus Menière zu erkranken.

Von der Benutzung des Namens „kochleärer Menière" wird abgeraten (Pfaltz u. Thomsen 1986), da ein Tieftonhörsturz annähernd dreimal häufiger als der Morbus Menière vorkommt (Yamasoba u. Mitarb. 1994) und es nicht sicher ist, daß hinter dem „kochleären Menière" tatsächlich ein Hydrops steckt.

Vestibulärer Morbus Menière

Die rein vestibuläre Form ist gekennzeichnet durch reine Drehschwindelanfälle ohne Hörminderung. Pathologische Befunde im Sinne eines Hydrops sind selten (Kitahara u. Mitarb. 1984). Die Diagnose ist nur schwierig im Ausschluß anderer Erkrankungen zu stellen, da zwischen den Anfällen jegliche objektive Symptome fehlen. In 20 % der Fälle entwickelt sich zu einem späteren Zeitpunkt ein klassischer Morbus Menière (Paparella 1991). Andererseits können sich die Anfälle auch über 20 Jahre und länger halten. Die Inzidenz für Frauen ist höher (3 : 1), eine Beidseitigkeit wird in 14 % der Fälle beobachtet (Paparella 1991).

Auch vor der Verwendung dieses Begriffes ist gewarnt worden, da diese Diagnose sehr unpräzise ist und zudem auf alle unklaren Schwindelzustände zutreffen könne (Pfaltz u. Thomsen 1986).

Diagnostik

Hördiagnostik

Tabelle **7**   Cochleäre Symptomatik (nach Pfaltz u. Matéfi 1981)

Subjektive cochleäre Symptome	Objektive cochleäre Symptome
Fluktuierender Hörverlust	Verschlechterung im Laufe der Jahre auf einen flach verlaufenden Hörverlust um 50–60 dB
bei 95 % unilateral	Tieftonhörverlust im ersten Jahr der Erkrankung
einseitiger Tinnitus, im Anfall stärker	positives Rekruitment kein Hochtonhörverlust keine pathologische Hörermüdung

Tonschwellenaudiogramm

Das fluktuierende Hörvermögen in den tiefen Frequenzen ist eines der Hauptcharakteristika des Morbus Menière und kann am zweckmäßigsten durch häufige Kontrollen über das Tonschwellenaudiogramm erfaßt werden (Tab. **7**).

Stapediusreflex

Die Bestimmung des Stapediusreflexes ist aus zwei Gründen wichtig (Klockhoff 1976):

- Ein normaler Stapediusreflex ist ein Zeichen normaler Mittelohrfunktion.
- Wenn die Stapediusreflexe beiderseitig gleich auslösbar sind, so ist dies ein Zeichen positiven Rekruitments und zeigt, daß der Hörverlust kochleären Ursprungs ist.

Rekruitment

Beim Morbus Menière wird ein positives Rekruitment gefunden. Dieses Rekruitment läßt sich auch elektrokochleographisch nachweisen (Kumagami u. Osawa 1984).

Tympanic membrane displacement (TMD)

Durch einen endolymphatischen Hydrops verlagert sich die Fußplatte und bei intakter Gehörknöchelkette auch das Trommelfell. Die TMD-Messungen erfolgen mit einem Tonburst von 500 ms, 1 kHz, 20 dB oberhalb der Stapediusreflexschwelle. Es wird ein interauraler Vergleich der mittleren Trommelfellauslenkung hergestellt. Das erlaubt Rückschlüsse auf relative, intrakochleäre Druckverhältnisse (Philipps u. Marchbanks 1989). Die Methode liefert keine Absolutwerte und zeigte eine große interindividuelle Streuung, kann aber Zusatzinformationen liefern (Ernst u. Mitarb. 1993, 1994).

Bei Patienten mit Morbus Menière, die die klassische Triade von Symptomen aufwiesen, wurde ein normaler Perilymphdruck festgestellt (Gosepath u. Mitarb. 1995); Ernst u. Mitarb. (1995) fanden dagegen deutliche Druckänderungen während eines Anfalls.

Wegen ihrer geringen Zuverlässigkeit und dem hohen Aufwand hat sie sich bisher nicht in der Routine durchsetzen können.

Elektrophysiologie

Elektrokochleographie

Eingeführt wurde die Methode in die Klinik durch Portmann u. Mitarb. (1967), nachdem Ruben u. Walker 1963 erstmalig über eine intraoperative Ableitung beim Morbus Menière berichtet hatten.

Ein Elektrokochleogramm ist die Ableitung der frühen akustisch evozierten Potentiale ca. 1–2 ms nach Stimulation und erfaßt die präsynaptischen Potentiale CM und SP. Die Potentiale geben nur die elektrische Aktivität der untersten Schneckenwindung – der hohen Frequenzen – wieder.

Im Unterschied zur ERA kann die Elektrode von dem runden Fenster, durch das Trommelfell auf das Promontorium (transtympanic = „TT-ECoG") oder in den Gehörgang (extratympanic = „ET-ECoG") gesetzt werden.

Zur Plazierung der Elektrode auf dem Promontorium wird nach Anästhesie des Trommelfells die Elektrode zwischen Umbo und hinterem unteren Trommelfellrand zwischen 5 Uhr (rechtes Ohr) und 7 Uhr (linkes Ohr) eingestochen. Der elektrische Widerstand der Elektrode ist bis zu 10mal höher als der einer Hautelektrode.

Die Komplikationsrate wird mit 0,1 % bleibenden Trommelfellperforationen in fast 3700 Eingriffen als gering angegeben; die Komplikationsrate durch die Lokalanästhesie lag mit 1 % deutlich höher (Crowley u. Mitarb. 1976).

Heutzutage finden häufig Gehörgangselektroden Anwendung (Montandon 1976, Clemis u. Mitarb. 1986), die allerdings eine etwas andere Ableitcharakteristik besitzen (Durrant u. Mitarb. 1977, Mori u. Mitarb. 1985). Die Gehörgangselektroden mit Schlauchzuleitung („Tiptrode") eignen sich besonders auch für Säuglinge und Kleinkinder (Lehnhardt 1994).

Der Vorteil der transtympanischen Ableitung besteht in der 5–10mal höheren Potentialamplitude, die ein besseres Signal-Rausch-Verhältnis besitzt. Auch ergibt sich daraus ein stabileres, reproduzierbares und weniger durch Artefakte belastetes Signal (Ruth u. Lambert 1989).

Die Stimuli sind entweder Klicks von 100 µs Dauer oder Tonebursts von 16 ms Dauer. In fast allen Studien werden Klick-Stimuli verwendet (Übersicht bei Wuyts u. Mitarb. 1997, Tab. **8**).

Tabelle **8** Gängige Einstellungen für die Elektrokochleographie (nach Wuyts u. Mitarb. 1997)

Stimulus	Click	Langer Toneburst
Tiefpaßfilter	3–5 Hz	3–5 Hz
Hochtonfilter	3–5 Hz	3–5 Hz
Sweeps	<500 (TT-ECoG)	<500 (TT-ECoG)
	±2000 (ET-ECoG)	±2000 (ET-ECoG)
Stimulusdauer	100 µs	2 ms Steilheit
		10–12 ms Plateau
Stimulusfrequenz	Breitband	0,5;1;2;4;8 kHz
Zeitfenster	10 ms	20 ms
Rate	11,4	30–40
Polarität	alternierend	alternierend
Intensität	90±10 dB nHL	90±10 dB nHL
Maskierung	keine	keine
Verspätung	2 ms	0 ms
Empfindlichkeit	250 µV	250 µV
Artefaktunterdrückung	ja	ja
Filter (50 oder 60 Hz)	ja	ja

Summationspotential

Eine sehr hohe negative SP-Amplitude ist als signifikant für das Vorhandensein eines endolymphatischen Hydrops gewertet worden.

Die Amplitude des abgeleiteten Summationspotentials besitzt eine so hohe Variabilität, daß man zur Umgehung dieses Problems das Verhältnis der Amplitude des Summationspotentials zur Amplitude des Summenaktionspotentials (-SP/CAP-Quotient) verwendet (Abb. **12**). Damit wird nach Ansicht vieler Autoren eine geringere Streubreite erreicht und die Untersuchung sensitiver in einer Größenordnung von 45–64 % (Eggermont 1979, Coats 1981, Dauman u. Mitarb. 1988, Ohashi u. Takeyama 1989).

Je näher die Elektrode am Innenohr, desto günstiger der Signal-Rausch-Abstand (Mori u. Mitarb. 1985, Daumann u. Mitarb. 1988).

Bei einer Normalperson beträgt der -SP/CAP-Quotient im Mittel 0,209 (STD ±0,046) (Tab. **9**).

Beim Morbus Menière ist der Wert wahrscheinlich infolge des Hydrops und der dadurch erhöhten Amplitude des Summationspotentials erhöht und wird ab 0,35–0,4 als beweisend für das Vorliegen eines Hydrops genommen (Gibson 1967, Übersicht bei Delb 1994). In einer Metaanalyse von 9 TT-ECoG-Studien fanden Wuyts u. Mitarb. (1997) einen -SP/CAP-Quotient von 0,459 (STD ±0,033) und in 3 ET-ECoG-Studien von 0,51 (STD ±0,18).

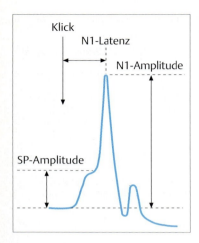

Abb. **12** Summationspotential

Ähnlichkeiten bestehen zu Tieftonhörverlusten ohne Schwindel (Kumagami u. Osawa 1984) sowie zum Hörsturz (Kumagami u. Nishida 1977, Kanzaki u. Mitarb. 1982).

Es gibt eine Reihe von Fehlermöglichkeiten bei dieser Untersuchungsmethode:

- Elektrodenlage: Je näher die Elektrode an der Kochlea liegt, desto größer wird das Summenaktionspotential. Die Lage der Elektrode bestimmt auch die Polarität des SP (Kanzaki u. Mitarb. 1982).
- Stimulusintensität: ein Summationspotential wird erst ab 50 dB Lautstärke beobachtet.
- Hörverlust des Patienten: die Amplitude des Summenaktionspotentials nimmt bei einem Anstieg des Hörverlustes ab. Dadurch resultiert eine Erhöhung des -SP/CAP-Quotienten.
- Interindividuelle Streuung.

Tabelle **9** Übersicht der -SP/CAP-Quotienten in der Literatur (TT = Transtympanic, ET = Extratympanic)

Autor	Jahr	Methode	Mittelwert des SP/CAP-Quotienten
Gibson u. Mitarb.	1977	TT	0,25
Kumagami u. Mitarb.	1982	TT	0,22
Ferraro u. Mitarb.	1983	ET	0,25
Mori u. Mitarb.	1987	ET	0,225
Filipo u. Mitarb.	1989	ET	0,27

Es liegen auch methodische Einschränkungen vor:
- Eine Korrelation zwischen -SP/CAP-Quotienten und der Klinik des Morbus Menière ist häufig nicht vorhanden (Kanzaki u. Mitarb. 1982, Ohashi u. Mitarb. 1991)
- Tieftonhörverluste bis 1000 Hz werden ungenügend erfaßt (Mori u. Mitarb. 1988)
- Zu den Ergebnissen des Glycerintests bestand in mehreren Untersuchungen keine Korrelation (Kanzaki u. Mitarb. 1982). Erklärt wurde dies teilweise dadurch, daß sich der Glycerintest vornehmlich im Tieftonbereich auswirkt, während mit der ECoG höhere Frequenzbereiche erfaßt würden (Mori u. Mitarb. 1985).

Aufgrund dieser Einschränkungen der Aussagekraft ist die Bestimmung des -SP/CAP-Quotienten hinsichtlich Diagnostik und Prognostik beim Morbus Menière zurückhaltend zu bewerten.

FAEP

Bei Patienten mit einem Morbus Menière sind trotz zum Teil stark ausgeprägter Innenohrschwerhörigkeit normale Wellen Jewitt I–V abgeleitet worden. Wegen des Rekruitments im überschwelligen Bereich werden normale Potentiale erhalten. Es wird daher empfohlen, daß bei Patienten mit Morbus Menière Kennlinienverläufe sowohl für Latenzen als auch für Amplituden angefertigt werden (Maurer 1982).

Die überschwelligen Frühpotentiale können aber bei der Differentialdiagnose Morbus Menière / Akustikusneurinom wertvolle Dienste leisten, da die verlängerte Latenzzeit bei einer retrokochleären Läsion sich deutlich von der normalen I–V – Latenzzeit beim Morbus Menière abhebt.

Auch in der Differentialdiagnose zum Hörsturz sollen die frühen akustischen Potentiale einen Hinweis liefern. Nach Zöllner (1978) verhält sich das späte Potential N_1 bei Morbus Menière und beim Hörsturz fast identisch. Die Konfiguration des Hirnstammpotentials IV zeigte jedoch wesentlich häufiger bei Morbus Menière als beim Hörsturz einen Rekruitment-Verlauf. Die Latenzverlängerung der Welle IV war im gesamten Dynamikbereich beim Morbus Menière mit 0,36 ms geringer als bei Patienten mit einem Hörsturz, die einen Wert von 0,7 ms aufwiesen.

Otoakustische Emissionen

Die durch kurzzeitige Reize ausgelösten transitorisch evozierten otoakustischen Emissionen (TEOAE) sind in der klinischen Prüfung der Innenohrfunktion einsetzbar. Für den klinischen Gebrauch sind folgende Parameter meßbar: Latenz und Dauer, Nachweisschwelle, interaurale Schwellendifferenz und Frequenzspektrum.

Hierzu steht das weit verbreitete System von Kemp „ILO 88" und das Nachfolgermodell „ILO 92" mit zusätzlichen Funktionen zur Verfügung. Beide Systeme wurden von Kemp (1978, 1986) entwickelt.

Kemp (1986) selber konnte keinen signifikanten Unterschied in den TEOAE zwischen Menière-Patienten und Patienten mit anderen Innenohrstörungen finden.

Bonfils u. Mitarb. (1988) fanden otoakustische Emissionen bei Menière-Patienten mit Hörverlusten über 40 dB. Auch Harris u. Probst (1992) konnten bei den meisten ihrer Patienten mit Morbus Menière TEOAE ableiten, obwohl der mittlere Hörverlust bei 25 dB HL lag. Eine mögliche Erklärung für dieses Phänomen wäre, daß zu der kaliuminduzierten Störung der aktiven Prozesse in der äußeren Haarzelle noch andere Faktoren an der Schwellenanhebung beteiligt sind, z.B. eine erhaltene Funktion der basalen Schneckenabschnitte (Plinkert 1995).

Es ist zu erwarten, daß in Zukunft die Distorsionsprodukte (Verzerrungstöne, DPOAE) – eine Unterform der evozierten Schallemissionen – in der klinischen Diagnostik mehr an Bedeutung gewinnen werden (Plinkert u. Mitarb. 1993). Mit ihnen wird es möglich, ein „Distorsionsprodukt-Audiogramm" zwischen 800 Hz und 8 kHz nichtinvasiv aufzuzeichnen. Auch die Unterscheidung zwischen Hypo- und Hypermotilität der äußeren Haarzelle gelingt und damit ein Erklärungsansatz für kochleären Tinnitus (Janssen u. Arnold 1995).

Ein weiterer Ansatzpunkt sind tieftonmaskierte otoakustische Emissionen (TEOAE), bei denen versucht wird, phasenabhängig mit einem zusätzlichen Ton von 30 Hz die TEOAE zu unterdrücken. Bei Einschränkung der Beweglichkeit der Basilarmembran durch einen Hydrops bleibt diese Unterdrückung durch den Masker aus (Nubel u. Mitarb. 1995).

Bisher liegen allerdings noch keine Erkenntnisse für die Diagnostik und Prognostik des Morbus Menière vor.

Gleichgewichtsdiagnostik

In der richtunggebenden Diagnostik ist die Anamnese und die genaue verbale Beschreibung der Gleichgewichtsstörung einer der wichtigsten Schritte.

Zu einem systematischen Schwindel werden gerechnet:
- Dreh-,
- Schwank-,
- Liftschwindel.

Hauptmerkmal des systematischen Schwindels ist die illusionäre Scheinbewegung der Umwelt. Es besteht meist eine Richtungstendenz (Lateropulsion oder besser: Laterotraktion) mit Falltendenz zur erkrankten Seite. Oft wird diese Störung von vegetativen Symptomen wie Übelkeit (Nausea) und Erbrechen (Vomitus) begleitet.

Spontaner Nystagmus

In der Gleichgewichtsdiagnostik ist einer der zentralen Untersuchungsbereiche die Suche nach spontanen Augenbewegungen mit der Frenzel-Leuchtbrille. Mit der Frenzel-Brille werden Spontan- und Provokationsnystagmus, eine Lage- und Lagerungsprüfung und eine experimentelle thermische Erregbarkeitsprüfung beider Labyrinthe (nach Hallpike 1955) durchgeführt. Die Bezeichnung erfolgt nach Schlagrichtung, Frequenz, Amplitude und Schlagfeld im bewährten Frenzel-Schema (Frenzel 1938) in der Modifikation nach Stenger (1965). Die Untersuchung des Schlagfeldes erfolgt in den fünf Hauptblickrichtungen nach Frenzel.

Richtungsbestimmter Spontannystagmus

Der richtungsbestimmte Spontannystagmus schlägt bei allen Augenstellungen in die gleiche horizontale Richtung. Er kann eine rotatorische Komponente besitzen.

Ganz selten sind auch vertikale Nystagmen im Anfall beschrieben worden (Aschan u. Stahle 1957).

Ein Spontannystagmus in das vom Morbus Menière betroffene Ohr („Reiznystagmus") läßt sich allerdings nur im akuten Anfall finden (Wittmaack 1927, Pfaltz u. Matéfi 1981). Unmittelbar im Anschluß an einen Anfall läßt sich in 40 % der Patienten ein Nystagmus in das nicht betroffene Ohr feststellen („Erholungsnystagmus").

In 250 untersuchten Fällen fanden Bouche u. Mitarb. (1977) in 46,8 % Patienten einen Spontannystagmus, davon 26,5 % horizontal in das gesunde und 58,8 % in das betroffene Ohr. Ein Vertikalnystagmus fanden sie in 2,6 %. Bei 67 % war der Nystagmus sehr schwach.

Der Nystagmus im Anfall

Die Nystagmusrichtung im Anfall ist Gegenstand kontroverser Ansichten und Beobachtungen.

Wittmaack beschrieb 1927 den Nystagmus in das erkrankte Ohr während eines Menière-Anfalls.

So sind die von Pfaltz u. Matéfi (1981) erhobenen Befunde hinsichtlich der Nystagmusrichtung nicht unwidersprochen geblieben. In ENG-

Aufzeichnungen von akuten Anfällen wurde das Gegenteil – nämlich ein Ausfallnystagmus während des Anfalls, gefolgt von einem Reiznystagmus in der Erholungsphase – nachgewiesen (McClure u. Lycett 1978, McClure u. Mitarb. 1981, McClure 1982).

Einigkeit herrscht darüber, daß während des Anfalls ein Nystagmus die Richtung wechseln kann. Aschan u. Stahle (1957) beschrieben den Richtungswechsel als abhängig von der Kopflage. Bei Patienten mit einem akuten Anfall wird ein Richtungswechsel des Nystagmus beobachtet (Bance u. Mitarb. 1991) (Übersicht Tab. **10**).

Als Erklärung für die Anfälle wird vermutet, daß die Reißner-Membran bricht und sich kaliumreiche Endolymphe mit der kaliumarmen Perilymphe vermischt.

In Perfusionsexperimenten mit Kaliumlösung zeigte sich während der Perfusion ein Reiznystagmus, gefolgt von einem Ausfallnystagmus in das Gegenohr in der Katze (Silverstein 1970) und im Meerschweinchen (Brown u. Mitarb. 1988).

Tabelle **10** Nystagmus vor, während und nach dem Anfall (n.a. = nicht angegeben)

Autor	Jahr	Vor Anfall	Beginn Anfall	Während Anfall	Ende Anfall	Nach Anfall
Nishikawa u. Nishikawa	1986	ipsi-lateral +	ipsi-lateral +++	kontra-lateral +	kontra-lateral +	∅
Dohlman	1980		ipsi-lateral ++	kontra-lateral ++		
McClure u. Mitarb.	1981	n.a.	kontra-lateral ++	kontra-lateral ++	ipsi-lateral ++	ipsi-lateral +
McClure	1982	n.a.	kontra-lateral +		ipsi-lateral ++	
de Kleyn u. Versteegh	1924			kontra-lateral	n.a.	ipsi-lateral
Bance u. Mitarb.	1991	ipsi-lateral ++	kontra-lateral ++	kontra-lateral ++	kontra-lateral +

Blickrichtungsnystagmus

Unterschieden wird der regelmäßige vom regellosen Blickrichtungsnystagmus. Der regelmäßige Blickrichtungsnystagmus wird beobachtet, wenn die Augen die Geradeausposition verlassen. Die schnelle Phase schlägt immer in die Blickrichtung. Beim Blick geradeaus besteht kein Nystagmus. Beim regellosen Blickrichtungsnystagmus ist ein Nystagmus auch beim Blick geradeaus vorhanden.

Der regelmäßige und der regellose Blickrichtungsnystagmus sind typische Zeichen einer Hirnstammläsion und daher kein Zeichen eines Morbus Menière-Anfalls.

Provozierter Nystagmus

Provokationsnystagmus

Im Intervallstadium ist überwiegend ein richtungsbestimmter, horizontaler oder horizontal rotierender Provokationsnystagmus zur gesunden Seite zu beobachten (Decher 1970).

Lage- und Lagerungsprüfung

Ein Lage- und Lagerungsnystagmus wurde von Bouche u. Mitarb. (1977) in 35,6 % unter 250 untersuchten Patienten gefunden. Dabei schlug der Nystagmus nach kontralateral in 28 % und nach ipsilateral in 57,3 %. Ein vertikaler Nystagmus wurde in 4,5 % gesehen.

Induzierter Nystagmus

Thermische Prüfung

Die thermische Erregbarkeitsprüfung kann bei Menière-Patienten 4 Varianten zeigen, bei denen die pathologischen Befunde überwiegen:

- Normalerregbarkeit,
- Untererregbarkeit,
- Richtungsüberwiegen oder
- eine Kombination aus Untererregbarkeit und Richtungsüberwiegen.

Schon 1942 stellten Cawthorne u. Mitarb. bei 94 % der Morbus-Menière-Patienten eine pathologisch ausfallende, kalorische Prüfung fest.

Eine Untererregbarkeit in der thermischen Vestibularisprüfung nach Hallpike wird in 48–73,5 % der Fälle auf der betroffenen Seite feststellbar. In den ausführlichen elektronystagmographischen Untersuchungen von Stahle u. Bergmann (1967) an 300 Patienten zeigte die Mehrzahl der Patienten (50–60 %) eine vestibuläre Untererregbarkeit. Ähnli-

Tabelle **11**   Übersicht über die Vestibularisbefunde beim Morbus Menière

Autor	Jahr	Fallzahl	Unter-erregbarkeit (%)	Richtungs-überwiegen (%)
Stahle u. Bergman	1967	300	65	25,3
Bouche u. Mitarb.	1977	250	67	13
Oosterveld	1980	457	48	14
Hulshof u. Baarsma	1981	111	73,5	30,5
Meyerhoff u. Mitarb.	1981	211	65	14
Pfaltz u. Matéfi	1981	100	62	27
Dobie u. Mitarb.	1982	206	49	36

che Ergebnisse wurden an 250 Patienten mit einer Untererregbarkeit auf der betroffenen Seite von 65,6 % und bei einem Normalbefund in 21,2 % festgestellt. Ein Richtungsüberwiegen bestand in 13,2 % der Untersuchten, davon 73 % zur gesunden Seite und 27 % zur betroffenen Seite (Bouche u. Mitarb. 1977).

Auch andere Autoren fanden ein Richtungsüberwiegen sowohl in die erkrankte als auch in die kontralaterale Seite (Stahle u. Wilbrand 1967, Oosterveld 1980, Dobie u. Mitarb. 1982). Das Richtungsüberwiegen ist daher nur als Zeichen für eine vestibuläre Störung zu werten, gibt aber allein keinen Hinweis auf die betroffene Seite. Claussen (1973) fand in einer Untersuchung an 96 Menière-Patienten in 1/3 keine objektivierbare Störung und in 27 einen Hinweis auf eine pheripher-vestibuläre Dysfunktion (Tab. **11**).

Nur im Anfangsstadium läßt sich im anfallsfreien Intervall kein pathologischer Befund erheben. Dieser wird allerdings um so wahrscheinlicher, je länger die Erkrankung anhält (Stahle 1976, Pfaltz u. Matéfi 1981, Kaschke u. Mitarb. 1990). Die Erregbarkeit nimmt am Anfang der Erkrankung am schnellsten ab (Stahle u. Klockhoff 1986) und stabilisiert sich nach 10 Jahren auf der Hälfte bis ein Drittel des Ursprungsniveaus (Friberg u. Mitarb. 1984).

Mit einem vollständigen Vestibularisausfall ist in 6–15 % der Patienten nach längerem Verlauf zu rechnen (Pfaltz u. Matéfi 1981, Hulshoff u. Baarsma 1981).

Eine Übererregbarkeit wird in 1 % gesehen (Stahle 1976).

Pendelstuhlprüfung

Die Pendelstuhluntersuchungen werden hauptsächlich zur Differenzierung zwischen zentralen und peripheren Gleichgewichtsstörungen eingesetzt. Die Pendelstuhlprüfung ersetzt daher nicht die kalorische Prüfung, die daher weiterhin als Schwerpunkt in der experimentellen Vestibularisprüfung beim Morbus Menière zu gelten hat.

Für die Winkelbeschleunigung bei der Pendelstuhlprüfung werden 3 verschiedene Reiztechniken für die klinische Untersuchung empfohlen:

- ein impulsartiger, starker Reiz,
- ein gering überschwelliger Reiz,
- ein sinusoidaler Reiz.

Die genannten Reizelemente können zur Untersuchung getrennt oder in Kombination eingesetzt werden.

Die sinusoidale Reizanordnung wird durch 2 Variable gekennzeichnet:

- die Periode und
- die Amplitude der Schwingung.

Diese Prüfungen existieren daher in verschiedensten Varianten. (Mathog 1972, Wolfe u. Mitarb. 1978, Scherer 1984).

Bei der rotatorischen Prüfung wird jeder Reiz erstmals einer bestimmten Latenzzeit von einem sichtbaren Nystagmus gefolgt. Bei sinusoidalen Reizen macht sich eine Latenz zwischen Reiz- und Nystagmusbeginn in Form einer Phasenverschiebung bemerkbar. Die Größe der Phasenverschiebung ist abhängig von der Stärke der Beschleunigung und zeigt eine nur geringe inter- und intraindividuelle Schwankungsbreite. Die Phasenverschiebung ist der am häufigsten angetroffene pathologische Parameter bei Menière-Patienten (Probst u. Mitarb. 1983, Olson u. Wolfe 1981).

Im Drehreizschwellentest (Montandon 1961) sowie im Drehpendeltest (Greiner u. Mitarb. 1963) wurden im überschwelligen Bereich kleine Nystagmusamplituden bei hoher Nystagmusfrequenz beobachtet, die als „kleine Schrift" („la petite écriture") bezeichnet wurde.

Optokinetische Prüfung und Blickfolgetest

Optokinetische Prüfungen oder Blickfolgebewegungen (eye tracking test) werden zur Diagnostik des Morbus Menière für nicht unbedingt erforderlich gehalten (Mitzukoshi u. Mitarb. 1977, Stahle u. Klockhoff, 1986).

In der optokinetischen Untersuchung werden den Patienten sich bewegende Reizmuster angeboten, die zumeist aus schwarzen Schattenstreifen auf einem bogenförmigen Horizont bestehen. Die Augen folgen dem Streifen (langsame Phase), gefolgt von einer raschen Rückstellbewegung (schnelle Phase).

Bei zentralen Störungen wird eine Abnahme und eine Verformung des optokinetischen Nystagmus beobachtet. Bei angeborenem oder bei einem okulären Fixationsnystagmus kommt es zu paradoxen, inversen optokinetischen Reaktionen.

Der Wert eines solchen Testverfahrens für die Diagnostik peripher-vestibulärer Störungen ist umstritten. Bei einem Drittel der Menière-Patienten wurde Richtungsüberwiegen oder eine einseitige oder bilaterale Minderung der Reaktionsgeschwindigkeit festgestellt.

Halsbedingter Schwindel

Obwohl nach neuesten Erkenntnissen ein Morbus Menière durch pathologische Gegebenheiten im Bereich der Halswirbelsäule weder verursacht noch unterhalten wird, sind Prüfungen auf den zervikalen Schwindel für die Differentialdiagnose des Morbus Menière von Bedeutung. Für die zervikalen Gleichgewichtsstörungen sind Störungen im vertebrobasilären Gefäßsystem, Störungen im Bereich des Rezeptorsystems im HWS-Bereich und vegetative Störungen im Bereich der Halswirbelsäule verantwortlich. Patienten, die einen zervikalen Schwindel haben, können diesen durch bestimmte Kopfhaltungen der Kopfbewegungen auslösen. Für den Untersucher beweisend ist der Halsdrehtest nach Moser u. Simon (1977). Wird ein Nystagmus bei dieser Untersuchung beobachtet, so ist er entweder halsbedingt oder er wurde durch die zervikale Irritation provoziert.

Im Halsdrehtest nach Moser u. Simon (1977) wird der Körper des Patienten unter dem mit den Händen fixierten Kopf langsam hin- und her gependelt und dabei ca. 60° zu beiden Seiten wechselweise ausgelenkt. Der Kopf darf nicht bewegt werden, da sonst ein perrotatorischer Nystagmus auftreten könnte. Der Körper wird jeweils in der Endstellung 30 Sekunden fixiert.

Der Halsdrehtest kann auch elektronystagmographisch aufgezeichnet werden und steht dann für spätere Auswertungen und Dokumentationen zur Verfügung.

Eine Auslösung des Morbus Menière durch den Halsdrehtest wurde bisher noch nicht beschrieben.

Vestibulospinale Reflexe

Stehversuch nach Romberg

In 12,8 % der Menière-Patienten war der Romberg-Test pathologisch (Hulshof u. Baarsma 1981). Helms u. Mitarb. (1983) sahen allerdings in nur 3 von 142 Patienten mit Morbus Menière ein Abweichen zur betroffenen Seite.

Die Posturographie-Platte erlaubt die Aufzeichnung und computergestützte Auswertung des Romberg-Stehversuchs (Fried u. Arnold 1987, Norré 1992, 1993).

Die dynamische Kippbühne stellt besonders hohe Anforderungen an die Koordination von spinovestibulären und vestibulären Afferenzen sowohl der Bogengänge als auch der Otolithenorgane (Kippbühnenstehtest). Zusätzlich können die Muskelpotentiale der Beuge- und Streckmuskulatur des Unterschenkels erfaßt werden. Damit gelingt auch eine Bestimmung der Latenzzeiten auf den Reiz.

Stoll (1985b) wies in einer Diskussionsbemerkung darauf hin, daß der Kippbühnenstehtest bei Menière-Patienten auch im sog. „symptomfreien Intervall" eindeutig pathologisch ausfällt. Japanische und englische Arbeitsgruppen (Ishizaki u. Mitarb. 1989, Morrison u. Mitarb. 1994) fanden im anfallsfreien Intervall nur mit modifizierten posturographischen Untersuchungen in der Auswertung von 8 Vektoren und erschwerten Bedingungen pathologische Besonderheiten.

Tretversuch nach Unterberger

Der Unterberger-Tretversuch (Unterberger 1938) gilt als sehr empfindlicher Test für das Vorhandensein einer peripher-vestibulären Störung.

Eine Abweichung wird zumeist in Richtung auf die betroffene Seite beobachtet (Peitersen 1964). Er gibt jedoch bei sehr guter zentraler Kompensation keine zuverlässige Aussage und ist nur wenige Monate nach einem vollständigem Ausfall des Gleichgewichtsorgans unauffällig (Rudert u. Reker 1977). So sahen Helms u. Mitarb. (1983) in einer Untersuchung an 142 Patienten in 27 eine Abweichung zur kranken und in 24 Patienten ein Abweichen zur gesunden Seite. In 88 von den untersuchten 142 Menière-Erkrankten ergab sich ein Normalbefund.

Ein fotooptisches Aufzeichnungsverfahren stellt die Kraniokorpographie (CCG) nach Claussen (1974) dar.

Über auf den Schultern und auf dem Kopf des Patienten fixierte Lämpchen wird mittels einer Sofortbildkamera und Langzeitbelichtung die Körperschwankung im Unterberger-Trettest festgehalten. Anhand der fotografischen Aufzeichnung können der Abweichungswinkel, die Körpereigendrehung und die Propulsion oder Retropulsion vom Ausgangsort sowie die Schwankungsbreite ausgewertet und dokumentiert werden. Das Verfahren hat sich in der Praxis als schnell durchführbar und kostengünstig erwiesen und ermöglicht eine gute nachvollziehbare Verlaufskontrolle. Es ist daher auch für die Gutachtenerstellung geeignet.

Eine Verbesserung des CCG-Befundes wurde in 8 von 13 Patienten nach Einnahme von Glycerol festgestellt; 2 Patienten zeigten einen schlechteren Ausfall der Untersuchung (Bartual u. Magro 1987).

▪ Hennebert-Zeichen

1911 berichtete Hennebert über seine Beobachtung, daß bei kongenital erkrankten Syphilitikern bei geschlossenem Trommelfell ein Fistelsymptom bemerkbar wurde, wenn ein Über- oder Unterdruck im äußeren Gehörgang aufgebaut wurde. Dieses Symptom wurde später oftmals bestätigt (Perlmann u. Leek 1952, Karmody u. Schuknecht 1966) und galt lange Zeit als pathognomonisch für die kongenitale Syphilis. Nadol zeigte allerdings 1974 und später 1977, daß dieses Zeichen auch bei bis zu 30% klassisch erkrankter Menière-Patienten nachzuweisen war und in 100 normal hörenden Ohren nicht. In einer Serie von 50 Patienten konnte es bei 14% nachgewiesen werden (Maire u. Häusler 1991).

Dieser audiokinetische Nystagmus wird auf Kontakt oder Adhäsionen zwischen dem dilatierten Sakkulus und der Innenseite der Stapesfußplatte zurückgeführt („interne Sakkulostapedopexie") oder auch „Vestibulofibrose" (Nadol 1974, 1977).

Das Hennebert-Zeichen und Tullio-Phänomen liegen nicht zwangsläufig nebeneinander vor (Nadol 1977).

▪ Tullio-Phänomen

Beim Tullio-Phänomen wird ein Schwindel durch Lärmeinwirkung ausgelöst (Tullio 1919, 1930). Erklärt wird dies, daß ein stark dilatierter Sakkulus mit der Fußplatte in Berührung kommt. Beim Gesunden kann dieses Phänomen mit Lautstärken oberhalb 130 dB ebenfalls beobachtet werden (Ishizaki u. Mitarb. 1991).

Kacker u. Hinchcliffe (1970) beschrieben in 3 Patienten ein Tullio-Phänomen, bei denen einer eine Fraktur der Fußplatte hatte. Das von ihnen geprüfte Fistelzeichen war negativ. Kwee (1972) berichtete über einen Patienten mit positivem Hennebert-Zeichen und Tullio-Phänomen. Kwee fand (1976) ein Tullio-Phänomen auch in 76 von 300 kongenital ertaubten Kindern.

Daß trotz der ähnlichen Pathoätiologie das Tullio-Phänomen und das Hennebert-Zeichen nicht öfter nebeneinander auftreten, erklärte Nadol (1977) mit einer möglicherweise individuell unterschiedlichen Bewegung der Stapesfußplatte.

Zur Prüfung des Tullio-Phämomens wird die Posturographie eingesetzt (Ishizaki u. Mitarb. 1991).

Zur Therapie besonders schwer betroffener Fälle wurde von Lange (1966) die Unterbrechung der Schalleitungskette angegeben, wir führen in diesen Fällen eine Gentamycin-Ausschaltung durch.

▦ Aufzeichnungs- und Auswertungsmethoden

Zur Technik, Durchführung und Wertung der verschiedenen Vestibularisprüfungen sei an dieser Stelle auf die Ausführungen von Scherer (1984) und Stoll u. Mitarb. (1992) verwiesen.

Vertigogramm

Zur Feststellung der Anfallshäufigkeit und -zeitdauer ist es sinnvoll, dem Patienten eine Buchführung aufzuerlegen. Da der Patient den Arzt zumeist im anfallsfreien Stadium aufsucht, ist es für ihn häufig schwierig, den Krankheitsverlauf ohne Übertreibung darzustellen.

Auswertung unter der Frenzel-Brille

Bei Untersuchungen unter der Frenzel-Brille kann man entweder die Gesamtschlagzahl oder die Auszählung der Schlagzahl in einem bestimmten Zeitfenster durchführen.

Bei der orientierenden thermischen Erregbarkeitsprüfung wäre dies z. B. 30 Sek. spülen, 30 Sek. warten, 30 Sek. auszählen.

Elektronystagmographie

Die elektronystagmographische Aufzeichnung und computergestützte Nystagmusauswertung werden heutzutage allerdings vielfach anstelle der klassischen Untersuchungen unter der Frenzel-Brille durchgeführt. Die maximale Geschwindigkeit der langsamen Phase gilt als Parameter mit dem höchsten Aussagewert für die vestibuläre Reaktion.

Eine Kanalparese – die Untererregbarkeit der vom Morbus Menière betroffenen Seite – gilt als Kennzeichen und wird bei 50 bis 70 % der Fälle angetroffen (Hallpike 1943, Cawthorne u. Hewlett 1954, Stahle u. Bergman 1967). Die Gründe hierfür sind noch nicht bekannt. Eine fortschreitenden Degeneration der vestibulären Sinneszellen und ihrer Neurone konnte bisher nicht nachgewiesen werden (Hallpike u. Cairns 1938, Altmann u. Fowler 1943).

Bei der Auswertung der ENG-Aufzeichnungen ist zu beachten, daß bei bis zu 50 % von Normalpersonen ein horizontaler Spontannystagmus ohne Krankheitswert festgestellt werden kann (Mulch u. Trincker 1975). Auch Moser (1985) fand bei gesunden Personen einen Spontannystagmus – allerdings nur in 20 % (Tab. **12**).

Tabelle **12**   Typische Befunde bei Morbus Menière (nach Pfaltz u. Matéfi 1981)

Objektive Vestibularisbefunde

Spontannystagmus in das betroffene Ohr während des Anfalls

Gegen Ende oder unmittelbar nach dem Anfall Spontannystagmus in das Gegenohr

Während der anfallsfreien Intervalle weder Spontan- noch Provokations-nystagmus bei zentraler Kompensation

Kalorische Reizantwort bis zu 75 % reduziert auf der kranken Seite, selten vollständig ausgefallen

Normale Optokinetik

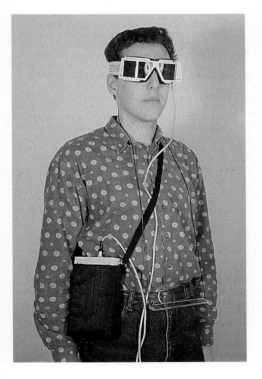

Abb. **13**   Foto des Nystagman (Fa. Madaus) im Einsatz

Langzeitaufzeichnung

Langzeitaufzeichnungen wurden in Japan von Nishikawa u. Nishikawa (1986) durchgeführt. Sie benutzten ein tragbares 2-Kanal-ENG Aufzeichnungsgerät (ICR Holter ECG 7200) und konnten hiermit Nystagmen während eines akuten Anfalls aufzeichnen.

Im Zweifel, ob die Anfälle tatsächlich in der geschilderten Häufigkeit oder Intensität auftreten, hat sich der „Nystagman" der Fa. Madaus bewährt. Mit Hilfe dieses einfach zu bedienenden Gerätes gelingt es auch einen Anfall aufzuzeichnen, wenn der sich weit weg von der Praxis des Arztes abspielt. Die nachträgliche Auswertung liefert wertvolle Aussagen zum Schwindelgeschehen (Abb. **13**).

Fluktuation der vestibulären Erregbarkeit

Analog zum fluktuierenden Gehör ist eine anfallsabhängige Fluktuation der Gleichgewichtsfunktion denkbar.

Nach Angelborg u. Mitarb. (1971) weist die Fluktuation der vestibulären Erregbarkeit keine Parallelität zur Fluktuation desselben Patienten auf. Rudert u. Reker (1976) fanden in 16 Patienten keine signifikante Korrelation, nur bei Berücksichtigung der Kaltstarkreize von 26° C und 17° C ergab sich eine Beziehung.

Vestibuläres Rekruitment

Es war schon früh von wissenschaftlichem Interesse, ob sich analog zum kochleären Rekruitment auch ein vestibuläres Rekruitment nachweisen ließe.

Unter einem positiven vestibulären Rekruitment versteht man die überproportionale Steigerung der Reizantwort auf einen stärker werdenden Stimulus.

In Drehprüfungen wurde von van Egmont u. Mitarb. (1949) ein vestibuläres Rekruitment beobachtet.

1953 äußerte sich Azzi u. Mitarb. zu dieser Frage mit der Feststellung eines eindeutigen vestibulären Rekruitments im Falle von Menière-Patienten oder bei Patienten mit einem Schädel-Hirn-Trauma.

Spätere Forschungen über ein vestibuläres Rekruitment zeigten aber andere Ergebnisse. Reker u. Mitarb. (1975) konnten in der kalorischen Prüfung ein vestibuläres Rekruitment nicht feststellen. Auch mit Drehstuhlprüfungen gelang dies in Menière-Patienten nicht (Furman u. Mitarb. 1990).

Korrelation Hörverlust und Gleichgewichtsfunktion

In 343 Patienten konnte von Enander u. Stahle (1969) eine Korrelation zwischen dem Hörverlust im Tonschwellenaudiogramm und kalorischer Untererregbarkeit festgestellt werden.

Von Rudert u. Reker (1975) wurde eine deutliche Beziehung zwischen dem Hörverlust und einer vestibulären Untererregbarkeit gefunden, wenn die Werte der Kaltreizung mit 26° C Wasser zugrunde gelegt wurden. Auch Bouche u. Mitarb. (1977) fanden eine solche Korrelation bei Hörverlustwerten bis 60 dB.

Belastungstests

Den Belastungstests ist in der Literatur ein fast unübersehbare Fülle von Veröffentlichungen gewidmet, so daß zu jedem der aufgeführten Testverfahren mehrere Varianten zählen. Dem Wesen nach beruhen alle Testverfahren auf einem noch fluktuierenden Hörvermögen unter der Annahme des Vorliegens eines reversiblen endolymphatischen Hydrops.

Glycerintest

Ausgehend von der Hydropstheorie und in Anlehnung an die Beobachtung von Virno u. Mitarb. (1963), daß Glycerin den intraokulären Druck eines Glaukoms vorübergehend mindern kann, entwickelten Klockhoff u. Lindblom (1966) einen einfachen klinischen Test, der sich auf den osmotischen Effekt des Glycerins gründet. An 6 von nur 10 (!) Patienten wiesen sie eine Hörschwellenanhebung bei noch fluktuierendem Innenohr nach.

Glycerin ist ein atoxischer dreiwertiger Alkohol und wird rasch enteral resorbiert. Eine Anhebung der Plasmaosmolalität von mindestens 10 mOsmol/kg KG wird als notwendig angenommen, damit ein Effekt in der Endolymphe wirksam wird (Morrison u. Mitarb. 1980).

Testablauf

Üblicherweise werden 1,2 ml Glycerin / kg KG auf nüchternen Magen verabreicht (Snyder 1971, Klockhoff 1976). Während des Tests besteht strikte Nahrungskarenz. Das Glycerin sollte gut gekühlt und mit einem Spritzer Zitrone oder Pampelmusensaft als Geschmackskorrigens verabreicht werden, damit der Trunk auch vom Patienten akzeptiert wird.

Charakteristischerweise tritt nur im unteren Frequenzbereich (bis 2000 Hz) eine Anhebung der Tonschwelle auf. Das Maximum liegt bei ca. 2 1/2 – 3 Std. nach Glycerineinnahme. In allen Fällen sinkt die Hörkurve innerhalb von 2–3 Std. wieder auf das Ausgangsniveau ab. Hierüber sind die Literaturmitteilungen sehr einheitlich (Baschek 1970). Ein vorhandener Tinnitus kann unter der Behandlung auch zunehmen.

60 Minuten nach Glycerineinnahme veränderte sich auch die erhöhte Amplitude des Summenaktionspotentials (Gibbin u. Mitarb. 1980).

Unerwünschte Wirkungen

Als Nebenwirkungen sind Kopfdruck (75 %), Übelkeit (40 %), Erbrechen (2 %), Magenschmerzen und eine möglicherweise leicht beschleunigte enterale Passage neben verstärkter Diurese und Durst gesehen worden. Die Beschwerden sind aber nur vorübergehend und klingen schnell ab (Sauer u. Mitarb. 1980, Snyder 1982). Diabetes mellitus, Dehydratation, Herz-, Nieren- oder Lebererkrankungen können eine Kontraindikation darstellen (Sauer u. Mitarb. 1980).

Modifikationen

Futaki u. Mitarb. (1977) wandelten den Test bei den magenempfindlichen Japanern ab und gaben nur 0,9 ml Glycerin / kg KG. Thomsen u. Vesterhauge (1979) und Baschek (1978) hingegen setzten 1,5 ml Glycerin / kg KG ein.

Eine weitere Variante stellt die intravenöse Verabreichung dar, wie sie von Aso u. Mitarb. (1993) vorgeschlagen wurde. 200 ml einer 10 %igen Glycerinlösung in Kochsalzlösung und 5 % Fructose werden über 2 Stunden infundiert. Mit dieser Methode sollen die Nebenwirkungen reduziert werden.

Um eine noch eindeutigere Aussage zu erreichen, ist auch eine vorgeschaltete 5tägige Salzbelastung mit 4mal tgl. 1 g NaCl empfohlen worden (Sauer u. Mitarb. 1980, Claes u. van de Heyning 1997).

Auswertung

Der Test gilt als positiv, wenn in mindestens 3 benachbarten Frequenzen das Hörvermögen um mindestens 5 dB ansteigt (Klockhoff 1976).

Diese Originalkriterien von Klockhoff u. Lindblom sind variiert worden. So wurde ein Höranstieg ist von 15 dB als PTA (pure tone average) zwischen 250 Hz und 4000 Hz (Snyder 1974) oder zwischen 500 Hz und 2000 Hz (Karjalainen u. Mitarb. 1984) als positiv angesetzt.

Ergebnisse

Mit dem Glycerintest wird nicht das Vorliegen eines Morbus Menière, sondern das Vorhandensein eines endolymphatischen Hydrops zum Zeitpunkt der Untersuchung nachgewiesen.

Auch beim Vorliegen eines Morbus Menière können daher falsch negative Ergebnisse möglich sein: Unmittelbar nach einem Anfall kann der Glycerintest negativ ausfallen, während er im symptomfreien Intervall positive Ergebnisse aufweist (Morgenstern u. Mitarb. 1985). Die Teststärke wird mit annähernd 70 % angegeben (Snyder 1982).

In den Fällen, in denen der Glycerintest keine positiven Resultate zeigt, obwohl ein endolymphatischer Hydrops vorhanden ist, könnte die Überdehnung der Reißner-Membran die Ursache sein (Tonndorf 1975). Ein negatives Ergebnis schließt in diesem Fall einen Morbus Menière nicht aus (Klockhoff 1976).

Das Alter des Patienten und die Dauer der Erkrankung beeinflussen das Ergebnis des Glycerintests negativ (Snyder 1974, Karjalainen 1984).

Falsch positive Ergebnisse waren unter 140 untersuchten Patienten nicht festzustellen (Morgenstern u. Mitarb. 1985); Snyder (1982) fand unter 225 Patienten 5 falsch positive Ergebnisse.

Auch eine reversible Hörverschlechterung um 20–40 dB bei einem Patienten wurde mitgeteilt (Mattox u. Gode 1978). In Nachuntersuchungen wurde dieser „Rebound-Effekt" in fast 50 % der positiven ansprechenden Patienten nachgewiesen (Matsubara u. Mitarb. 1985).

In einer kleinen Gruppe von 13 Patienten zeigte sich neben der Hörschwellenanhebung auch eine Verbesserung der Abweichung in der Kraniokorpographie (CCG) (Bartual u. Magro 1987).

In einer Untersuchung an 238 Glycerintests hinsichtlich ihrer prognostischen Aussagekraft, ob eine Sakkusoperation Besserung bei positivem Befund bringen würde, erwies sich der Test als ungeeignet (Sauer u. Mitarb. 1980).

Eine kritische Wertung des Glycerintest unternahmen Thompsen u. Vesterhauge (1979). Sie gaben 15 Morbus-Menière-Patienten Glycerin mit jeweils verschiedenem Geschmackskorrigens und suggerierten einmal, daß eine Hörverbesserung, und das andere Mal, daß eine Hörverschlechterung erwartet würde. Je nach Suggestion reagierten die Patienten wie erwartet bis auf wenige Ausnahmen. Thomsen u. Vesterhauge betonten den hohen psychologischen Moment, der beim Einnehmen dieser ungewöhnlichen Flüssigkeit entstände.

◼ Furosemidtest

Bereits 1975 veröffentlichten Futaki u. Mitarb. den „Furosemid-Test" zum Nachweis eines endolymphatischen Hydrops. Nach Gabe von Furosemid zeigte sich in 31 von 93 geprüften Patienten eine Anhebung der Hörschwelle um mindestens 5 dB, in 35 Fällen ein Verschwinden des Tinnitus und in 74 Fällen ein Ansteigen der schnellen Phase in der kalorischen Prüfung. In einem Vergleich zwischen Glycerintest und

Furosemidtest wurden nur partiell übereinstimmende Ergebnisse erreicht, daß die Autoren mit den unterschiedlichen diuretischen Mechanismen erklärten (Futaki u. Mitarb. 1977).

Testablauf

20 mg Furosemid werden i. v. injiziert; vorher und 1 Stunde nach Verabreichung wird die Hörschwelle gemessen (Futaki u. Mitarb. 1975).

Auswertung

In der Originalarbeit von Futaki u. Mitarb. (1975) wurde bei 35 von 93 getesteten Patienten ein Rückgang des Ohrgeräusches und in 31 Fällen eine Hörverbesserung von über 5 dB (sic!) festgestellt. Zusammenfassend kommen die Autoren zu dem Schluß, daß der Furosemidtest in 80 % der Menière-Kranken ein positives Resultat zeigte. Darunter waren auch Patienten mit einem „Burned-out"– Zustand.

▪ Harnstofftest

Testablauf

Der Harnstofftest wurde von Andersen u. Mitarb. (1973) und Angelborg u. Mitarb. (1977) in Anlehnung an den Test von Klockhoff u. Lindblom in Schweden eingeführt, ist aber über den experimentellen Charakter nicht hinaus gekommen.

Harnstoff penetriert in die Perilymphe doppelt so schnell wie Glycerin (Johnstone u. Robertson 1981). Daher wurde vermutet, daß die Absorption von Wasser durch die Reißner-Membran größer im Harnstofftest als im Glycerintest ist (Imoto u. Stahle 1983). Yazawa und Shea (1985) glaubten anhand ihrer Tierversuche herausgefunden zu haben, daß sich mit Harnstoff die Funktion des Ductus endolymphaticus überprüfen ließe. Ein negativer Test würde dann bedeuten, daß die Funktion des Ductus zu sehr geschädigt sei, als daß noch eine Flüssigkeitsreabsorption erfolgen könnte.

Modifikationen

20 g Harnstoff wurden oral 16 Patienten mit Morbus Menière gegeben. In 10 Patienten stellte sich eine Hörverbesserung nach den gleichen Kriterien wie im Glycerintest ein (Angelborg u. Mitarb. 1977).

Prostaglandintest

Arenberg u. Goodfriend (1980) beschäftigten sich mit dem Phänomen, daß sich die durch Furosemid erreichte Hörschwellenanhebung bei Menière-Patienten durch die vorherige Gabe eines Prostaglandinsynthese-Hemmers wie Indometacin hemmen ließ. Sie erklärten diese Beobachtung durch eine mögliche Interaktion der Schleifendiuretika und des nichtsteroidalen Schmerzmittels über die Prostaglandinsynthese oder einen Eingriff in das Renin-Angiotensin-System. Tatsächlich läßt sich in der Niere in einem ähnlichen Versuchsansatz die durch Furosemid ausgelöste Diurese hemmen. Die Kochlea besitzt eine hohe Prostaglandinsyntheserate, die durch die Gabe von hohen Dosen Schleifendiuretika angeregt und durch die Gabe von Acetylsalicylsäure gehemmt werden kann (Matthias 1983, Matthias 1984). Nach diesen Versuchen lag der Gedanke nahe, daß Prostaglandine bei systemischer Gabe auch die Hörschwelle bei Menière-Patienten anheben könnten – ähnlich wie in der Niere, in der sie die Diurese moderieren und bei alleiniger Gabe diuretisch wirksam sind.

Testablauf

Gefriergetrocknetes Prostaglandin-E_2-Derivat Sulproston (Nalador-500, Schering, Berlin) wird in isotonischer Kochsalzlösung aufgelöst und sofort verwendet. Mit einer Präzisions-Insulinpumpe wird Sulproston mit 120 ng/kg KG/min i.v. über 1 Stunde appliziert. Vorher und nachher werden Tonschwellenaudiogramme angefertigt.

Auswertung

8 von 10 Ohren mit noch fluktuierendem Hörvermögen zeigten eine Hörverbesserung, die jedoch nicht bleibend war. In den Patienten, in denen der Prostaglandintest positiv war, wurde auch der Furosemidtest positiv (Abb. **14a** u. **b**). Im Vergleich zum Glyzerintest ergaben sich jedoch Abweichungen bei 2 Patienten, so daß die Vermutung geäußert wurde, daß es sich bei der Hörschwellenanhebung um das Resultat zweier verschiedener Mechanismen handeln dürfte.

Auch der Prostaglandintest hat sich in der klinischen Routine nicht durchsetzen können und besitzt daher nur experimentellen Charakter.

Tinnitusdiagnostik

Obwohl der Tinnitus zur Triade der Symptome beim Morbus Menière gehört, wird erstaunlicherweise nur in wenigen Studien darauf eingegangen. Ein Grund hierfür ist sicherlich die schwierige Definition und

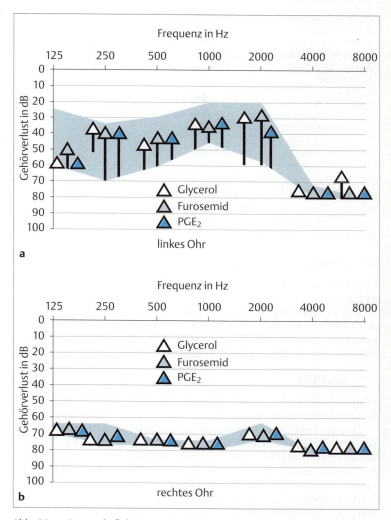

Abb. 14 a Bei noch fluktuierendem Hörvermögen (grau schraffierte Fläche) geben Glycerol, Furosemid und Prostaglandin eine deutliche Hörerholung (Pfeile)
b Bei nicht mehr fluktuierendem Hörvermögen („ausgebrannter Morbus Menière") sind alle drei Testverfahren negativ (keine Hörschwellenanhebung)

Tabelle **13**   Kernpunkte der Anamneseerhebung bei Patienten mit Tinnitus (mit oder ohne gesichertem Morbus Menière)

1. Beschreibung durch den Patienten
2. Subjektive Lautheit und Beeinträchtigung
3. Tonhöhe
4. Dauer
5. Art des Auftretens, z.B. kontinuierlich, fluktuierend
6. Lokalisation links/rechtes Ohr, diffus im Kopf
7. Einschluß von Umgebungsgeräuschen

Charakterisierung des Ohrgeräusches. Dennoch gehört es zur Diagnostik unabdingbar dazu. Beim Morbus Menière ist die zeitliche Entwicklung des Ohrgeräusches von besonderer Wichtigkeit, daher gehört eine genaue Dokumentation des Ohrgeräusches zur Krankengeschichte (Tab. **13**).

Frequenz

Es ist meistens für den Patienten schwierig, das Ohrgeräusch zu beschreiben.

In einer Untersuchung an 518 Tinnitusfällen fanden Vernon u. Mitarb. (1980) in den überwiegenden Fällen beim Morbus Menière einen tonalen Tinnitus bei lang andauernder Krankheit. Im Frühstadium dagegen war ein geräuschartiger Tinnitus häufiger.

Lautheit

Während des Frequenzverdeckungstest werden auch die Informationen zur Lautheit des Tinnitus gewonnen.

Fowler (1942) war der erste, der die Messung der Lautheit des Tinnitus betonte. Er fand, daß die Lautheit des Tinnitus zumeist nur wenige Dezibel über der Hörschwelle von den betroffenen Patienten angegeben wurde. Er schloß daraus, daß die Betroffenheit nicht so groß sein könnte. Aus diesem Grunde wurde lange (fälschlicherweise) angenommen, daß die Lautstärke der Verdeckbarkeit das Hauptcharakteristikum der Beschwerdeintensität sei.

Bei einem durch Lärm hervorgerufenen Tinnitus müssen um so größere Lautstärken zur Maskierung angesetzt werden, je weiter der benutzte Maskierungston in seiner Frequenz vom angegebenen Tinnitus entfernt liegt. Bei dem durch Morbus Menière bedingten Tinnitus ist der Verdeckungslevel in jeder Frequenz gleich (Vernon u. Mitarb. 1980).

Verdeckbarkeit

Wenn eine Verdeckbarkeit durch Umweltgeräusche nicht gegeben ist, dann wird der Tinnitus permanent empfunden. Daher ist die Messung der Verdeckbarkeit (Maskierung) wichtig zur Beurteilung, ob ein Tinnitusmasker Hilfe bringen könnte.

Leider aber haben viele Patienten in der Nähe ihrer Tinnitusfrequenz auch den größten Hörverlust, so daß eine Verdeckung durch Geräusche in diesem Frequenzbereich nicht einfach gelingt.

Residualinhibition

Die vierte Charakteristik des Ohrgeräusches wird durch die Residualinhibition gegeben. Diese wurde bereits 1903 von Spaulding entdeckt.

Nach der Bestimmung der Frequenz und der Lautstärke wird der Tinnitus über 60 Sekunden mit einem Maskierungston von +10 dB über der minimalen Maskierungsschwelle verdeckt. Nach Beendigung der Maskierung wird die Zeit gemessen, die vergeht, bis der Tinnitus in seiner alten Qualität wieder vorhanden ist.

Endolymphdiagnostik

Die diagnostische Entnahme von Endolymphe durch Stapespunktion ist durchgeführt worden (Silverstein u. Griffin 1970, Silverstein 1973). Wegen der großen methodischen Schwierigkeiten, der möglichen Kontamination durch Perilymphe und der hohen Gefährdung des Innenohres kann diese Punktion nicht empfohlen werden. Eine klinische Konsequenz ergibt sich darüber hinaus aus den erhaltenen Befunden nicht.

Sonographie der Halsgefäße

Die Doppler-Sonographie der großen Halsgefäße erfolgt mit der Fragestellung, ob hier entsprechende Gefäßveränderungen vorliegen. Bisher konnten jedoch auch mit Hilfe der farbkodierten Doppler-Sonographie keine signifikanten pathologischen Veränderungen im Bereich der Halsgefäße festgestellt werden (Jolk u. Mitarb. 1989, Schweizer u. Mitarb. 1995). Eine routinemäßige Kontrolle der Halsgefäße muß daher nicht erfolgen.

Bildgebende Verfahren

Schon von Stenvers (1928) wurden radiologisch erfaßbare Besonderheiten der Menière-Patienten beschrieben. Er sah einen erweiterten Porus und Meatus acusticus ohne Arrosion der Felsenbeinspitze. Aber

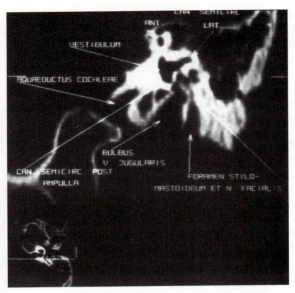

Abb. **15**   Die Rekonstruktion des Felsenbeins kann diagnostische Zusatzinformationen liefern

auch die konventionelle Tomographie wurde zur Untersuchung herangezogen (Sackett u. Mitarb. 1980).

Die konventionellen Röntgentechniken sind in Hinsicht auf die Diagnostik des Morbus Menière durch das Computertomogramm und die Magnetresonanztomographie abgelöst worden, so daß hier nicht ausführlich darauf eingegangen werden soll.

Computertomogramm

3 radiologisch erfaßbare Anormalitäten sind beim Morbus Menière beschrieben worden (Nidecker u. Mitarb. 1985):
1. Eine gehäufte Nichtdarstellbarkeit des Aquaeductus vestibuli in 23–65 % der Menière-Patienten (Valvassori u. Dobben 1984).
   Als diagnostischer oder prognostischer Parameter früher hervorgehoben (Austin 1980, 1981), ist diese Befundung zunehmend in den Hintergrund gerückt, da auch mit genauer werdender Technik durch hochauflösende Computertomogramme (HR-CT) sich mehr „nicht darstellende" Aquaeductus vestibuli auch bei Normalpersonen ra-

diologisch definieren ließen und die Signifikanz der Veränderungen sich damit als unspezifisch herausstellte (Kraus u. Dubois 1979, Zonneveld u. Mitarb. 1984). Tatsächlich zeigen die Studien untereinander große Abweichungen (Tab. **14**).

Tabelle **14**

Autor	Jahr	„Filiform"	Nicht darstellbar
Brunner u. Pedersen	1974	43 %	41 %
Stahle u. Wilbrand	1974	–	41 %
Rumbaugh u. Mitarb.	1974	–	37 %
Oigaard u. Mitarb.	1975	9 %	47 %
Arenberg u. Mitarb.	1977	–	41 %
Valvassori u. Clemis	1978	–	31 %
Kraus u. Dubois	1979	14 %	28 %
Austin	1980	23 %	65 %
Sackett u. Mitarb.	1980	24 %	36 %
Dauphin u. Mitarb.	1981	–	53 %
Hall u. Mitarb.	1983	36 %	23 %
DeGroot u. Huizing	1986	38 %	36 %

2. Eine verringerte periaquäduktale Pneumatisation (Øigaard u. Mitarb. 1976, Stahle u. Wilbrand 1974, Wilbrand 1976).
3. Eine Hypoplasie der perilabyrinthären Abschnittes des Felsenbeins.

Stahle u. Wilbrand (1974) teilten nach ihren radiologischen Befunden des Aquaeductus vestibuli in 3 Typen ein:
Typ I: Großzellige periaquäduktale Pneumatisation.
Typ II: Kleinzellige periaquäduktale Pneumatisation.
Typ III: Keine periaquäduktale Pneumatisation.

Tabelle **15** (nach Morrison 1986)

Periaquäduktale Pneumatisation	Kontrolle (%) n = 42	Morbus Menière „Normales" Ohr n = 101	Morbus Menière Betroffenes Ohr n = 177
Typ I	21 %	6 %	9 %
Typ II	36 %	15 %	13 %
Typ III	43 %	79 %	78 %

Nach der Aufstellung (Tab. **15**). nach Morrison (1986) lassen sich zwei Kernaussagen ableiten:

1. Es gibt einen signifikanten Unterschied in der anatomischen Entwicklung des Felsenbeins bei Menière-Patienten und nicht von dieser Krankheit betroffenen Patienten.
2. In 4 von 5 Menière-Patienten finden sich die gleichen Veränderungen auch auf dem zunächst nicht betroffenen Ohr.

Die radiologische Diagnostik kann die Epiphänomene beschreiben, eine bildgebende Stützung oder Widerlegung der klinischen Diagnose eines Morbus Menière gelingt mit Hilfe des Computertomogramms jedoch nicht (Leuwer u. Mitarb. 1992). Ihren Stellenwert hat die moderne Diagnostik daher nur in der Differentialdiagnostik zu raumfordernden Prozessen, Anomalien und in der präoperativen Planung z.B. vor einer Sakkulotomie (Leuwer u. Mitarb. 1994).

Magnetresonanztomographie

Die Früherfassung kleinster Akustikusneurinome ist sicherer mittels der Protonen-Kernspintomographie (NMR, MRI), vor allem, wenn sie mit Gadolinium-DTPA durchgeführt wird (Mees u. Vogl 1986, Schrader u. Mitarb. 1987, Langnickel u. Held 1992). Der fehlende Nachweis einer signalintensiven Zone in einem hochauflösenden (HR) Gadolinium-DTPA-Kernspintomogramm bedeutet größte Sicherheit, daß ein Akustikusneurinom nicht vorliegt (Curtin u. Hirsch 1992).

Bei begründetem Verdacht ist es daher nicht nur aus Kostengründen angezeigt, gleich ein Magnetresonanztomogramm anzufertigen, ohne den Umweg über die anderen Röntgenaufnahmen zu gehen. Die Sensitivität der Kernspintomographie bei Weichteilprozessen ist unbestritten und hat auch die Luftzisternographie fast vollständig abgelöst (Hashimoto u. Mitarb. 1991, Langnickel u. Held 1991). Die Magnetresonanztomographie vermag auch zentrale Prozesse wie Entmarkungsherde bei der Multiplen Sklerose darzustellen, die im CT ebenfalls nicht zur Geltung kommen.

Auch die aberrierende Gefäßschlinge der A. cerebellaris anterior inferior (AICA) im inneren Gehörgang wird als mögliche Ursache für eine Schwindelerscheinung diskutiert (Kanzaki u. Koyama 1986, Kanzaki u. Ogawa 1988). Mit der Magnetresonanztomographie (MRI) gelingt es in 90% der Fälle, eine solche Gefäßschleife darzustellen (Stenglein u. Cidlinski 1992).

Im Felsenbein besteht eine hoher Signalunterschiedsschwelle zwischen dem Knochen und der Perilymphe des Labyrinths (Mark u. Mitarb. 1992).

Mit Hilfe der hochauflösenden MR-Bildgebung (HR-MRI) kann der Saccus endolymphaticus und der Ductus endolymphaticus dargestellt werden (Suzuki u. Mitarb. 1992, Tanioka u. Mitarb. 1992). In einer Serie von 12 Menière-Patienten ließ sich im HR-MRI sowohl der Saccus endolymphaticus als auch der Ductus schlechter darstellen als in einem Kollektiv von 20 gesunden Freiwilligen (Tanioka u. Mitarb. 1992). Auch bei diesen Befunden ist die klinische Signifikanz noch nicht bewiesen.

Laborbefunde

Typische Laborbefunde für den Morbus Menière existieren nicht. Wegen der möglichen immunologisch bedingten Pathogenese sind verschiedentlich Untersuchungen auf Immunparameter durchgeführt worden.

Die angewandten Tests können unterteilt werden in antikörperspezifische und antikörperunspezifische Untersuchungen. Antikörperunspezifische Untersuchungen sind die Bestimmung der Erythrozytensedimentation, die Bestimmung von Rheumafaktoren, antinukleären Antikörpern (ANA), zirkulierenden Immunkomplexen (IgG, IgM, IgA) oder Komplementspiegel (CH50, C3, C4, C1q). Da manche dieser Parameter bei Immunerkrankungen verändert sind, können sie für ein Screening sinnvoll sein.

Ein Test zur Erkennung der Immunregulation stellt der T-Lymphozyten-Populationsquotient zwischen T(hymus)-Helfer-(CD4) und T(hymus)-Suppressor-(CD8)-Lymphozyten dar. In 57 % der Fälle mit Morbus Menière fanden Bumm u. Mitarb. 1991 diesen Quotienten erhöht und deuteten diesen Befund als Hinweis auf eine mögliche Autoimmunerkrankung. Der Quotient unterliegt krankheitsbedingten Schwankungen.

Ein weiterer Test auf die Qualität des Immunsystems stellt die HLA-DR-Antigen-Bestimmung dar, da die HLA-Gene (HLA = human leucocyte antigen) die Immunantwort determinieren. Xenellis u. Mitarb. (1986) bestimmten bei 41 getesteten Morbus-Menière-Patienten ein erhöhtes HLA-CW7-Antigen und werteten dies als Hinweis auf eine Autoimmunkrankheit. Bumm u. Mitarb. 1986 stellten ein erhöhtes Risiko anhand des HLA-DR4 fest (20 Patienten); ein niedrigeres Risiko bei Abwesenheit von HLA-DR2 und Cw4 (Koyama u. Mitarb. 1993).

Zirkulierende Immunkomplexe wurden in einer Studie (Brookes 1986) in 36 von 66, in einer anderen Studie (Dereberry u. Mitarb. 1991) in 29 von 30 untersuchten Menière-Patienten festgestellt. Immunkomplexe können sich an der Endothelschicht von kleineren Gefäßen und Kapillaren festsetzen oder an Rezeptoren binden und Mikrozirkulationsstörungen auslösen.

Konsiliaruntersuchungen

Ophthalmologie

Von Naito u. Mitarb. (1959) wurde bei Menière-Kranken Verengungen der Bindehautgefäße festgestellt, die mit Stauungen und Gefäßveränderungen einhergingen. Spätere systematische Untersuchungen des Augenhintergrundes, der Konjunktiven oder der Haut haben keine Befunde erbracht, die einen Rückschluß auf den Gefäßzustand oder die Durchblutung im Innenohr erlaubt hätten (Lehnhardt 1958, 1984).

Die Messung mit einem binokularen Infrarot-Pupillographen zur Feststellung einer autonomen Dysfunktion hat keine Verbreitung gefunden (Uemura u. Mitarb. 1985).

Kürzlich wurde über die Möglichkeit der Videofluoreszenz-Angiographie des Augenhintergrundes berichtet. Diese Untersuchungen wurden mit der Frage nach einer generalisierten Mikroangiopathie unternommen. Das Prinzip der Methode beruht auf der kontinuierlichen Registrierung von intravenös appliziertem Fluorescein, das in der retinalen Arteriole und Venole erscheint. Bei 17 Patienten mit akutem Hörverlust ergab sich kein Unterschied zu einer Kontrollgruppe (Korves u. Mitarb. 1992).

Eine Untersuchung zum Ausschluß einer interstitiellen Keratitis kann bei einer Syphilis-Infektion differentialdiagnostisch wichtig sein, bei der Hörminderung, Tinnitus und Schwindelanfälle beschrieben sind (Black u. Mitarb. 1982).

Neurologie

Im Rahmen der Menière-Diagnostik ist vereinzelt eine routinemäßige Liquorpunktion vorgeschlagen worden (Baer u. Mitarb. 1984).

Auch hier war nur die Beobachtung einer Liquoreiweißerhöhung an einem sehr kleinem Kollektiv (n=24) ausschlaggebend (Elies u. Mitarb. 1981). Es ist jedoch mehr als fraglich, ob der Aufwand einer routinemäßig durchgeführten Liquordiagnostik den möglichen Nutzen aufwiegt und ob nicht eine serologische Diagnostik bei begründetem Verdacht ausreichend ist (Küppers u. Mitarb. 1993).

EEG-Veränderungen wurden bei 12 von 48 Menière-Patienten beschrieben (Barag u. Mitarb. 1966). Sie veränderten sich jedoch im Vergleich der Befunde vor- und nach Therapie nicht, und ihre Signifikanz wurde nicht nachgewiesen.

Neurochirurgie

Die Kleinhirnbrückenwinkel-Endoskopie als gemeinsamer Hals-Nasen-Ohren-ärztlicher und neurochirurgischer diagnostischer Eingriff hat sich in der klinischen Routine nicht durchsetzen können. Erstmals von Prott 1974 eingeführt und an verschiedenen Kliniken durchgeführt (Ehrenberger 1978, Handrock u. Oppel 1983), erlaubt dieser diagnostische Eingriff auch kleinere Eingriffe wie die Verlagerung einer Gefäßschlinge oder Biopsien. Komplikationen wie unvorhergesehene Blutungen und die Entwicklung verfeinerter bildgebender Verfahren haben die Kleinhirnbrückenwinkel-Endoskopie verkümmern lassen.

Orthopädie

In der Literatur wurden Hinweise dafür gefunden, daß zwischen unklaren Schwindelzuständen und Halswirbelsäulenerkrankungen ein Zusammenhang bestehen könnte. Insbesondere die basiläre Impression (Abb. **16**) wurde als Faktor beschrieben (Elies 1978, Elies u. Plester 1980, Elies 1984). In anderen Studien wurde ein möglicher Zusammenhang zwischen dem Morbus Menière und einer basilären Impression sehr vorsichtig geäußert (Kane u. Mitarb. 1982).

Wegen des fehlenden Nachweises eines Zusammenhanges (Decher 1969) zwischen dem Auftreten eines Morbus Menière und der vertebro-basilären Insuffizienz erscheinen routinemäßige orthopädische Konsiliaruntersuchungen beim Auftreten eines Morbus Menière nicht angezeigt.

Abb. **16** Die basiläre Impression ist einfach festzustellen

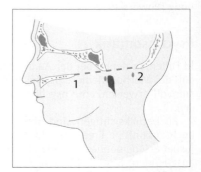

Innere Medizin

Direkte Zusammenhänge zwischen Gefäßrisikofaktoren und Morbus Menière konnten in größeren und kontrollierten Studien nicht bewiesen werden (Hesse u. Hesch 1986).

Dennoch sind nach einem labilen Bluthochdruck, einer noch nicht behandelten oder schlecht eingestellten Zuckerkrankheit oder einer Hypercholesterinämie zu suchen und diese einer Behandlung zuzuführen, wenn sich Hinweise dafür ergeben (Spencer 1975, 1981).

In einer Fallbeschreibung wurde ein Patient mit beidseitigem Morbus Menière angegeben, der seine Anfälle bei hypoglykämischen Zuständen hatte (Rudd u. Mitarb. 1993). In früheren Publikationen wurde ein Zusammenhang zwischen Hypoglykämie und Morbus Menière vermutet (Shea u. Kitabchi 1973, Weille 1968). Bei kritischer Lesung dieser Beschreibungen fällt jedoch auf, daß die Patienten kaum die klassische Symptomentrias aufwiesen.

Da die Angabe „Schwindel" sich immer wieder auf kreislaufbedingte Regulationsstörungen bezieht, hat sich für diese Fälle der einfach durchzuführende Schellong-Test bewährt, mit dem man orthostatische Störungen erfassen kann. Leitsymptom ist hier sicherlich die Angabe des „Schwarz-werdens-vor-den-Augen" bei Lageänderung aus der liegenden oder sitzenden Position. Diese Regulationsstörungen dauern aber nur wenige Minuten (Hansen 1988), während der Menière-Anfall mindestens 20 Minuten dauert.

Eine Schilddrüsenunterfunktion wurde von Pulec (1972) in 3 % der von ihm untersuchten 120 Patienten gefunden. Die Substitution von Schilddrüsenhormon besserte die Symptomatik der Menière-Erkrankung (Powers 1972, 1978).

Psychosomatik

In Fällen, in denen bei der Anamneseerhebung der Eindruck entsteht, daß der Morbus Menière psychisch überlagert ist, kann es sich als sehr sinnvoll erweisen, eine psychosomatische Untersuchung zu veranlassen.

Zu berücksichtigen sind aber nicht nur zurückliegende, sondern auch zukünftige Ereignisse. In Anbetracht von herannahenden, nicht lösbar erscheinenden Konfliktsituationen scheint es auch eine Art „vorauseilenden" Morbus Menière zu geben.

Fälle von psychischen Ausnahmesituation können sich auch in psychogenen Schwindelzuständen manifestieren. Umgekehrt kann es jedoch auch zur Ausprägung von psychischen Auffälligkeiten durch die unvorhersehbaren Anfälle kommen, die den Betroffenen in einen

Zustand der völligen Hilflosigkeit versetzen. Leider ist dieses Krankheitsbild in seiner Vollausprägung nicht durchgängig in der Bevölkerung bekannt, so daß Passanten einen mit akutem Morbus-Menière-Anfall Betroffenen oft für betrunken halten und sich dementsprechend verhalten.

Über die möglichen Zusammenhänge einer psychischen Auslösbarkeit wird weiter unten ausführlicher berichtet.

Differentialdiagnostik

Übersicht

Eine peripher bedingte Gleichgewichtsstörung wird klinisch immer dann manifest, wenn asymmetrische Informationen der beiden Gleichgewichtsorgane eine Körperbewegung vortäuschen, die widersprüchlich zu den visuellen und propriozeptiven Informationen ist. Diese Inkompatibilität zwischen den Informationen aller drei Gleichgewichtskontrollsysteme ist die pathophysiologische Grundlage aller Symptome bei Gleichgewichtsstörungen.

Aus diesem Grunde sind differentialdiagnostisch vom Morbus Menière Gleichgewichtsstörungen abzugrenzen, die ebenfalls mit einem solchen „Mismatch" der Informationen einhergehen.

In der Differentialdiagnostik berücksichtigt werden müssen zwei Krankheitszustände:

- Krankheiten, die dem Morbus Menière ähneln,
- Krankheiten, dem Morbus Menière gleichen, aber nicht idiopathisch auftreten.

Letztere werden in der Literatur auch oft als „sekundärer Morbus Menière" bezeichnet. Diese Bezeichnung ist unglücklich, da kennzeichnend für den Morbus Menière ist, daß er ohne erkennbare Ursache auftritt. In seiner idiopathischen Natur steht der Morbus Menière daher auf einer Stufe mit dem Hörsturz, für den bisher auch keine erkennbare Ursache angegeben werden kann. Auch der Ausdruck „menièriform" ist zu ungenau, als daß er mit den folgenden Krankheiten verbunden werden sollte.

Kochleovestibulärer Funktionsausfall

Neben Patienten mit reinen plötzlichen Hörstörungen (Hörsturz) und plötzlichen Vestibularisausfällen existiert noch eine Gruppe von Patienten mit kombinierten kochleovestibulären Funktionsstörungen im Sinne eines Ausfalls oder einer Funktionsminderung.

Bei kochleovestibulären Funktionsdefiziten bleibt es in 83 % der Fälle bei einem einmaligen Krankheitsereignis (Eichhorn u. Ross 1989), während es beim Morbus Menière in 78 % der Fälle zu einer Wiederholung der Beschwerden im Laufe des folgenden Jahres kommt (Pfaltz u. Matéfi 1981).

Auch verlaufen sowohl Hörerholung als auch Restitution des Gleichgewichtsorgans kontinuierlich über Tage bis Wochen.

Neuropathia vestibularis

Die Neuronitis vestibularis ist gekennzeichet durch eine akute, einseitige und vollständige vestibuläre Fehlfunktion.

Synonyme Bezeichnungen sind „Neuronitis vestibularis", „akute Labyrinthitis", „akuter epidemischer Schwindel", „Gleichgewichtsparalyse" oder „vestibuläre Neuronitis" (Dix u. Hallpike 1952).

Klinisch steht der plötzliche Beginn mit schwerem Drehschwindel, horizontalem Nystagmus, Übelkeit und Erbrechen im Vordergrund der Beschwerden.

Ruttin (1909) gab die Erstbeschreibung einer Neuronitis vestibularis, die er als plötzlichen einseitigen Verlust der Gleichgewichtsfunktion ohne Hörminderung definierte. Seitdem sind zahlreiche Berichte über die Neuronitis vestibularis erschienen. Aschan u. Stahle (1956) begrenzten in ihrer Definition die Neuronitis vestibularis auf einen einzelnen, schweren Schwindelanfall mit einer permanenten einseitigen vestibulären Unterfunktion. Adour u. Mitarb. beobachteten 1981 eine Hypästhesie des zweiten Halsnervs, des N. glossopharyngeus und des N. trigeminus während des Schwindelanfalls. Sie postulierten als Ursache eine virusbedingte kraniale Polyneuritis.

Die thermische Vestibularisprüfung zeigt eine einseitige Unter- oder Unerregbarkeit. Der Nystagmus geht zur Gegenseite.

Die Ursache wird in einer viralen Infektion des Gleichgewichtsnervs gesehen. Damit könnte die Neuropathia vestibularis ein idiopathisches Äquivalent zur Bell-Lähmung des N. facialis darstellen.

Histopathologische Untersuchungen von Felsenbein ergaben die Atrophie eines oder mehrerer Gleichgewichtsnervenstämme. Ein Gefäßverschlußleiden konnte bei diesen Untersuchungen nicht gefunden werden (Dix u. Hallpike 1952).

Eine andere Erklärung der Ursache wäre die Annahme einer plötzlichen Durchblutungsstörung, wie sie im Rahmen einer Thrombose, Embolie, eines Gefäßspasmus oder einer Hämorrhagie auftreten könnte („primäre Durchblutungsstörung"). Die Daten hierüber sind allerdings sehr rar, auch wenn dieses Krankheitsbild im klinischen Alltag häufiger vorkommt.

Typisch ist, daß die Patienten einen plötzlichen starken Schwindel verspüren, der häufig von vegetativen Begleitsymptomen wie Erbrechen und Übelkeit begleitet wird. Der spontane Nystagmus schlägt in Richtung auf das gesunde Ohr („Ausfallnystagmus"). Der Schwindel besteht mit einer geringen Verbesserungstendenz über mehrere Tage. Eine Unsicherheit mit Gleichgewichtsstörungen kann danach noch für Wochen oder Monate anhalten. Ein attackenförmiger Verlauf wird nicht beobachtet.

Coates (1989) hat die folgenden diagnostische Kriterien aufgestellt:
- Akute einseitige periphere Gleichgewichtsstörung ohne begleitenden Hörverlust.
- Nur eine einzige Episode eines lang anhaltenden Schwindels.
- Spontanes und vollständiges Verschwinden der Symptome innerhalb 6 Monaten.
- Auftreten bevorzugt im mittleren Lebensalter.
- Herabgesetzte (bis aufgehobene) elektronystagmographisch erfaßbare thermische Erregbarkeit im betroffenen Ohr.

Anttinen u. Mitarb. (1983) fanden, daß 36 % ihrer Patienten vorher eine virale Infektion hatten. Bei 15 von 37 Patienten fanden sie ein pathologisches EEG und bei 5 von 12 Patienten pathologische Hirnstammantworten in der ERA. Schuknecht u. Kitamura (1981) waren der Überzeugung, daß eine virale Krankheitsursache, wahrscheinlich ein Herpes zoster, vorläge.

Die Behandlung ist symptomatisch und besteht in Bettruhe und gleichgewichtsdämpfenden Medikamenten. Adour u. Mitarb. (1981) empfahlen Prednison mit einer Initialdosis von 40 mg, gefolgt von 2x 20 mg für 5 Tage.

Äußere Perilymphfistel

▦ Definition

Goodhill beschrieb 1971 die Rundfenstermembran-Ruptur als eine Ursache eines plötzlichen Hörverlustes. Er stellte die Behauptung auf, daß eine Druckerhöhung im Flüssigkeitsraum Ursache einer solchen Membranruptur sein könnte.

Die äußeren Perilymphfisteln, bei denen immer Perilymphe in die Mittelohrräume austritt, werden in der angloamerikanischen Literatur unter dem Namen „round window rupture" oder „round window membrane rupture" geführt, wenn sie die Membran des runden Fensters betreffen.

Membranrupturen im Bereich des runden Fensters (äußere Perilymphfisteln) wurden als Ursache für plötzliche Hörminderungen, aber auch Schwindelattacken angegeben (Simmons 1968, Schüssler u. Mitarb. 1982, Fiebach u. Plath 1983).

Eine perilymphatische Fistel kann ohne offensichtliche Ursache auftreten (Harker u. McCabe 1980). Die Symptome sind sehr variabel und können vestibulärer, kochleärer oder gemischter Art sein.

Ein Morbus Menière mit Ohrgeräusch, Ohrdruck, Diplakusis und Lärmempfindlichkeit kann durch eine Perilymphfistel imitiert werden (Arenberg u. Mitarb. 1974; Healy u. Mitarb. 1976). Ein positives Hennebert-Zeichen kann vorhanden sein.

Sie sind aber nach neueren Veröffentlichungen als spontane Rupturen sehr selten und treten hauptsächlich nach vorangegangenen Trauma auf (Hartwein u. Mitarb. 1988).

Pathophysiologie

Pathophysiologisch handelt es sich um eine Störung der Flüssigkeitsgleichgewichtes und des kochleären Binnendruckes.

Klinisch zu unterscheiden sind die translabyrinthären Fisteln, welche einen Durchfluß von Liquor cerebrospinalis durch den Perilymphraum in den Mittelohrraum ermöglichen, von den äußeren Perilymphfisteln, bei denen ausschließlich Perilymphe in die Mittelohrräume austritt, sowie die inneren Perilymphfisteln, bei denen durch Bruch der Reißner-Membran eine Durchmischung von Peri- und Endolymphe eintritt.

Die Fisteln im Bereich des runden und ovalen Fensters, der Fissula ante fenestram, aber auch direkt zwischen Innen- und Mittelohr können traumatischen Ursprungs sein.

Klinik

Eine Perilymphfistel kann sich durch einen episodisch auftretenden Drehschwindel oder durch eine Ataxie bemerkbar machen. Kochleäre Symptome können fehlen. In ihrer Intensität und ihrem Erscheinungsbild sind diese Symptome extrem variabel, so daß sich auch andere Krankheiten vermuten lassen. Der Hörverlust ist durch einen progressiven oder fluktuierenden Verlauf geprägt, Spontannystagmus und Lage- sowie Provokationsnystagmus können vorhanden sein (Lehrer u. Mitarb. 1980, Kanzaki 1986, Fukaya u. Nomura 1988).

Arenberg u. Mitarb. (1974) beschrieben den Fall eines 10jährigen Mädchens, das über Schwindelanfälle, fluktuierendes Hörvermögen und Ohrgeräusche klagte, die in 6wöchigen Abständen für jeweils 10 Minuten auftraten. Als die Anfälle sich verstärkten, wurde an das Vorliegen einer spontanen Perilymphfistel gedacht, die sich bei der chirurgischen Exploration in der Fußplatte darstellte.

Durch die variable Symptomatik bedingt, kann eine Abgrenzung zum Morbus Menière und zur Neuronitis vestibularis schwierig sein. Der Hörverlust ist meistens in den hohen Frequenzen (8000 Hz) am größten. Der Hörverlust kann auch sich langsam progressiv über mehrere Jahre hinziehen, wie es insbesondere bei den jüngeren Altersgruppen beobachtet wurde.

Diagnostik

Lehrer u. Mitarb. (1980) fanden den Glycerintest hilfreich zur Unterscheidung, ob eine posttraumatische Perilymphfistel oder ein Morbus Menière vorlag. Oft bestehen auch ein positives Fistelsymptom, ein Lagenystagmus und Schwindel. Die Therapie und Diagnose der traumatischen perilymphatischen Fistel besteht in der explorativen Tympanotomie und die Therapie im Verschluß mit Bindegewebe, Fett und Fibrinkleber.

Verlauf

Der Hörverlust ist durch einen progressiven oder fluktuierenden Verlauf geprägt und geht mit Schwindel einher (Kanzaki 1986, Fukaya u. Nomura 1988). Goodhill (1971) sah bei 15 von 21 Patienten Perilymphfisteln in den runden, ovalen oder in beiden Fenstern. Bei 2/3 der Patienten hatten vor der plötzlichen Hörminderung starke körperliche Anstrengungen wie Gewichtheben, Niesen oder Pressen stattgefunden. Die chirurgische Abdichtung des Lecks mit Fettgewebe war in 8 von 15 Fällen von einer leichten bis deutlichen Hörverbesserung gefolgt.

Solche Beschreibungen sind in der Literatur seltener geworden. Ein Großteil der mitgeteilten Perilymphfisteln kann auch auf Fehlbeobachtungen beruhen, da die Membran aufgrund ihrer anatomischen Lage nicht direkt einsehbar ist (Hartwein u. Rauchfuss 1988). Es gibt Otologen, die das Auftreten von Membranrupturen fast gänzlich in Zweifel ziehen (Feldmann 1981).

Im Tierexperiment ist es kaum möglich, in der Membran des runden Fensters eine Fistel auf Dauer zu erzeugen. Nach spätestens 12 Tagen ist die Fistel wieder spontan verschlossen (Lamm u. Mitarb. 1986, Oshiro u. Mitarb. 1989).

Therapie

Wenn eine Perilymphfistel während der explorativen Mittelohroperation gefunden wird, dann ist der Verschluß mit Bindegewebe die Therapie der Wahl. Ob nun in jedem Fall eines Morbus Menière eine Tympanotomie durchgeführt werden sollte oder ob die Spontanheilung abgewartet werden kann, ist weiterhin umstritten.

Benigner paroxysmaler Lagerungsschwindel

Definition

Der benigne paroxysmale Lagerungsschwindel stellt eine anfallsartige Labyrinthdysfunktion dar, die bei Einnahme einer bestimmten Kopfstellung provoziert werden kann. Er darf dabei nicht verwechselt werden mit dem orthostatischen Schwindel, der auftritt, wenn der Patient von einer liegenden in die sitzende Lage gebracht wird. Der Lagerungsschwindel kann andere Gleichgewichtsstörungen wie den endolymphatischen Hydrops oder einen Schwindel nach Stapedektomie begleiten.

Erstmalig beschrieben wurde das Syndrom 1897 von Adler. Bárány führte 1921 den dabei auftretenden Nystagmus auf eine Läsion der Statolithen zurück. Dix u. Hallpike (1952) beschrieben die Krankheit später als „Lagerungsschwindel benignen Typs". Sie fanden eine Degeneration der Macula utriculi und des Spiralganglions.

Schuknecht hat 1962, 1969 und 1973 histopathologische Felsenbeinbefunde von Patienten veröffentlicht, die zu Lebzeiten an einem Lagerungsschwindel gelitten hatten. Er fand in zwei Stellen Ablagerungen einer basophilen Substanz, die aus einer homogenen und kristallinen Masse bestand und im hinteren Bogengang gelegen waren. Schuknecht (1969) prägte den Begriff „Kupulolithiasis".

Seitdem wurden viele unterschiedliche Namen zur Beschreibung dieses Syndroms benutzt: „Lageschwindel" bzw. "postural vertigo" (DeWeeze 1952), „paroxysmaler Positionsvertigo" (Lindsay 1967), „benigner Lage- oder Lagerungsschwindel" (Harbart 1974), „Kupulolithiasis" (Schuknecht 1969) und „Kanalolithiasis" (Brandt u. Steddin 1992, 1993).

Zusammenfassend ist der paroxysmale Lagerungsschwindel gekennzeichnet durch:
1. eine kurze Latenzzeit von 5–10 Sek. zwischen Manöver und Auftreten des Nystagmus,
2. einen transitorischen Nystagmus von 15–30 Sek. Dauer,
3. einen horizontal-rotatorisch zum untenliegenden Ohr schlagenden Nystagmus über 15–30 Sek.,
4. eine Umkehr der Nystagmusrichtung bei Positionsänderung,
5. der Erschöpflichkeit durch Schwächerwerden oder völliges Verschwinden des Nystagmus bei Wiederholung des Manövers.

Pathophysiologie

Bárány beschrieb 1921 als erster den Positionsnystagmus und betonte, daß die Haltung des Kopfes im Raum und nicht eine Bewegung den Schwindel auslösen würde. Charakteristisch ist, daß der Nystagmus in das betroffene Ohr geht, wenn dieses nach unten gerichtet wird. Der kalorische Test kann normal ausfallen (Dix u. Hallpike 1952). Der benigne paroxysmale Lagerungsnystagmus kann nach traumatischen Ereignissen auftreten (Gordon 1954).

Dix u. Hallpike (1952) untersuchten 100 Patienten und fanden eine hohe Inzidenz von Ohrschäden (z.B. Lärmtrauma und/oder Otitis media). Die Anfälle traten während der Untersuchung vor allem beim unten liegenden erkrankten Ohr auf. Später stellte sich heraus, daß nach einer Ausschaltung der vestibulären Funktion dieses Ohres die Symptome nicht verschwanden. Daraus resultierte die Vermutung, daß beim paroxysmalen Lagerungsschwindel Konkremente (möglicherweise abgelöste Statolithen des Utrikulus) Bewegungen der Kupula des hinteren Bogenganges hervorgerufen würden. Schuknecht (1969) fand basophile Konkremente auf der Kupula des hinteren Bogenganges, und zwar nur auf der Seite, auf der der Patient bei Auslösung des Anfalls gelegen hatte. Schuknecht war der Meinung, daß durch diese Konkremente die Kupula schwerer würde als die sie umgebende Endolymphe. Während des Hallpike-Manövers käme es zu einer utrikulofugalen Verschiebung der Kupula. Die Latenzzeit bis zum Entstehen des Nystagmus ist Schuknecht zufolge gleich der Zeitspanne, die die Masse zum Verschieben der Kupula benötigt. Die Erschöpflichkeit wäre darauf zurückzuführen, daß die Partikel wieder in die Endolymphe gelangen.

Später entstand die Kanalolithiasis-Theorie, die davon ausging, daß die Statolithenkonkremente nicht auf der Kupula zu liegen kommen, sondern im hinteren Bogengang und den Endolymphstrom direkt beeinflussen. Den Vertretern der Kanalolithiasis-Theorie nach war die Kupulolithiasis-Theorie nicht in der Lage, alle Symptome des paroxysmalen Lagerungsschwindel zu erklären. Nach dieser wäre eher ein Lage-, als ein Lagerungsnystagmus zu erwarten. Zudem sei die Kanalolithiasis-Theorie besser geeignet, die Umkehr des Nystagmus beim raschen Lagewechsel während des Hallpike-Manövers zu erklären.

Der paroxysmale benigne Lagerungsnystagmus kann die Folge eines Schädel-Hirn-Traumas sein. Harrison u. Ozsahinoglu fanden 1965 ein Schädel-Hirn-Trauma in 23 % der von ihnen 365 untersuchten Patienten. Barber (1964) fand in 20 % der Fälle mit einem Schädeltrauma einen Lagerungsschwindel. Von diesen hatten 47 % eine Längsfraktur des Felsenbeins.

In den meisten Fällen läßt sich jedoch eine auslösende Ursache nicht feststellen. Die Symptome können manchmal über mehrere Jahre wiederkehren; dennoch ist ein chronischer benigner paroxysmaler Lagerungsnystagmus eine Rarität.

Basser lieferte 1964 die Erstbeschreibung eines benignen paroxysmalen Lagerungsschwindels bei einem Kind. Charakteristisch kommt diese Form des Schwindels bei Kindern unter 4 Jahren vor, kann aber auch im Jugendalter auftreten. Die Anfälle bestehen in kurzzeitigen Schwindelepisoden, die anhand des Nystagmus objektivierbar sind. Zwischen den Anfällen ist das Kind vollkommen normal. Während der Anfälle sind die Kinder teilweise bewegungslos, während andere vor Schreck laut schreien. Weder ein Bewußtseinsverlust noch eine Hörminderung werden bei diesen Anfällen beobachtet. Wahrscheinlich ist der benigne paroxysmale Schwindel des Kindes keine Kupulolithiasis, sondern beruht auf einer vorübergehenden ischämischen Störung des zentralen Gleichgewichtssystems. Die Erkrankung heilt spontan über mehrere Jahre aus (Harker u. McCabe 1980).

Catsarkas u. Kirkham beschrieben 1978 in einer Serie von 255 Patienten folgende Ursachen (Tab. **16**):

Tabelle **16**

Idiopathisch	169
Schädel-Hirn-Trauma	43
Hörsturz	8
Neuronitis vestibularis	5
Otitis media chronica	5
Endolymphatisches Drucksyndrom	4
Intrakranieller Tumor	4
Systemisches degeneratives Syndrom	4
Morbus Menière	3
Folgen eines neurochirurgischen Eingriffs	3
Folgen verschiedenster operativer Eingriffe	3
Nichtoperierte Otosklerose	2
Stapedektomie	2
Vertebrobasiläre Insuffizienz	2
Vorheriger kindlicher paroxysmaler Lagerungsschwindel	1

Nach einer Untersuchung von Wallace u. Barber (1983) entwickelt sich in 10 % der Patienten mit einem benignen paroxysmalen Lagerungsnystagmus innerhalb der nächsten 5 Jahre ein unilateraler Morbus Menière.

Klinik und Verlauf

Die Anfälle sind zumeist kurz mit weniger als 30 Sekunden Dauer. Die Anfälle nehmen innerhalb von 2–3 Wochen ab. Der Nystagmus ist normalerweise rotatorisch und schlägt in das unterliegende Ohr. Manchmal kann auch ein horizontaler Nystagmus vorhanden sein. Rezidive sind selten.

▪ Diagnostik

Die Diagnose wird anhand der Krankengeschichte und der Gleichgewichtsuntersuchung (Frenzel-Brille) gestellt. Schwindel und Nystagmus treten bei dem Lagerungsversuch auf (Blessing u. Mitarb. 1986). Gewöhnlich besteht eine Latenzzeit von bis zu 5 Sek., bevor der Nystagmus beginnt. Der Schwindel steigert sich in seiner Intensität und verschwindet innerhalb von 40 Sek., wenn die Provokationslage beibehalten wird. Idealerweise sollte der in der Lage- bzw. Lagerungsprüfung festgestellte Schwindel dem des Patienten entsprechen (Blessing u. Mitarb. 1986).

Eine nicht vorhandene Latenzzeit sollte differentialdiagnostisch an ein zentrales Geschehen denken lassen. Raumforderungen in der hinteren Schädelgrube können für diesen Typus des „malignen" Lagerungsnystagmus verantwortlich sein.

Die differentialdiagnostische Abgrenzung zum Morbus Menière besteht in der Abwesenheit einer Hörstörung und der kurzen Zeitdauer des Anfalls.

Die Diagnose wird mit Hilfe des sog. Hallpike-Manövers erstellt. Hierbei wird der Patient aus dem Sitzen mit nach links oder rechts gedrehtem Kopf rasch in vertikale Kopfhängelage in Liegeposition gebracht. Nach einer Latenzzeit von 1–8 Sek. (im Durchschnitt 3–4 Sek.) tritt bei einem positiven Test ein heftiger Drehschwindel mit Nystagmus auf.

Diese horizontal-rotatorischen, zum unten liegenden Ohr schlagenden Nystagmen lassen sich bei geöffneten Augen mit einer Frenzel-Brille leicht feststellen. Blicken die Augen zum oben liegenden Ohr, schlägt der Nystagmus vertikal nach oben gerichtet. Nach 10–40 Sekunden verschwindet der Nystagmus langsam. Nach raschem Wiederaufsitzen tritt ein erneuter Nystagmus auf, dessen Richtung dem in liegender Position beobachteten Nystagmus entgegengesetzt ist.

▪ Therapie

Das Epley-Manöver

Das Epley-Manöver (Epley 1992) wird wie folgt ausgeführt:
1. Der Patient sitzt auf einer Liege mit ausgestreckten Beinen und mit um 45° zur betroffenen Seite gedrehtem Kopf,
2. der Patient wird schnell in eine Kopfhängelage gebracht und dort 2 Minuten lang belassen,
3. über 1 Minute wird der Patient langsam zur anderen Seite mit um 45° nach unten hängendem Kopf gedreht und in dieser Position für 2 Minuten belassen,

4. zum Schluß wird der Patient langsam mit um 45° zur nicht-betroffenen Seite gedrehtem Kopf aufgerichtet und erneut 2 Minuten in der Stellung belassen.

Nach Cignilio Appiani u. Mitarb. (1996) bewirkt dieses Verfahren in 87 % eine Heilung und ist vergleichbar mit den Ergebnissen nach dem Sémont-Manöver.

Das Sémont-Manöver

In aufrechter Position verursachen die Statolithen keine Neigung der Kupula. Wenn der Patient schnell mit einer Rechtsdrehung des Kopfes um 45° in Richtung des erkrankten linken Ohres in Liegeposition gebracht wird, wandern die abgelösten Otolithen in den untersten Teil des posterioren Bogenganges. Hierdurch deflektiert die Kupula nach unten (ampullofugal) und löst einen typischen Anfall aus.

In dieser Position muß der Patient 3 Minuten ruhen. Wenn er dann mit der Nase nach unten auf die andere Seite gelegt wird, wandern die Konkremente erneut nach unten. Dies hat eine Stimulation des sich nun oben befindlichen linken posterioren Bogenganges zur Folge. Auch in dieser Position verbleibt der Patient 3 Minuten. Jetzt richtet sich der Patient langsam auf, wodurch die Ablagerungen über das Crus commune des posterioren und anterioren Bogenganges zum Utrikulus gelangen, wo sie keine Wirkung mehr zeigen.

Sémont u. Mitarb. (1988) empfahlen dem Patienten danach 48 Stunden lang in aufrechter Position (Sitzposition) zu verbleiben. Brandt u. Mitarb. (1994) zufolge ist aber bereits nach 3 Minuten keine weitere Änderung mehr zu beobachten.

Die sofort zu beobachtende Symmetrie des Stabilisierungsreflexes bei Seitwärtsdrehung ist erstaunlich. Es wird angenommen, daß beim Sémont-Manöver tatsächlich flottierende Otolithen aus dem vertikalen Bogengangssystem entfernt werden. Die Wiederherstellung der Symmetrie des statischen Reflexes nach dem Manöver könnte auch darauf hindeuten, daß Konkremente im geschädigten vertikalen Bogengang zu einer Störung der statistische Komponente des Stabilisierungsreflexes geführt haben (Meulenbroeks u. Mitarb. 1996).

Chirurgische Therapie

In wenigen Fällen kann die konservative Thrapie den benignen paroxysmalen Lagerungsschwindel nicht heilen. Gacek schlug in diesen Fällen die Resektion des N. singularis vor. Dieser Nerv ist jedoch in seinem Verlauf äußerst variabel und liegt sehr eng am runden Fenster. Damit ist das Gehör bei einer Operation gefährdet (Häusler u. Pampurik 1989).

Multiple Sklerose und Akustikusneurinom

Differentialdiagnostisch von großer Bedeutung sind die multiple Sklerose und das Akustikusneurinom, da sich bei diesen Krankheiten eine Hörminderung mit Drehschwindel ebenfalls plötzlich und einseitig äußern und sich das gestörte Hörvermögen spontan oder unter einer Therapie bessern kann. Besonders unter einer Therapie mit Cortison sind bei beiden Krankheitsbildern schnelle Erholungen der Hörfähigkeit beobachtet worden (Berenholz u. Mitarb. 1992).

Im Falle des Akustikusneurinoms ist dies auf die schwellungsmindernde und antiödematöse Wirkung des Cortisons zurückzuführen. Diskutiert werden Reduktion der interstitiellen tumorösen Flüssigkeitsansammlung, Rückdrängung der entzündlichen peritumorösen Immunreaktion und Hemmung des Tumorwachstums selber. Auf den N. cochlearis wird so ein geringerer Druck ausgeübt und die Nervenleitung gebessert.

Im Falle der multiplen Sklerose ist es die Unterdrückung der (Auto-)Immunantwort und Reduzierung der entzündlich bedingten Entmarkungsherde. Die Erstmanifestation einer multiplen Sklerose (MS, Encephalomyelitis disseminata) als plötzlicher, einseitiger Hörverlust mit Schwindel ist selten, obwohl Schwindelerscheinungen im Vollbild dieser Erkrankung nicht unbekannt sind. Selbst mit den modernen audiologischen Methoden ist es nicht einfach, bei einer Hörminderung aufgrund einer multiplen Sklerose diese differentialdiagnostisch gegenüber bekannteren symptomatischen Hörstörungen auch retrokochleärer Art abzugrenzen, besonders, wenn die Hörstörung eine gute Erholungstendenz aufweist (Lehnhardt 1975, 1991). Deutliche Hinweise auf eine MS liefern eine Liquorpunktion oder eine Kernspintomographie, die die typischen Läsionen („white matter lesions") aufzeigt.

Kraniale Polyganglionitis

Definition

Das Herpes-simplex-Virus ist ein neurotroper Virus und befällt bevorzugt die sensorischen Nerven. Vom V., X. sowie vom II. Hirnnerv ist er bereits aus den Ganglien gezüchtet worden (Baringer u. Svoveland 1973).

Das Virus bliebt nach seinem Eintritt in das Ganglion latent bis es reaktiviert wird, selbst wenn zirkulierende Antikörper vorhanden sind. Bei Reaktivierung repliziert sich das Virus im Ganglion, wandert den Axon entlang und bricht durch die Nervenscheide. Dabei nimmt es eine Hülle aus neuralem Lipoprotein mit (Weiner u. Mitarb. 1973). Nach seinem Austritt wird das Virus durch zirkulierende Antikörper inaktiviert und es entsteht eine lokale Entzündungsreaktion.

Im Tierversuch läßt sich durch Inokulation eine virale Neuritis erzeugen (Hirata u. Mitarb. 1993).

Pathophysiologie

Tieftonhörverlust, fluktuierendes Hörvermögen und Rekruitment wurden von Adour u. Mitarb. (1980) über eine kochleäre Ganglionitis erklärt, bei der das Virus nur bestimmte Anteile des Nervs befällt. Degeneration des N. vestibularis und der Zellkörper im Scarpa-Ganglion wurden in einem Felsenbein eines Patienten nachgewiesen, der zu Lebzeiten an einem Herpes zoster oticus und einer andauernden Gleichgewichtsstörung gelitten hatte (Zajtchuk u. Mitarb. 1972). Galic u. Helms (1982) fanden allerdings in 17 Felsenbeinen nicht erkrankter Patienten im Ganglion Scarpae Degenerationszeichen. Degenerationszeichen ließen sich auch in den Ganglien von Menière-Patienten finden (Ritter u. Mitarb. 1981).

In 6 Fällen von Morbus Menière, in denen das Ganglion Scarpae entfernt worden war, fand sich weder elektronenmikroskopisch noch nach Anlegen einer Viruskultur ein Nachweis einer Virusinfektion (Palva u. Mitarb. 1978). Ebenfalls keine Viruspartikel wurden von Wackym u. Mitarb. (1992) gefunden.

Klinik

Adour u. Mitarb. (1980) beschrieben 6 Fälle von Morbus Menière, bei denen sie auch diskrete zusätzliche Hirnnervenausfälle im Bereich des Trigeminus und des Glossopharyngeus (N. IX) feststellten. Ein Patient zeigte zugleich mit den Menière-Anfällen eine Exazerbation eines Herpes labialis. Eine Patientin mit Befall eines Herpes zoster und simplex, die eine Fazialisparese bekam und später rezidivierende Schwindelattacken hatte, wurde von Bance u. Rutka (1990) beschrieben. In 21 Patienten, die wegen eines Morbus Menière zur Sakkulotomie kamen, wurde auch ein erhöhter Antikörpertiter gegen HSV-1 gefunden (Bergström u. Mitarb. 1992).

▦ Verlauf

Das Herpesvirus ist dafür bekannt, daß es während Streßperioden oder aus anderen Anlässen reaktiviert wird, so daß sich damit auch der Anfallscharakter der Menière-Erkrankung erklären ließe (Rutka u. Barber 1986).

▦ Therapie

Therapeutisch wird die Ganglioneurektomie empfohlen. Bei allen konservativ zu behandelnden Fällen erscheint die Gabe von Aciclovir – einem Virustatikum – erfolgversprechend.

Vertebrobasiläre Insuffizienz

▦ Definition

Unter einer vertebrobasiläre Insuffizienz (VBI) ist eine passagere oder transiente klinische Symptomatik zu verstehen, die Ausdruck einer umschriebenen Durchblutungsstörung im vertebrobasilären System (A. vertebralis – A. basilaris – A. cerebri posterior) ist. Die Erstbeschreibung stammt von Bickerstaff 1961.

Im französischen Sprachraum wird die VBI auch als „Migraine basilaire" bezeichnet (Monday 1977).

Die Symptome müßten sich nach der Definition transitorisch-ischämischer Attacken (TIA) im Versorgungsgebiet der A. carotis interna spätestens innerhalb von 24 Stunden vollständig zurückgebildet haben. Es kann aber auch zu einem länger dauernden neurologischen Defizit kommen, welches sich jedoch ebenfalls vollständig zurückbildet (PRIND: prolongiertes, reversibles ischämisches neurologisches Defizit).

Dabei handelt es sich um eine in der klinischen Praxis orientierte Definition, die nicht ausschließt, daß es unter dem Bild eines flüchtigen Insultes dennoch zu einem morphologisch faßbaren Defekt in Form eines kleinen Infarktes oder einer kleinen Blutung gekommen ist.

Klinik

Die vertebrobasiläre Insuffizienz zeigt typische neurologische Symptomenkomplexe. Vertreter dieser neurologischen Krankheitsbilder sind das laterale Oblongata-Syndrom (Wallenberg-Syndrom), die akute apoplektische Bulbärparalyse oder das Ponssyndrom. Ein Schwindel als Folge einer vertebrobasilären Insuffizienz kann akut oder subakut einsetzen. Die vertebrobasiläre Insuffizienz ist bei älteren Patienten eine häufige Ursache von Schwindel oder Gleichgewichtsstörungen. 80 % der Patienten mit einer vertebrobasilären Insuffizienz sind älter als 50 Jahre. Der Verdacht auf das Vorliegen einer solchen Erkrankung sollte immer dann in Erwägung gezogen werden, wenn andere systemische Gefäßerkrankungen, Bluthochdruck, eine Vorgeschichte von zerebrovaskulären Anfällen, Diabetes oder Hyperlipidämie vorliegen. Die Erkrankung ist häufig eine diagnostische Herausforderung, wobei CT-Bilder, MRI-Bilder und Arteriogramme bei der Erhärtung der Diagnose hilfreich sein können.

Als isoliertes Symptom wird der Schwindel in 20 % der Fälle beobachtet. Der begleitende Nystagmus kann sowohl vertikal oder horizontal vorliegen. Andere Begleitsymptome sind Hemiparese, Kopfschmerzen, Diplopie, Drop-attacks, schleppende Sprache. Die Patienten können davon zwischen wenigen Sekunden bis Stunden betroffen sein.

Das klinische Bild der vertebrobasilären Insuffizienz (VBI) wurde zuerst von Kubik und Adams 1946 als ein definierbares Syndrom herausgearbeitet und dargestellt. Manche Autoren sahen in ihm ein Prodromalstadium eines Infarktes im vertebrobasilären System (Marshall 1972) oder einer vaskulären Demenz (Rivera u. Mitarb. 1974).

Verlauf

Verbunden mit den Schwindelsensationen sind Gleichgewichtsstörungen, Ohrgeräusche und ausnahmsweise eine höhergradige, fast stets einseitige Hörminderung. Kennzeichnend für anfallsartige Durchblutungsstörungen des Basilarisgebietes sind schließlich noch Angst, Beklemmung, Übelkeit und Vernichtungsgefühl, starkes Schwitzen und sonstige vegetative Zeichen. Die Bewußtseinslage der Betroffenen ist mehr oder minder stark getrübt. In ihren Reaktionen sind sie verlangsamt, und nicht selten besteht auch eine mangelhafte Orientierung. Nächsthäufig werden optische Phänomene beschrieben, die auf das Okzipitalhirn hinweisen, wie dies auch von der Migräne her bekannt ist.

Bei manchen Patienten kann es auch zu kurz dauernden, das gesamte Gesichtsfeld betreffenden „Verdunklungsattacken", jeweils vor oder nach Synkopen kommen. Derartige Blindheitsattacken sind auch als Komplikationen bei Vertebralisangiographien bekannt.

Im Anfall wird häufig ein Nystagmus beobachtet, der nach einer Seite geht und nicht selten eine erhebliche rotatorische Komponente aufweist. Es können aber auch passagere Blickdeviationen oder Blicklähmungen auftreten (Barolin u. Mitarb. 1971).

Diagnostik

Die Diagnostik einer VBI ist zumeist eine Ausschlußdiagnostik. In manchen Fällen ist die Anfertigung einer Angiographie hilfreich (Monday 1977). Differentialdiagnostisch sind Angiome, obstruktive Gefäßerkrankungen im Stromgebiet, Subarachnoidalblutungen und Hirnstammprozesse auszuschließen.

Gefäßschlingensyndrom

Jannetta (1975) beschrieb als erster eine neurovaskuläre Kompression mit einer resultierenden Dysfunktion des 8. Hirnnervs.

In 89 % aller Fälle zieht die A. cerebelli inferior anterior (AICA) in den inneren Gehörgang (Mazzoni 1969). Diese Gefäßschlinge kann bei besonders ungünstigem Verlauf oder einer beginnenden Wandstarrheit neben den N. vestibulocochlearis zu liegen kommen und Druck auf ihn ausüben. Neben einem Hörverlust können in diesem Falle Schwindel und Ohrgeräusche vorliegen.

Diese Befundkonstellation wird auch als „neurovaskuläres Kompressionssyndrom" bezeichnet (Nomura 1993).

Die Behandlung (Jannetta 1981) besteht in einer Exploration der Gefäßschlinge und des Nerven im Kleinhirnbrückenwinkel und der Interposition eines Gewebestückchens.

McCabe u. Harker (1983) beschrieben in einer Serie von 8 Patienten mit Schwindelanfällen und Bewegungsintoleranz ein „Vessel-loop-Syndrom". Sie beschrieben die Durchtrennung des Gleichgewichtsnerven als therapeutische Maßnahme, obwohl die Gefäßschlinge nur in zwei Patienten präoperativ nachgewiesen werden konnte.

Keine diagnostische Maßnahme kann die Verdachtsdiagnose mit Sicherheit erhärten. In manchen Fällen kann eine Diagnose über die Kernspintomographie erfolgen.

Tumoren

Ein Zusammenhang von Tumoren im Kleinhirnbrückenwinkel und inneren Gehörgang mit einer dem Morbus Menière ähnelnden Symptomatik ist über drei Möglichkeiten gegeben:
1. Eine vorübergehende Kompression der Innenohrgefäße durch das den inneren Gehörgang vollständig ausfüllendes Nervengewebe.

2. Eine meatale Liquorzirkulationsstörung, die durch biochemische Veränderungen die Innenohrflüssigkeiten beeinflußt.
3. Das Zusammentreffen eines Morbus Menière mit einer Raumforderung als reiner Zufallsbefund.

Fisch (1976) berichtete über einen Patienten mit Drehschwindelanfällen, die einige Minuten bis einige Tage dauerten und von einer progressiven Schwerhörigkeit und Tinnitus begleitet waren. Im Gang der Diagnostik stellte sich ein 2 cm großes Akustikusneurinom heraus. Zwei weitere Patienten besaßen Angiome in Höhe des Ganglion Scarpae, deren blutgefüllte Räume eine Kompression hervorgerufen hatten, und zeigten Vollbilder eines Morbus Menière. Das Ganglion Scarpae sitzt an der Stelle zwischen A. vestibuli anterior und A. vestibulocochlearis, so daß eine rasche Füllung des Angioms eine Ischämie des Innenohrs durch Kompression der umgebenen Gefäße hervorrufen kann.

Zysten in der Felsenbeinspitze sowie Epidermoidtumoren fallen durch fluktuierenden Hörverlust auf, teilweise verbunden mit einer Schalleitungsschwerhörigkeit durch eine verlegte Tube. Der Hörverlust wird gewöhnlich von Tinnitus begleitet und manchmal durch einen revidierend auftretenden Drehschwindel. Die Symptomentrias kann leicht zur Diagnose eines Morbus Menière führen (Gleeson 1994, Fitzgerald 1985).

Vertebrobasiläre Impression

Die vertebrobasiläre Impression besteht in einer erworbenen oder angeborenen ossären Malformation im Bereich des Foramen magnum. Obwohl lange Zeit im klinischen Alltag routinemäßig nach Veränderungen gefahndet wurde, ist die vertebrobasiläre Impression selten gefunden worden. Hörmann u. Mitarb. (1988, 1989) untersuchten röntgenologisch den kraniozervikalen Übergang von Hörsturzpatienten im Vergleich zu einem Normalkollektiv. Anhand der Röntgenaufnahmen ließ sich kein Unterschied in der Häufigkeit sichtbarer Veränderungen feststellen. Durch einen chirurgischen Eingriff und Dekompression kann in 30 von 42 Fällen Beschwerdefreiheit erreicht werden (Gouliang 1994)

Halsbedingter Schwindel

Wiederholt ist behauptet worden, daß Veränderungen der Halswirbelsäule für die Auslösung der Menière-Anfälle verantwortlich seien. Rossberg u. Mitarb. 1963 wiesen jedoch darauf hin, daß ein Mißverhältnis zwischen Ausmaß und Lokalisation etwaiger Veränderungen zu Schwere und Seite der Erkrankung bestand. Zudem waren anzutreffende Veränderungen nicht häufiger als altersüblich. Auch Decher (1970) sah für die Halswirbelsäule als ätiologischer Faktor eher eine Nebenrolle. Bei zervikalen Syndromen mit Vestibularisbeteiligung wäre das Vollbild eines Morbus Menière nicht vorhanden.

Internistisch-neurologische Krankheiten

Long-QT-Syndrom

Das „Long-QT-Syndrom" (LQTS) ist eine relativ seltene Erkrankung. Es hat aber eine besondere klinische Bedeutung, da betroffene Patienten zu Synkopen neigen und an einer plötzlichen Arrhythmie sterben können. Das LQTS umfaßt 3 Patientengruppen:

- Das Jervell-Lange-Nielsen-Syndrom: Dieses Syndrom wird autosomal-rezessiv vererbt und beinhaltet eine kongenitale neurale Taubheit.
- Das Romano-Ward-Syndrom: Dieses Syndrome wird autosomal-dominant vererbt und geht mit einem normalen Hörvermögen einher.
- Sporadische Form von LQTS:
  Kein Anzeichen einer familiären Vererbung und normales Hörvermögen.

Neuroborreliose

Die Lyme-Borreliose ist eine erst seit 1982 bekannte Erkrankung, die durch die von Zecken übertragenen Spirochäte Borrelia burgdorferi hervorgerufen wird. Neben der fast pathognomonischen beidseitigen Fazialisparese sind das Auftreten von initialem Schwindel und Hörstörungen beschrieben worden, die jedoch auch überwiegend beidseitig auftraten (Stoiber u. Stanek 1988, Diehl u. Holtmann 1988).

Die Diagnose einer Borreliose gelingt über einen Antikörpernachweis im Serum und im Liquor (Küppers u. Mitarb. 1993). Die Therapie besteht in der Gabe von hochdosiertem Penicillin, aber auch von Tetracyclin.

Es erscheint anhand der bisherigen Mitteilungen zweifelhaft, daß Schwindel und Hörstörungen ohne weitere für die Borreliose typischen Begleitsymptome auftreten können (Hanner u. Mitarb. 1989, Lesser u. Mitarb. 1990, Ishizaki u. Mitarb. 1993).

Syphilis

Sowohl die erworbene als auch die kongenitale Syphilis können Verursacher eines luetischen Hydrops sein. Pulec berichtete 1972, daß er bei 7 % seiner Menière-Patienten serologisch Hinweise auf eine syphilitische Vorerkrankung gefunden habe.

Von 138 Patienten mit einer kongenitalen Lues hatten 38 % einen Hörverlust und teilweise auch vestibuläre Symptome. Darunter war auch ein Fall, der über eine syphilitische Osteitis einen Hydrops bekommen hatte (Karmody u. Schuknecht 1966).

Die serologisch und klinisch ähnliche Frambösie (Yaws, Erreger: Treponema pertenue) kann in Einzelfällen zu einem fluktuierenden Gehör führen (Black u. Mitarb. 1982). Über Menière-Anfälle konnten keine Literaturstellen gefunden werden.

Die Therapie besteht in der Gabe von hochdosiertem Penicillin (20 Mill. IE/Tag i. v. über 7 Tage).

Beobachtungen über akute Hörstörungen aufgrund einer Syphilis sind extrem selten (Klemm 1990). Deshalb könnten sie leicht übersehen werden. Feldmann konnte 1986 über einen historischen Fall – den Komponisten Friedrich Smetana – und eine Neubeobachtung berichten.

Kinetose

Kinetosen, insbesondere die Seekrankheit, sind seit Jahrhunderten beschrieben. Heutzutage ist es das Space Adaptation Syndrome (SAS), das Astronauten mit den gleichen Beschwerden wie die Seekrankheit quält. Die klinische Symptomatik beinhaltet Schwindel, der von vegetativen Symptomen begleitet wird. Dies sind insbesondere Schwitzen, Blässe, Übelkeit und Erbrechen. Das Symptom kann provoziert werden mit sich bewegenden visuellen Stimuli, wenn diese in Konflikt mit einer normalen Regung der Gleichgewichtsorgane eintreten. Diese Sinneskonflikttheorie wurde bereits 1931 von Claremont aufgestellt und besitzt noch Gültigkeit. Zusätzlich spielen Unterschiede in den Otokonien im Sakkulus und Utrikulus eine Rolle (Scherer u. Mitarb. 1997).

Viele Autoren (Irwin 1881, Sjoberg 1929, Wang u. Chinn 1956, Money u. Friedberg 1964, Kennedy u. Graybil 1965) haben berichtet, daß eine Kinetose nach einer beidseitigen Labyrinthektomie nicht mehr auftritt.

Medikamentenintoxikation

Verschiedene auf dem Markt befindliche Medikamente sind ototoxisch und bewirken Haarzellenschäden im Labyrinth. Am bekanntesten sind die Aminoglykoside, die bei einer akuten Intoxikation einen Horizontalnystagmus auslösen.

Auch Antikonvulsiva wie Dolantin oder Phenobarbital können Schwindelzustände verursachen, wenn höhere Dosen genommen werden. Auf jeden Fall ist eine sorgfältige Medikamentenanamnese beim Auftreten einer Gleichgewichtsstörung von hoher Bedeutung.

Aufmerksamkeit verdienen in diesem Zusammenhang auch berufsbedingte Intoxikationen, die mit Nystagmus und Erbrechen einhergehen. Bei flüchtiger Diagnostik können sie ebenfalls mit einem Morbus Menière verwechselt werden. Unter diesen Vergiftungen fallen Quecksilber-, Blei-, Mangan- und Thalliumvergiftung, die chronische Kohlenmonoxidvergiftung und Cannabis-Abusus.

Im Alkoholrausch wird ebenfalls ein horizontaler Nystagmus beobachtet (Esser u. Brandt 1983).

Assoziierte Erkrankungen

Glaukom

Seit von Hensen (1880) auf die Beziehung zwischen Menière-Erkrankung und Glaukom hingewiesen wurde, haben sich zahlreiche Untersucher mit dem Vergleich der Druckverhältnisse in Auge und Innenohr und einer gemeinsamen Ätiopathogenese von Dysregulationen befaßt. In Untersuchungen, bei denen der intraokulare Druck während akuter Attacken gemessen wurde, fand sich jedoch keine Drucksteigerung oder eine sonstige ophthalmologische Änderung, so daß sich ein Zusammenhang nicht bestätigt hat (Vick u. Mitarb. 1974).

Migräne

Eine Verbindung zwischen Morbus Menière und Migräne ist von verschiedenen Autoren hergestellt worden (Hallgrimsson u. Janz 1966, Hinchcliffe 1967a-c). In einer retrospektiven Studie an 85 Patienten wurde von Parker (1995) festgestellt, daß Migräne häufiger bei Patienten mit Morbus Menière vorkommt als in der Normalbevölkerung und daß die klassischen Symptome eines Menière-Anfalls auch Teil eines Migräneanfalls sein können.

Cluster-Kopfschmerz

Ein Zusammentreffen von Cluster-Kopfschmerz und Morbus Menière wurde von Gilbert (1965) hergestellt, der anhand von 4 Beobachtungen die Hypothese aufstellte, daß der gemeinsame Nenner beider Erkrankungen eine fokale vasomotorische Störung sein könnte. Diese Ansicht wurde von anderen Autoren nicht geteilt (Kudrow 1980, Viijanen 1990).

Cogan-Syndrom

Bereits 1934 wurde von Mogan und Baumgartner die Kombination von Morbus Menière und interstieller Keratitis beschrieben.

Der Ophthalmologe Cogan (1945) beschrieb 4 Patienten mit einer nichtsyphilitischen interstitiellen Keratitis und mit Ohrgeräusch, Schwindel und Schallempfindungsschwerhörigkeit. Das Syndrom ist eine seltene klinische Entität mit weniger als 100 in der Weltliteratur veröffentlichten Fällen. Es gibt keine Geschlechterprävalenz. Das mittlere Erkrankungsalter ist 25 Jahre, Männer und Frauen sind etwa gleich häufig befallen. Eine gehäufte Anzahl von Patienten haben einen vorangehenden Infekt der oberen Atemwege. Innerhalb der ersten 6 Monate haben drei Viertel aller Patienten sowohl eine Augen- als auch eine audiovestibuläre Beteiligung.

Zumeist tritt die augenärztliche Symptomatik mit Schmerzen in den Augen, Rötung, Fremdkörpergefühl, Lichtscheu, Hornhauttrübung, Konjunktivitis und Uveitis zuerst auf. Otologisch setzen Schallempfindungsschwerhörigkeit, Tinnitus und heftiger Schwindel plötzlich ein, so daß diese Symptome die der Menière-Erkrankung sehr ähneln. Die Schwerhörigkeit betrifft aber beide Ohren und ist im Mittelton- bis Hochtonbereich lokalisiert (Pau 1978, Hesse u. Laszig 1987). Der schwere Schwindel wird häufig von Übelkeit und Erbrechen begleitet.

Histomorphologisch ist neben einer abnormen Ossifikation des knöchernen Labyrinths ein Endolymphhydrops, eine Fibrosierung des perilymphatischen Raumes und des Sakkus beschrieben worden (Wolff u. Mitarb. 1965, Zechner 1980).

Zusätzlich kann ein lautes Ohrgeräusch auftreten. Verschiedene systemische Erkrankungen sind mit dem Cogan-Syndrom vergesellschaftet, so z.B. Arthralgien, gastrointestinale Blutungen, Vaskulitis, Aortenklappeninsuffizienz, Pleuritis, Lymphadenopathie, Splenomegalie, Hepatomegalie, kraniale Neuropathie und Enzephalitis.

Die Laboruntersuchungen zeigen häufig eine erhöhte Erythrozytenzahl, eine erhöhte BSG, eine Leukozytose, Anämie und Thrombozytose. Der Erkrankung soll ein Autoimmungeschehen zugrunde liegen, da auch lokale und generalisierte Vaskulitiden beobachtet werden (Haynes u. Mitarb. 1980).

Die Therapie der Wahl besteht in hochdosierten Steroiden (Bellucci u. Mitarb. 1974, Haynes u. Mitarb. 1981), da sich sonst die Hörschwelle nicht mehr erholt. Eine Fluktuation des Hörvermögens wird häufig beobachtet (Hesse u. Laszig 1987). Medikamente, die bisher keinen therapeutischen Nutzen gezeigt haben, sind Cyclophosphamid, Azathioprin, Histamin, Antihistamin, Vitamine und Antibiotika. Schwere Folgeschäden sind bei dieser Erkrankung häufig und es sind auch Todesfälle beschrieben worden.

Vogt-Koyanagi-Harada-Syndrom

Dieses Syndrom geht mit Störungen am Auge, an der Haut und am Innenohr einher und beruht wahrscheinlich auf einer Virusinfektion. Synonyme sind: okulokutanes Syndrom, uveokutanes Syndrom oder uveomeningeales Syndrom. Es ist nach dem deutschen Ophthalmologen Alfred Vogt und dem japanischen Ophthalmologen Yoshizo Koyanagi und dem japanischen Arzt Harada benannt.

Das Syndrom besteht in einer symmetrischen Vitiligo (besonders an den Händen), einer prämaturen Alopezie, einer chronischen bilateralen Uveitis und einer gesteigerten Empfindlichkeit bei Schwerhörigkeit, manchmal auch in meningealen Reizzuständen mit Schwindel.

Theorien zur Pathogenese

„Können wir uns nicht mit der größten Leichtigkeit denken, daß bei mangelhaftem Abfluß der Endolymphe durch Verschluß des Aquaeductus vestibuli oder durch Verwachsung der Blätter des Saccus Cotugni oder durch Obliteration der von Rüdinger nachgewiesenen Abzugskanälchen aus dem Saccus Cotugni eine vermehrte Ansammlung von Endolymphe stattfindet, die, wenn sie den Höhepunkt erreicht hat, vielleicht durch übermäßigen Druck, vielleicht sogar durch Zerreißen der Gebilde mit gleichzeitigem Blutaustritt, diese Erscheinungen mit einem Schlage herbeiführt und uns das wahre Bild des Morbus Menière bietet?" (Gruber 1895).

Anatomische Besonderheiten

Petropathie

▪ Anatomische Variationen

In anatomischen Studien wurde bei Menière-Kranken gehäuft ein enges oder verlegtes Trautmann-Dreieck sowie einen anteromedial verlagerter Sinus beobachtet (Paparella u. Sajjadi 1989). Dies wurde in Deutschland bereits von Ganz u. Eichel-Streiber 1968 anhand planimetrischer Felsenbeinuntersuchungen beschrieben.

Der Sinus sigmoideus liegt gehäuft anteromedial und der Aquaeductus vestibuli ist signifikant kürzer und enger als bei Gesunden (Stahle u. Wilbrand 1974).

Der Aquaeductus vestibuli, der den Ductus endolymphaticus enthält, steht in seiner Größenentwicklung in einem Verhältnis zur Größe des inneren Gehörganges (Fujita u. Sando 1994).

▪ Pneumatisationsstörungen

Wittmaack (1924, 1927) stellte die Theorie auf, daß Mittelohrentzündungen in der Kindheit den Prozeß der Pneumatisation partiell oder vollständig behindern würden. Der Pneumatisationsgrad des Felsenbeins wurde mit dem Morbus Menière in Beziehung gesetzt (Oku u. Mitarb. 1980).

Das Felsenbein – insbesondere das Mastoid – wurde während Operationen bei Morbus-Menière-Patienten gehäuft minderpneumatisiert gefunden, und zwar betont im Bereich um den Aquaeductus cochleae (Stahle u. Wilbrand 1983, Hall u. Mitarb. 1983). Dies wurde in 74 % von Menière-Patienten im Vergleich zu 46 % Kontrollpatienten gesehen (Arenberg u. Mitarb. 1977). Diese Minderpneumatisation war – wenn sie nachgewiesen wurde – auf der betroffenen und nicht betroffenen Seite gleich.

Von Heermann (1993) wurde mitgeteilt, daß er niemals einen Morbus Menière oder einen Hörsturz in atelektatischen Ohren beobachtet habe.

Tubendysfunktion

Schon Dederding (1927) gab als Ursache des Morbus Menière eine verschlossene oder nicht funktionierende Tube an, da sie bei 36 von 39 untersuchten Patienten ein retrahiertes Trommelfell feststellte.

Eine verschlossene Tube wurde von Tumarkin (1961, 1966) als alleiniger ätiologischer Faktor für die Menière-Erkrankung in Erwägung gezogen und von ihm mit der Einlage von Paukenröhrchen behandelt.

In jüngster Zeit fand dagegen Heermann (1993) eine relativ weite Eustachische Tube.

Cinnamond (1975) überprüfte 21 Patienten mit Menière-Erkrankung, verglich sie mit einem Normalkollektiv und fand keine Tubendysfunktion. Zu einem gleichen Ergebnis kamen Forquer u. Brackmann (1980), nachdem sie 341 Patienten retrospektiv auf ihre Tubenfunktion untersucht hatten.

Die Tube kann z.B. auch in der Schwangerschaft aufgrund von hormonellen Schwankungen eine relative Weite zeigen.

Aquaeductus cochleae

Eine andere Hypothese befaßt sich mit dem Druckverlust der Perilymphe über den Aquaeductus cochleae.

Unter der Annahme eines partiell offenen oder nicht genügend obliterierten Aquaeductus cochleae könnte ein Fluß von Perilymphe in den Liquorraum zu einem endolymphatischen Hydrops führen, der die hauptsächlich im Tieftonbereich (basaler Schneckenbereich) auftretenden Hörstörungen erklären könnte (Panning u. Mitarb. 1984, Michel u. Mitarb. 1990).

Gut untersucht ist die Beziehung zwischen Hörvermögen und Liquordrucksteigerung (Hansen 1968). Offenbar führt eine plötzliche Liquordruckerhöhung zu einer Hörstörung (Hommerich 1960). Berichte von tierexperimentellen Untersuchungen über Liquordruckerniedrigung und deren Auswirkungen auf das Innenohrhörvermögen fanden sich in der Literatur nicht.

Ein ungenügend obliterierter und weiter Aquaeductus cochleae wird auch für das „Gusher"-Phänomen, das unkontrollierte Austreten von Perilymphe bei Stapes- und andere das Innenohr eröffnenden Operationen, verantwortlich gemacht. Dieses Ereignis soll in 1–2‰ aller Stapesoperationen auftreten. Die Komplikationsdichte würde sich damit in der gleichen Größenordnung wie die der nach Liquorpunktion auftretenden Hörstörungen bewegen. Unter der Bezeichnung „Liquordrucklabyrinth" war dieses „Gusher"-Phänomen im deutschsprachigen Raum schon viel früher bekannt (Ungerecht 1965), wofür als Ursache schon damals ein offener Aquaeductus cochleae angenommen wurde.

Störung des Endolymphgleichgewichts

Störungen des Endolymphgleichgewichts sind beschrieben durch aktive oder inaktive chronische Otitis media, Syphilis, Allergie, Leukämie, Autoimmunerkrankungen, Otosklerose, Trauma, virale Entzündungen. Auch Dysplasien des Labyrinths – wie die Mondini-Dysplasie – oder Mißbildungssyndrome wie das Klippel-Feil-Syndrom und das Alport-Syndrom können mit einem endolymphatische Hydrops einhergehen, der dann allerdings ein Leben lang stumm bleiben kann (Gulya u. Schuknecht 1982).

Sakkulopathie

Sando u. Ikeda (1984) und Hebbar u. Mitarb. (1991) wiesen in histomorphologischen Untersuchungen nach, daß Saccus endolymphaticus und Aquaeductus vestibuli Unterschiede im Vergleich zu Normalbefunden zeigten.

Mit einem moderneren Verfahren – der 3DFT-CISS-Magnetresonanztomographie – wurde im Vergleich zu einer Kontrollgruppe gezeigt, daß der Saccus endolymphaticus und der Aquaeductus vestibuli bei Menière-Patienten kleiner ist (Albers u. Mitarb. 1994). Trotzdem bestanden keine signifikanten Unterschiede zwischen dem betroffenen und dem nicht betroffenen Ohr. Die Autoren werteten diesen Befund als einen prädisponierenden Faktor.

Der Saccus endolymphaticus wurde intraoperativ häufig hypoplastisch gefunden und es wurde eine perisakkuläre Fibrose beobachtet (Jahnke 1992).

Fokuserkrankungen

Im Bereich der Kieferhöhlen wurden pathologische entzündliche Befunde bei 47 % von 70 untersuchten Menière-Patienten gefunden (Haid 1975). Haid erklärte die Kausalkette zwischen Sinusitiden und Labyrinthaffektion mit einer möglicherweise fortgeleiteten serösen Labyrinthitis.

Immunerkrankungen

Es sind 4 verschiedene Arten von Immunerkrankungen zu unterscheiden, die unter Umständen auch das Innenohr mit einbeziehen.

Typ-I-Reaktion

Die Immunantwort vom Typ I ist IgE-vermittelt. Bei dieser Immunantwort bindet ein Antigen an eine entsprechend sensibilisierte Mastzelle und bewirkt die Freisetzung von vasoaktiven Substanzen, wie z.B. Histamin. Dies ist besonders im oberen Atemwegstrakt nach Inhalation von Antigenen der Fall.

Eine Verbindung zwischen Allergie und Morbus Menière wurde zuerst von Duke 1923 beschrieben. Später wurde diese Hypothese von Derlacki 1951 aufgenommen und auf inhalative Allergene ausgedehnt. Stahle (1974) fand jedoch normale Plasmaspiegel von IgE.

Tatsächlich wurde eine Verringerung der Schwindelanfälle und Verbesserung anderer Symptome bei einer großen Prozentzahl von Patienten gefunden, die sich einer Immuntherapie bei begleitender Inhalations- oder Nahrungsmittelallergie unterzogen (Soliman 1992).

Die Pathophysiologie dieser möglichen Typ-I-Immunreaktion ist noch unbekannt. Möglicherweise wird durch die Histaminausschüttung eine Gefäßerweiterung im Bereich des Saccus endolymphaticus ausgelöst, die wiederum eine Störung im Flüssigkeitstransport und damit einen endolymphatischen Hydrops auslöst (Soliman 1992).

„Trigger"-Theorie

Es wird auch vermutet, daß Allergien sekundär durch die Verstärkung von anderen Immunprozessen wirken („triggern").

Die Mediatoren, die durch die Mastzelldegranulation ausgeschüttet werden, können eine Gefäßerweiterung der gefensterten Gefäße im Saccus endolymphaticus auslösen und damit die Ablagerung von Immunkomplexen bewirken, die von einer primär unabhängigen Erkrankung stammen (z.B. Virusantigene). Diese Theorie wird durch die Beobachtung gestützt, daß im Serum von Morbus-Menière-Patienten eine signifikante Erhöhung von Immunkomplexen nachgewiesen wurde und daß sich Immunkomplexe im Saccus endolymphaticus nachweisen ließen (Dornhoffer u. Mitarb. 1993, Brookes u. Mitarb. 1986).

Die Erhöhung der Immunkomplexe kann mehrere Ursachen haben (Brookes 1986):

- Sie könnten ein Epiphänomen einer anders gearteten Labyrinthschädigung darstellen und besäßen in diesem Fall keinen eigenen Krankheitswert.

- Sie könnten vom schädigenden Faktor abhängen, wie es nach einer spezifischen viralen Infektion denkbar wäre, bei dem das Virus als Antigen eine überschießende Immunantwort mit der Bildung von überzähligen Komplexen verursacht.

Die Immunkomplexe selber lösen z. b. über eine vaskuläre Ansammlung ein Sludge-Phänomen und eine gestörte Mikrozirkulation aus.

Auch wenn sich hieraus interessante Möglichkeiten zur Klärung der Pathogenese ergeben, fehlt jedoch noch der strenge wissenschaftliche Nachweis. Ein durch Immunkomplexe verursachte Erkrankung stellt nur eine der möglichen Arten einer Immunerkrankung dar, wie es bereits von Gell und Coombs 1985 beschrieben wurde.

Typ-II-Reaktion

Eine Typ-II-Reaktion tritt immer dann ein, wenn ein spezifisches Immunglobulin an ein Antigen bindet, das Teil einer Zelle oder eines Organs ist. Die immunmediierte Schädigung erfolgt dann mit der sich daraus ergebenden Komplementaktivierung. Es kann eine Autoimmunreaktion sein oder ein Kreuzreaktion mit einem Virus oder Medikament.

Es gibt Hinweise dafür, daß eine solche Typ-II-Reaktion in einigen Fällen von immunmediierten Innenohrkrankheiten beteiligt ist. Das Serum von Patienten mit Morbus Menière reagierte in 34 % mit Innenohrgewebe von Meerschweinchen (Harris 1990). Bei Patienten mit Verdacht auf eine immunmediierte Innenohrerkrankung konnten mit dem Western-Blot Antikörper in der 68-Kd-Region nachgewiesen werden.

Eine der Hauptaufgaben des Immunsystems ist die Unterscheidung zwischen „Selbst" und „Nicht-Selbst". Dieser Mechanismen ist störanfällig und verschiedene Formen der Autoaggression sind möglich.

Eine Autoimmunität auf Typ-II-Kollagen als ätiopathogenetisches Moment in der Menière-Erkrankung wurde seit 1979 angenommen (Yoo u. Mitarb. 1982, Hughes u. Mitarb. 1983, Yoo 1984).

Die folgenden Beobachtungen sprachen für eine durch eine Typ-II-Kollagenautoimmunität verminderte Resorptionsfähigkeit im Ductus endolymphaticus als Entstehungsursache des Morbus Menière – allerdings blieben die meisten Ergebnisse im Vergleich zu den Erkenntnissen anderer Arbeitsgruppen widersprüchlich:

1. In einer prospektiven, kontrollierten Studie zeigten 5 von 12 Patienten mit der Menière-Erkrankung signifikant höhere Antikörperspiegel gegen Typ-II-Kollagen (Yoo u. Mitarb. 1982). In einer größeren Gruppe von 45 Patienten wurde in einer anderen Veröffentlichung jedoch nur in 16 % erhöhte Anti-Typ-II Kollagen-Antikörper gefunden (Fattori u. Mitarb. 1994).

2. Eine Immunisierung von Meerschweinchen gegen Typ-II-Kollagen bewirkte einen endolymphatischen Hydrops, und die Tiere zeigten einen Hörverlust (Yoo u. Mitarb. 1983). Ein Hörverlust konnte in 13 Ratten, die nach dem gleichen Protokoll von Yoo u. Mitarb. behandelt waren, nicht festgestellt werden, obwohl die Tiere hohe Antikörperspiegel aufwiesen (Harris u. Mitarb. 1986).

3. Histopathologische Studien zeigten, daß Meerschweinchen einen erweiterten Ductus endolymphaticus und eine geringgradige perisakkuläre Fibrose aufwiesen. Das subepitheliale Gewebe der Stria vascularis war ödematös. Immunfluoreszenzuntersuchungen mit Fluorescein-markierten Anti-C3 oder Anti-Ig zeigten immunfluoreszierende Ablagerungen im Bereich des Epithels im Ductus (Yoo u. Mitarb. 1983) – keine morphologischen Auffälligkeiten sahen Harris u. Mitarb. (1986).

4. Histopathologische Untersuchungen des membranösen Labyrinths bei Patienten mit Morbus Menière zeigten fluoreszierende Ablagerungen im Bereich der Epithelschicht als Zeichen von Immunkomplexen (Arnold u. Mitarb. 1981),

5. Immunfluoreszenz oder Immunperoxidaseuntersuchungen mit monoklonalen Antikörpern gegen Typ-II-Kollagen zeigten die Anwesenheit von Typ-II-Kollagen in folgenden Gewebeabschnitten:
   a) Kochlea: in der enchondralen Schicht des Bogengangskanals und im Spiralligament und
   b) Vestibulum: im Sakkulus, der Makula des Utrikulus, der Membran der Bogengänge und der Crista ampullaris und im subepithelialen Bindegewebe im Ductus endolymphaticus. Diese Beobachtungen deuten auf die möglichen Angriffspunkte der immunogenen Läsion durch die antikollagenen Antikörper (Ishida u. Mitarb. 1981).

6. Die Vergesellschaftung von Morbus Menière und Otosklerose scheint die These einer Typ-II-Kollagenautoimmunität zu unterstützen. Eine Autoimmunantwort auf Typ-II-Kollagen im Innenohrgewebe würde in der Ablagerung von Immunoglobulin und Komple-

ment im Ductus endolymphaticus führen. Diese Ablagerungen würden den Resorptionsmechanismus der Endolymphe ersetzen und damit einen endolymphatischen Hydrops hervorrufen.
7. Futaki u. Mitarb. 1984, Yamane u. Mitarb. zeigten immunhistochemisch IgG-Ansammlungen im subendothelialen Gewebe des Saccus endolymphaticus.

Auf der Basis dieser Theorie würde über eine Autoimmunantwort ein Rückgang der resorptiven Funktion im Ductus endolymphaticus zu beobachten sein und damit eine Mehransammlung von Endolymphe. Kritiker geben jedoch zu bedenken, daß Anti-Kollagen-II-Antikörper auch die Folge und nicht die Ursache eines entzündliches Geschehens darstellen könnten (Fattori u. Mitarb. 1994).

Typ-III-Reaktion

Die Typ-III-Immunreaktion ist eine durch Immunkomplexe verursachte Erkrankung und kann ebenfalls in Beziehung zu einer Autoimmunerkrankung entstehen. Sie beginnt als Antwort auf exogene Antikörper, wie Mikroorganismen oder Medikamente. Die meisten Immunkomplexe werden durch das retikuloendotheliale System (RES) aus dem Kreislauf eliminiert. Mittelgroße Partikel werden häufig nicht vollständig entfernt und können dann krankheitsbedeutsam werden. Teilweise bleiben sie in kleinen Blutkapillaren oder im Gewebe wie der Haut oder dem Nierenglomerulus hängen. Die sich daraus ergebende Komplementaktivierung kann zu einer örtlichen Entzündung und zum Untergang des betreffenden Gewebes führen.

Ein Zusammenhang zwischen zirkulierenden Immunkomplexen und Morbus Menière wurde von verschiedenen Forschern hergestellt. In einer Serumuntersuchung von 30 Patienten mit Morbus Menière wurden in 95 % signifikant erhöhte Spiegel von zirkulierenden Immunkomplexen im Vergleich zu 20 % bei Kontrollpersonen gefunden (Derebery 1991). In ähnlichen Untersuchungen wurden Immunkomplexe in 55 % der Menière-Patienten im Vergleich zu 3 % der Kontrollpatienten gefunden (Brookes 1996).

Ablagerungen von IgG wurde im Subepithel des Saccus endolymphaticus in 40 % der Patienten, die sich einer Sakkotomie unterziehen mußten, nachgewiesen (Dornhoffer u. Mitarb. 1993).

Bei den Patienten, die eine Immunreaktivität aufwiesen, besaßen 80 % einen beidseitigen endolymphatischen Hydrops, verglichen mit einem Vorkommen von 30 % in immunnegativen Patienten.

Eine kochleär-vestibuläre Minderfunktion ist häufig in Verbindung mit anderen systemischen immunkomplexassoziierten Erkrankungen gesehen worden. So z. B. kann ein systemischer Lupus erythematodus (LE) mit einem Hörverlust einhergehen (Kempf 1989). Auch in Fällen von Wegener-Granulomatose wurde über Hörverlust berichtet. Histopathologische Untersuchungen ergaben eine Vaskulitis der kochleären Gefäße und des Saccus endolymphaticus (Campbell 1983).

Hörverlust kann auch in Verbindung mit einer Polyarteriitis nodosa, rheumatoiden Arthritis, Colitis ulcerosa und der Polychondritis auftreten. Der genaue Mechanismus bei diesen Erkrankungen ist noch unklar, jedoch können die Hörstörungen eventuell auch auf zirkulierende Immunkomplexe zurückgeführt werden.

Typ-IV-Reaktion

Die Typ-IV-Reaktion ist eine zellübermittelte Immunantwort, die durch eine verzögerte Überempfindlichkeit charakterisiert wird. Sie spielt insbesondere auch eine Rolle bei der Organabstoßung bei Transplantationen. Antikörper, die auf der Oberfläche von Zielzellen gebunden sind, werden von entsprechend sensitiven T-Lymphozyten erkannt. Die T-Zellen können die Zielzelle direkt auflösen oder aber Lymphokine erzeugen, die dann Entzündungszellen aktivieren und anziehen.

Daß eine Typ-IV-Reaktion bei Morbus Menière beteiligt sein könnte, haben mehr experimentelle als klinische Arbeiten gezeigt. Z. B. ist das Cogan-Syndrom eine Erkrankung, die teilweise auf einer Typ-IV-Reaktion beruht. Diese seltene Erkrankung wird durch eine vestibulo-kochleäre Störung und eine akute, nicht syphilitische Augenentzündung charakterisiert. Die vestibulo-kochleären Symptome sind ähnlich der beim Morbus Menière und in den meisten Fällen fortschreitend. Immunologische Untersuchungen haben Hinweise dafür ergeben, daß eine zellverbundene Autoimmunität gegen Innenohr und Kochleagewebe besteht (Trevino 1988).

Eine zusätzlich vorhandene systemische Vaskulitis wurde in 20 % der Fälle festgestellt. Insbesondere Corticosteroide zeigen bei dieser Erkrankung eine hohe Wirksamkeit und können auch das Hörvermögen verbessern, wenn sie im Frühstadium der Erkrankung gegeben werden.

Nahrungsmittelallergie

Die Nahrungsmittelallergie kann alle Reaktionen von Typ I bis Typ IV umfassen.

Quincke vermutete bereits 1893, daß ein allergisch verursachtes angioneurotische Ödem im Innenohr vorläge und die Menière-Anfälle verursachen würde. Der erste Bericht über einen durch Nahrungsmittelallergie induzierten Morbus Menière stammt von Duke aus dem Jahre 1923. Auch Williams stellte 1951 die Möglichkeit einer allergischen Genese der Menière-Erkrankung zur Diskussion.

Sieluzycki (1970) diagnostizierte bei 21 von 46 untersuchten Menière-Patienten eine Erkrankung aus dem allergischen Formenkreis: Quincke-Ödem, Asthma bzw. asthmoide Bronchitis, Ekzeme, Allergien des Verdauungstraktes, allergische Rhinitis. Bei 4 Patienten waren die Anfälle mit einer Exazerbation der allergischen Erkrankungen aufgetreten.

Schon frühzeitig wurde über einen Zusammenhang zwischen Morbus Menière und Allergie diskutiert (Duke 1923, Dohlmann 1939). Dohlmanns Beobachtungen bestanden allerdings nur in 4 Patienten, bei denen Nahrungsmittel ein auslösendes Moment besaßen.

Die Nahrungsmittelallergie als auslösender Faktor wurde immer wieder ins Feld geführt (Pulec 1972, Powers 1973, Shambaugh 1984). In diesen Untersuchungen wurde daher ein Zusammenhangsnachweis gesucht. In einem Kollektiv von Patienten, die eine Nahrungsmittelallergie aufwiesen, klagten 49 % über Schwindel. Eine diätetische Einstellung ergab eine Besserung in 65 % dieser Gruppe. Die Hälfte der 25 Patienten, die über einen Tinnitus als Symptom klagten, wurde ebenfalls bei einer diätetischen Einstellung gebessert. Von 93 Patienten mit Morbus Menière, die eine spezifische Allergiebehandlung erhielten, gaben 62 % eine Abnahme der Frequenz und der Stärke der Schwindelanfälle nach Ende der Behandlung an. In diesen Patienten waren Nahrungsmittelallergien wegen Weizen, Milch und Mais in 72 %, 71 % und 64 % gefunden worden.

Alföldy (1967) vermutete eine vermehrte Histaminproduktion und damit eine vergrößerte Durchlässigkeit der Venenwände, die zu einer verstärkten Endolymphproduktion führen würde. Auch Hinchcliffe (1972) vermutete in einer gesteigerten Histaminbildung eine der wichtigsten Krankheitsursachen – neben der von ihm vertretenen psychosomatischen Ursachentheorie.

Verschiedene Autoren berichteten über einen möglichen Zusammenhang einer vorbestehenden Allergie mit der Auslösung eines Morbus Menière (Duke 1923, Harris u. Mitarb. 1986, Endicott u. Stucker 1987).

Von Stahle wurden jedoch normale Plasmaspiegel von IgE bei einem Patienten mit einer Menière-Erkrankung gefunden (Stahle u. Mitarb. 1974). Dennoch wurde von ihm eine mögliche Triggerung des Menière-Anfalls über eine allergische Komponente nicht völlig ausgeschlossen.

Auch für den Tinnitus wurde in jüngster Zeit eine möglicher Zusammenhang mit Allergien herangezogen. Berichtet wurde vor allem über eine Tinnitusreduktion durch das Antihistaminikum Terfenadin. In einer doppelblind durchgeführten, Cross-over-Untersuchung an 24 Patienten mit Tinnitus wurde der Einfluß von Terfenadin auf den Tinnitus getestet (Amedee 1991a). Die Patienten bewerteten ihre Tinnitus-Sensationen selbständig. 1 Patient konnte über ein vollständiges Sistieren des Tinnitus berichten; eine geringe Verbesserung wurde von 17 von 24 Patienten bemerkt. Die Auswertung der Audiometrie und der Blutchemie zeigten keine signifikanten Veränderungen.

Der Einsatz von Antihistaminika zur Behandlung des Tinnitus ist daher mit Zurückhaltung zu betrachten. Pharmakologisch blockiert Terfenadin aufgrund seiner fehlenden Hirngängigkeit nur periphere H_1-Rezeptoren. Es erschließt sich daher nicht, auf welche Weise Terfenadin die ihm zugesagte Wirksamkeit bei der Behandlung des Tinnitus entfalten soll.

Diagnose der Immunerkrankungen des Innenohres

Zur Stellung der Diagnose einer Immunerkrankung existieren keine einheitlichen Kriterien. Die Diagnose stützt sich daher zumeist auf die Klinik der Erkrankung, auf auffällige laborchemische Befunde und auf das Ansprechen auf die angewandte Therapie. Eine histologische oder immunhistologische Untersuchung von Innenohrgewebe oder des Saccus endolymphaticus wird in den meisten Fällen unmöglich sein.

Viruserkrankungen

Aufgrund von klinischen Untersuchungen (Williams u. Mitarb. 1987) und experimentellen Ansätzen (Fukuda u. Mitarb. 1988) wurde eine virale Genese des Morbus Menière angenommen. Auch in jüngeren Untersuchungen wurden Hinweise auf eine Virusätiologie gefunden (Davis 1993).

Obwohl kein schlüssiges Tiermodell zur viral bedingten Neuritis existiert, konnte gezeigt werden, daß verschiedene Viren das Labyrinth und den Gleichgewichtsnerv befallen können (Davis u. Johnson 1976). Nachgewiesen wurde dies für Influenza-A- und -B-Viren, Herpex-simplex-Virus (HSV 1 und 2) und Masernviren. Prädilektionsstellen im Labyrinth für HSV sind das Neuroepithel, der Sakkulus und die Bogengänge.

Adour u. Mitarb. (1980) nahmen eine reaktivierte Polyganglionitis aufgrund einer latenten HSV–Infektion an.

Varicella-zoster-Virus kann den Gleichgewichtsnerv befallen und schädigen. Ein direkter Virusnachweis im operativ entnommenen Gewebe von Morbus-Menière-Patienten ist jedoch noch nicht gelungen.

Virale Erkrankungen können eine Autoimmunantwort initiieren, die durch die Entstehung von Immunkomplexen perpetuiert wird, die wiederum die Komplementaktivität schwächen, die nötig wäre, die entstandenen Immunkomplexe abzubauen (Xenellis u. Mitarb. 1986). Die gefensterten Kapillaren des Saccus endolymphaticus sind durch zirkulierende Immunkomplexe leichter zu schädigen als die nicht-gefensterten der Kochlea, die somit besser geschützt sind (Leone u. Mitarb. 1984). Zirkulierende Immunkomplexe wurden in 36 von 66 untersuchten Menière-Patienten festgestellt (Brookes 1986).

Ohrerkrankungen

Otitis media chronica

Im Tierexperiment wurde von Kimura 1992 beobachtet, daß nach einer Otitis media ein endolymphatischer Hydrops auftreten kann. Ähnliche Beobachtungen stammen auch von Paparella u. Mitarb. 1979 und 1983. Beim Menschen wurde dies in der Folge einer serösen Labyrinthitis otogenen oder meningogenen Ursprungs beobachtet.

Diese Beobachtung ist nicht neu. Auch Hallpike und Cairns diskutierten in ihren ersten beiden Fällen aus dem Jahre 1938 die Möglichkeit, daß sich eine Infektion durch die Rund-Fenster-Membran in das Labyrinth ausbreitet. Einer ihrer beiden beschriebenen Patienten wies die Befunde einer chronischen Otitis media auf. In der Originalarbeit findet sich auch der Hinweis, daß die beiden autopsierten Patienten kurz nach der Durchtrennung des VIII. Hirnnervs verstorben waren.

Enzyme, Toxine und andere Entzündungsmediatoren, die über die Otitis media entstehen, können den perilymphatischen und endolymphatischen Raum über das runde Fenster erreichen. Veränderungen in der Elektrolytzusammensetzung könnten eine Verschiebung oder Gleichgewichtsstörung des osmotischen Druckes hervorrufen. Sowohl eine Änderung in der Zusammensetzung der Endolymphe als auch eine Verringerung in der Absorptionsmöglichkeit im Sakkus könnte zur Entstehung eines Hydrops beitragen.

Weitere Theorien zur Entstehung eines Hydrops über eine Otitis media bestehen in dem möglichen Auftreten einer Begleit-Osteitis, die den angrenzenden Sakkus oder die Blutzufuhr im Trautmann-Dreieck beeinflußt. Diese These wurde insbesondere von Paparella aufgestellt, der bei Patienten mit chronischer Mittelohrentzündung einen endolymphatischen Hydrops beobachtete (Paparella u. Mitarb. 1979, Paparella u. Mitarb. 1983).

Eine andere Theorie spekuliert darüber, daß eine Minderpneumatisation im Kindesalter, die durch wiederholte Mittelohrentzündungen ausgelöst wird, eine Minderentwicklung des Ductus, aber auch des Sakkus bewirken könnte (Wittmaack 1924). Im Erwachsenenalter wären dies die auslösenden Vorbedingungen für die Entwicklung eines Morbus Menière. Auch die durch eine chronische oder okkulte Mastoiditis begleitende Osteitis ließe sich für die Entstehung von anatomischen Veränderungen im Felsenbein anführen.

Im Tiermodell konnte ein endolymphatischer Hydrops in Tieren mit chronischer Mittelohrentzündung erzeugt werden (Kimura 1986).

Otosklerose

Klinik

Von den verschiedensten Otologen ist über das Zusammentreffen von vestibulären Symptomen, fluktuierendem Hörverlust und Ohrdruck bei Patienten mit nachgewiesener Otosklerose berichtet worden (Wittmaack 1919, McCabe 1966, Paparella u. Chasin 1966, Linthicum u. Neely 1977, Igarashi u. Mitarb. 1982, Schuknecht u. Gulya 1983).

Hierfür gibt es drei Erklärungsansätze:

1. Die Otosklerose verursacht Schwindel durch den direkten Kontakt des Herdes mit der Perilymphe und eine Änderung der biochemischen Zusammensetzung (Siebenmann 1899, Wittmaack 1919, Sando u. Mitarb. 1969, Sziklai 1996).
2. Der otosklerotische Herd verursacht eine neurale oder kochleäre Degeneration.
3. Es besteht eine noch unbekannte Beziehung zwischen Otosklerose und endolymphatischem Hydrops.

Anhand der Untersuchung von 95 Felsenbeinen mit nachgewiesener Otosklerose, unter denen sie 6 mit Endolymphhydrops fanden, kamen Liston u. Mitarb. zu dem Schluß, daß es sich um ein Zusammenspiel aller dieser 3 Ursachen handeln könnte (Liston u. Mitarb. 1984).

Johnsson beschrieb in einer histopathologischen Studie an 2 Felsenbeinen mit koexistierendem Morbus Menière und Otosklerose eine Verminderung der Gefäße im Spiralligament und interpretierte den Befund dahingehend, daß somit die Mikrozirkulation in der Kochlea gestört werde. Meistens handelte es sich um bilaterale Befunde (Sismanis u. Mitarb. 1986, Franklin u. Mitarb. 1990).

Liston u. Mitarb. (1984) nahmen an, daß die fortschreitende Devaskularisation den Saccus endolymphaticus und den Ductus endolymphaticus direkt beeinflussen würden.

Franklin u. Mitarb. 1990 sahen eine Obstruktion des Aquaeductus vestibuli durch otosklerotische Herde.

Nach Arnold u. Mitarb. (1996) ist die Otosklerose eine entzündliche Gewebsreaktion mit Makrophagen, T- und B-Lymphozyten, HLA-DRpositiven Zellen und Plasmazellen. Abhängig von der Erkrankungsstufe können auch Komplement, IgG und IgA – hauptsächlich Antikörper gegen Masern-Viren – gefunden werden. Der Saccus endolymphaticus als immunkompetentes Organ reagiert dann spezifisch gegen die Antikörper, wenn er über die Perilymphe Kontakt mit ihnen bekommt. Nach neuesten Untersuchungen wird durch eine im otosklerotischen Herd sich befindende Substanz die Beweglichkeit der äußeren Haarzelle beeinflußt (Sziklai 1996).

Es kann davon ausgegangen werden, daß in 2–6 % aller Felsenbeine mit Otosklerose ein Endolymphhydrops gefunden werden kann.

Therapie

Eine Stapesoperation beeinflußt beide Erkrankungen positiv. Cohen berichtete über Stapesmobilisationen, die Hören und Schwindel verbesserten (1959). Die erste Beschreibung einer Besserung nach Stapedektomie stammt von Paparella u. Chasin 1966.

Paparella u. Mitarb. berichteten 1984 über 17 Patienten mit Otosklerose und Morbus Menière, die einer Stapedektomie/Sakkulotomie unterzogen wurden. Bei 13 Patienten kam es zu einem Sistieren der Schwindelanfälle.

Die Entwicklung von einer vestibulären Symptomatik mit fluktuierendem Hörvermögen bei Patienten mit Otosklerose ist häufig dokumentiert worden (Ghorayeb u. Linthicum 1978, Cody u. Bacer 1978, McCabe 1966, Paparella u. Shumrick 1966, Sando u. Mitarb. 1974, Igarashi u. Mitarb. 1982). Dies kann über die Einscheidung des Aquäduktes akquiriert werden, so daß eine Funktionsstörung des endolymphatischen Duktus und Sakkus resultiert. Die otosklerotische Umwandlung des Endostiums verändert die chemische Zusammensetzung der Perilymphe und der Endolymphe und dies beeinflußt sowohl die radiäre als auch die longitudinale Flußrichtung der Endolymphe.

Tabelle **17** Felsenbeinuntersuchungen auf Koexistenz von endolymphatischem Hydrops und Otosklerose

Autor	Jahr	Zahl der Felsenbeine
Black u. Mitarb.	1968	1
Johnssen u. Mitarb.	1978, 1982	2
Iragashi u. Mitarb.	1982	1
Schuknecht	1983	3
Linthicum u. Mitarb.	1984	4
Liston	1984	6
Sismanis u. Mitarb.	1986	8

Traumatische Genese

Sowohl ein physikalisches oder akustisches Trauma kann die Entwicklung einer Menière-Erkrankung fördern. Hierzu existieren einige Kasuistiken, die einen solchen Zusammenhang beschreiben (Paparella u. Mancini 1983). Ein Erklärungsversuch besteht in der Hypothese, daß sich die Zellen, die die Endolymphe produzieren oder resorbieren, durch das Trauma verändern. Auch die durch einen Stoß bedingte Verlagerung von Zellen oder Otokonien in den Sacculus oticus wird als Ursache für einen späteren Morbus Menière angenommen. Diese losgelösten Gleichgewichtssteinchen könnten eine mechanische Irritation der Endolymphabsorption hervorrufen.

Physikalisches Trauma

Anhand von Fallbeschreibungen und histopathologischen Befunden beschrieben Gulya u. Schuknecht (1982) den asymptomatischen endolymphatischen Hydrops als Folge eines Schädel-Hirn-Traumas.

Barotrauma

Unter Barotrauma im weitesten Sinne fällt eine Einzelbeschreibung von Verschuur u. Mitarb. (1993), die den Fall eines Bergsteigers beschrieben, der regelmäßig in 4000 m Höhe einen Menière-Anfall bekam. Die Autoren waren sich aber selber nicht sicher, ob es sich hierbei nicht auch um ein zufälliges Zusammentreffen gehandelt haben könne.

Akustisches Trauma

In der älteren Literatur finden sich häufige Hinweise, daß durch eine länger dauernde Lärmbelastung auch das Gleichgewichtssystem geschädigt wird (Haberman 1890, Temkin 1933). Histomorphologisch konnten diese Schäden ebenfalls nachgewiesen werden (McCabe u. Lawrence 1958).

Die Auslösung von Schwindel durch Lärm ist als Tullio-Phänomen bekannt (Tullio 1930). In einer klinischen Reihenuntersuchung von 400 Soldaten wurden 18 Männer mit manifesten Gleichgewichtsstörungen gefunden, in denen mit einer Latenz von 6–29 Jahren nach Beginn des Lärmtraumas Drehschwindelattacken, Tinnitus und Tieftonhörminderung aufgetreten waren (Ylikowski 1988).

Durchblutungsstörungen

Lokale Durchblutungsstörungen werden als Ursache für den Morbus Menière neben anderen Ursachen angenommen (Übersicht bei Williams 1965). Klinisch ist ein Zusammenhang zwischen Innenohrminderdurchblutung und Entstehung des Morbus Menière nicht schlüssig bewiesen.

Gefäßgebiet der A. labyrinthi

Spastische Kontraktionen der A. labyrinthi sind von Ritter 1978 intravital beim Meerschweinchen beobachtet worden. Er hat die Vermutung aufgeworfen, daß es sich dabei um das pathophysiologische Substrat für akut auftretende Innenohrfunktionsstörungen handeln könnte.

Plötzliche komplette Verschlüsse in diesem Gefäßgebiet führen zu einem vollständigen Verlust der Gleichgewichtsfunktion, meist aber auch der Hörfunktion. Das klinische Bild entspricht daher einem kompletten „Labyrinthinfarkt", bei dem neben der sofort vorhandenen Schwindelsymptomatik die Taubheit im Vordergrund steht (Ritter u. Veit 1977).

Als Kennzeichen von Mikroembolien werden Schwindelerscheinungen und Hörminderungen nach Operationen an den Koronararterien und beim Herzklappenersatz klinisch häufiger beobachtet. Diese Hörstörungen sind auch einseitig und können sich partiell erholen. Komplette Taubheiten kommen vor. Die Häufigkeit von Hörstörungen bei herzchirurgischen Eingriffen wird mit 1:1000 angegeben (Arenberg u. Mitarb. 1972, Wright u. Saunders 1975, Plass u. Mitarb. 1980).

Endstromgebiet

Kochlea

In den Endstromgebieten der Kochlea – insbesondere der Stria vascularis – kann die Durchblutung und damit die Sauerstoffversorgung nur von lokal gebildeten Mediatoren, Stoffwechselprodukten und den Eigenschaften der plasmatischen und korpuskulären Blutzusammensetzung bestimmt werden, da andere Regulationsmöglichkeiten fehlen.

Rheologische Störungen im Endstromgebiet der Kochlea durch Änderungen der Blut- und Plasmaviskosität sollen daher nach Meinung vieler Autoren für das Auftreten eines endolymphatischen Hydrops ursächlich sein (Hesch 1982, Maass 1982, Kimura 1986).

Diese Annahmen beruhen auf den jahrzehntealten Vorstellungen einer Geldrollenbildung der roten Blutkörperchen und des „Sludge"-Phänomens in Kapillargefäßen als Ursache von Kapillarzirkulationsstörungen (Fowler 1950). Kritisch muß jedoch angemerkt werden, daß bei allen diesen Beobachtungen Erfahrungen aus anderen Gefäßbetten in die Kochlea übertragen wurden. Eine sichere Unterscheidung, was in der Endstrombahn noch physiologisch ist und was pathologisch, wurde bisher nicht vorgenommen.

Eine Erhöhung der Serumosmolalität wurde in einem Drittel der Patienten mit Morbus Menière gefunden (Stahle 1973, Angelborg u. Mitarb. 1973). Eine herabgesetzte fibrinolytische Aktivität (Bomholt 1982, Bomholt u. Gormsen 1982) und eine Erhöhung des LDL und des LDL/HDL-Quotienten (Friedrich u. Pilger 1981) fanden sich ebenfalls.

Im peripheren Blut von Menière-Patienten konnte eine Erhöhung der Thrombozytenadhäsität und -aggregation gemessen werden, wie sie sonst bei Herz- und Zerebralinfarkten, Venenthrombosen und flüchtigen Sehstörungen beschrieben wurde (Ristow u. Breddin 1973, Maass 1976, Löhle u. Mitarb. 1981). Da Erhöhungen der Thrombozytenadhäsivität auch unter Streßbedingungen beobachtet werden (Haft u. Fani 1973, Jacobi u. Krüskemper 1977), kann nicht sicher unterschieden werden, ob nicht der Streßfaktor der Menière-Anfälle selber und der damit verbundenen Umstände die gemessenen pathologischen Werte hervorgerufen haben.

Störungen in der Blutzufuhr und damit der Energieträger könnten die aktive, energieabhängige Na^+-K^+-Pumpen der Marginalzellen stören und somit für ein Elektrolytungleichgewicht sorgen (Ross u. Mitarb. 1982).

◼ Vestibularapparat

Die rheologisch wirksamen Faktoren, die für Mikrozirkulationsstörungen im Bereich der Kochlea angenommen werden, gelten für die Gefäßabschnitte des Ductus und Saccus endolymphaticus in gleicher Weise.

Eine Durchblutungsminderung im Sakkulusbereich nahm Gussen (1980, 1983) an. In 25 % der von ihr untersuchten Felsenbeine fand sie eine insuffiziente venöse Drainage und nahm einen gestörten Flüssigkeitsabsorptionsmechanismus im Saccus endolymphaticus als Folge an. Auch eine Rarefizierung der Gefäße im Bereich des Saccus endolymphaticus wurde als Faktor der Pathogenese des endolymphatischen Hydrops postuliert (Lindsay 1942, Ikeda u. Sando 1984, 1985). Diese Annahme, die auch von anderen Autoren nicht gänzlich von der Hand gewiesen wurde (Altmann u. Zechner 1968, Kimura 1986), dient als rationale Grundlage für eine durchblutungsverbessernde Therapie.

Im Kaninchen konnten vestibuläre Störungen durch Verschluß der V. cochlearis inf. und ihrer Zuflüsse erzeugt werden (Martin u. Mitarb. 1983). Im Meerschweinchen gelang dies nicht (Kimura 1967).

Weder durch Drosselung der arteriellen Hauptblutzufuhr noch durch Behinderung des Abflusses konnte im Tierexperiment ein endolymphatischer Hydrops hervorgerufen werden (Perlman u. Kimura 1957). Allerdings zeigten Lee u. Kimura (1992), daß lokale Störungen im Bereich des Saccus endolymphaticus sehr wohl einen Hydrops hervorzurufen vermögen, so daß eine globale labyrinthäre Ischämie und lokale perisakkuläre Ischämie nicht die gleichen Auswirkungen zeigen.

Hormonelle Abhängigkeit und Menstruation

Zwischen 39 und 80 % aller Frauen sind in den Tagen vor ihrer Menses von einem mehr oder minder stark ausgeprägten „prämenstruellen Syndrom" betroffen (Boyle u. Mitarb. 1987). Dieses Syndrom umfaßt verschiedene somatische und psychologische Symptome und ist bisher noch nicht vollständig erklärt. Eine gehäufte Anfallsauslösung in der Prämenstruationszeit wurde von Andrews u. Honrubia in einer Gruppe von 139 weiblichen Patienten mit Morbus Menière beobachtet (1993).

Eine Erklärung wurde in den hormonellen Änderungen in dieser Zeit vor der Menstruation gesehen. Etwa zwei Tage vor dem Einsetzen der Blutungen werden sowohl das follikelstimulierende Hormon (FSH) und das luteinisierende Hormon (LH) gesteigert. Dies bewirkt eine plötzliche Senkung der Hormone Östrogen und Progesteron.

Diese hormonellen Änderungen können direkt oder indirekt das Innenohr beeinflussen.

Östrogen und Progesteron besitzen eine chemische und hormonelle Ähnlichkeit zu den adrenokortikotropen Hormonen. Dazu gehört auch das Aldosteron, das in der Niere eine Natrium- und Wasserretention im distalen Tubulus bewirkt. So steigt der Aldosteronspiegel an und bewirkt über eine Retention von Natrium und Wasser in der Niere ein Ansteigen der extrazellulären Flüssigkeit. Dies erklärt auch das bekannte Phänomen, daß bei Frauen häufig vor dem Einsetzen der Menstruation Ödeme auftreten (Reeves u. Mitarb. 1971, Andersch u. Mitarb. 1978).

Auch das Liquorvolumen wird bis zu 15 % gesteigert (Grant u. Mitarb. 1988). Es wurde daher vermutet, daß eine Druck-Volumen-Änderung auch der Innenohrflüssigkeiten eintreten kann und Hörstörungen verursacht werden (Miller u. Gould 1967, Cox 1980, Abdel u. Mitarb. 1984).

Allerdings gaben nur 9 (6,47 %) von 109 Patientinnen zwischen 16 und 48 Jahren einen zeitlichen Zusammenhang zwischen Auftreten eines Menière-Anfalls und ihrer Periode an (Andrews u. Mitarb. 1992). Über die mögliche Ursache konnte von diesen Autoren nur spekuliert werden. Ein Zusammenhang mit einer prämenstruellen Schilddrüsenunterfunktion (Brayshaw u. Brayshaw 1986), einer Steigerung der Blutviskosität (Simpson 1988) und der Steigerung des Liquorvolumens (Grant u. Mitarb. 1988) sind vermutet worden.

Durch eine Schwangerschaft kann ein vorbestehender Morbus Menière verstärkt werden (Hansen u. Mitarb. 1986).

Stoffwechselerkrankungen

Dysproteinämie

In zahlreichen Untersuchungen wurden bei Patienten mit kochleovestibulären Störungen erhöhte Cholesterinspiegel gefunden, so daß analog zu den Arteriopathien und der koronaren Herzkrankheit ein Zusammenhang angenommen wurde (Douglas 1966).

Eine Hyperlipidämie verändert die Gefäßwand, die Synthese von Stickstoffmonoxid (ehemals EDRF = endothelium-derived relaxing factor), die Verformbarkeit der roten Blutkörperchen und vermindert zusätzlich auch den Blutfluß in den Kapillarbetten. So könnte davon auch die A. vestibularis ant. betroffen sein und über eine verminderte Durchblutung eine labyrinthäre Hypoxie verursacht werden (Saadah 1993).

Bei Patienten mit Morbus Menière wurde von Douglas (1966) ein erhöhter Cholesterinspiegel gefunden. Uneinheitlich lagen die Werte bei 30 Menière-Patienten (Kehaiov 1971). Im Gegensatz hierzu stellten Friedrich u. Pilger (1981) in einem Kollektiv von 49 Patienten mit nachgewiesenem Morbus Menière fest, daß sich Serumtriglyceride und Gesamtcholesterin nicht von den Werten einer Kontrollgruppe unterschieden.

Die Unterschiede lagen in einem höheren LDL-Cholesterin und einem erhöhten Quotienten des LDL/HDL-Cholesterins. Diese Ergebnisse waren den nach Untersuchungen mit Innenohrfunktionsstörungen wie dem Hörsturz ähnlich. In einer Untersuchung von Proctor u. Proctor (1981) hatten 9 von 50 Patienten eine pathologische Erhöhung des Triglyceridspiegels, weitere 22 grenzwertige Befunde. Kinney (1980) fand in 62 % von 180 untersuchten Patienten eine Hyperlipämie vom Typ II und Typ IV, Karjalainen (1984) dagegen nur in 15 % von 82 Patienten.

Auch bei einer Makroglobulinämie ist das Auftreten einer vestibulären Hypoxie beschrieben worden (Andrews u. Mitarb. 1988).

In 20–30 % der Patienten wurde eine erhöhte Serumosmolalität als Ausdruck – wie sie angaben – einer generellen Störung der Homöostase gefunden (Angelborg u. Mitarb. 1973, Celestino u. Ralli 1981).

Eine erniedrigte fibrinolytische Aktivität, wie sie sonst in thrombembolischen Krankheitsformen gesehen wird, fanden Bomholt u. Gormsen (1980, 1982) in einem kleinen Kollektiv von 17 Patienten.

Diabetes mellitus

Blutzuckerschwankungen sind immer wieder in Korrelation mit dem Auftreten von Menière-Anfällen gebracht worden (Weille 1968). Zumeist waren dies aber Einzelfalldarstellungen, in denen auch nicht immer das Vollbild eines Morbus Menière vorhanden oder das Gegenohr schon erkrankt war (Parkin u. Tice 1970, Rudd u. Mitarb. 1993). Moffat u. Mitarb. (1981) stellten nur 3 pathologische Glucosetoleranztests in 27 Patienten mit voll ausgeprägtem Morbus Menière fest und lehnten einen ätiopathogenetischen Zusammenhang ab. Zu der gleichen Schlußfolgerung kamen Karjalainen u. Mitarb. (1986) in 74 Patienten.

Weille (1968) fand einen pathologischen Glucosetoleranztest in 8 von 19 Patienten mit Morbus Menière; Shea u. Kitabchi (1973) in 57 % von 70 Patienten. Einen ebenfalls hohen Prozentsatz einer pathologischen Glucosetoleranz von 76 % in 50 Patienten mit Morbus Menière fanden Proctor u. Proctor (1981).

Aufgrund der kontroversen Ergebnisse wird klar, daß keine eindeutige Beziehung zwischen Morbus Menière und einem gestörten Glucosemetabolismus besteht. Ein routinemäßig durchgeführter Glucosetoleranztest besitzt daher keine Bedeutung (Karjalainen u. Mitarb. 1986).

Leukämie

Politzer berichtete erstmals 1884 über Blutungen im Labyrinth bei leukämischer Taubheit.

Druss (1945) berichtete, daß von 145 Patienten mit Leukämie 16,8 % über otologische Symptome klagten, darunter waren Schwindel mit Nystagmus, Hörverlust und Ohrgeräuschen. Aus dieser Zeit existieren weitere Einzelberichte (Lindsay 1946). Bei genauer Durchsicht der Arbeiten wird jedoch deutlich, daß es sich hierbei nicht um einen (auch nicht „sekundären") Morbus Menière handeln kann. Die Patienten besaßen Mittelohrergüsse, damit verbunden ein Ohrgeräusch und klagten über „Schwindel", wobei es sich in keinem Fall um einen Drehschwindel handelte (Schuknecht u. Mitarb. 1965).

Diese Annahme, daß es sich bei diesen Fällen nicht um einen Morbus Menière handeln konnte, wird von Paparella u. Mitarb. (1973) durch histomorphologische Felsenbeinbefunde an 25 Patienten gestürzt, die Ergußprozesse und Hämorrhagien im Mittelohr dieser Patienten sahen.

Es gibt Berichte, daß Leukämie oft mit einem endolymphatischen Hydrops vergesellschaftet auftritt. Sando und Egami fanden einen relativ engen Aquaeductus vestibuli bei einem leukämischen Patienten. Sie nahmen eine leukämische Infiltration als mögliche Ursache der Menière-Erkrankung an (Sando u. Egami 1977).

Zentrale Erkrankungen

Der rein periphere Charakter der Erkrankung wird durch Beobachtungen in Frage gestellt, die Prodromi wie Kopf- oder Halsschmerzen, Fingerkribbeln oder Sternesehen beschreiben (Jongkees 1971, 1980). Ein immer wieder zitierter Befund ist der von Quix (1923), der den Kornealreflex während eines Anfalls auf der Seite des befallenen Labyrinths herabgesetzt fand.

Dolowitz (1979) untersuchte mit Hilfe der statistischen Methode der Cluster-Analyse die Symptome von 127 Patienten und fand Hinweise, daß zentrale Faktoren beim Morbus Menière eine Rolle spielen. So kann selbst nach vollständiger Labyrinthdestruktion ein Ohrgeräusch bestehen bleiben (Dandy 1928).

Auch Aschan u. Stahle (1957) konnten nicht alle ihre elektronystagmographischen Befunde in das Bild einer vollständig peripheren Krankheit einordnen. Löchen (1970) fand bei 30 Morbus-Menière-Patienten neurologische Hinweise auf zentrale Hirnschädigungen.

Es hat jedoch als allgemein anerkannt zu gelten, daß der Morbus Menière eine Erkrankung des peripheren Gleichgewichtsorgans darstellt, da diese Einzelbeobachtungen keinen substantiellen klinischen Nachweis eines zentralen Geschehens beinhalten (Pfaltz u. Thomsen 1986).

Psychische Faktoren

Schon zu Beginn der 50er Jahre wurde in ersten Veröffentlichungen die psychosomatische Natur des Morbus Menière erwähnt (Fowler u. Zeckel 1952). Im Zentrum dieser Theorie steht eine mögliche Deregulierung des Neurovegetativums, die anfallsauslösend wirkt.

Am Persönlichkeitsbild des Menière-Kranken wurden Züge einer verhaltenen Leidenschaftlichkeit, einer mühsam gezügelten Anteilnahme und eines Ehrgeizes zu möglichst gewissenhaften und vollkommenen Leistungen festgestellt. Zusammenfassend ist dies ein möglichst „perfektionistischer", zum Erfolg strebender Persönlichkeitstyp (Lüscher 1953, Stephens 1975).

Ursachen wurden auch in der Kindheit der Patienten gesucht: 11 von 33 Patienten hatten ein oder beide Elternteile in der Kindheit verloren (Siirala u. Gelhar 1970), 9 von 30 gaben eine schlechte Beziehung zu ihren Eltern an (Czubalski u. Mitarb. 1975).

Der Beginn eines Morbus Menière markierte häufig einen Wendepunkt im Leben, eine ausweglose Situation oder, daß Entscheidungen getroffen werden müssen, aber nicht getroffen werden können (Hallgrimsson u. Janz 1966). Auch Schwierigkeiten in der Ehe oder in sexueller Hinsicht wurden als auslösende Ursache angesehen (Lüscher 1953).

Mit dem Einsetzen des Menière-Anfalls lagen nach Hinchcliffe bei 28 von 44 untersuchten Patienten psychosomatische Ursachen vor. Hinchcliffe untersuchte auch das Persönlichkeitsprofil von Menière-Kranken im Vergleich zu 20 Patienten mit Otosklerose. Mit Hilfe des MMPI (Minnesota Multiphasic Personality Inventory), einem aus 556 Einzelfragen bestehenden Fragenkomplex, wurden hypochondrische, hysterische, paranoide, psychopathische, schizoide, depressive und manische Merkmale erfaßt.

Den Ergebnissen zufolge ist der Menière-Kranke verstärkt in die psychosomatische Symptomenbildung einzuordnen, da vermehrt hypochondrische und hysterische Persönlichkeitszüge festgestellt wurden (Hinchcliffe 1967a, 1967b, 1967c). In einem Vergleich zwischen Patienten mit aktivem und inaktivem Morbus Menière fanden sich in der aktiven Gruppe vermehrt depressive Persönlichkeitszüge (Coker u. Mitarb. 1989). Im Kontrast zu diesen Ergebnissen kam eine andere Gruppe von Wissenschaftlern, die sich ebenfalls des MMPI bedienten, in einem Vergleich von 40 Menière-Kranken zu 38 Patienten mit Schwindel anderer Ursache zu dem Schluß, daß kein Hinweis auf eine psychosomatische Ursache festzustellen sei (Watson u. Mitarb. 1967).

Psychische und emotionale Probleme hatten 17,1 % aller behandelten Patienten in einer amerikanischen Studie (Wladislavosky-Waserman u. Mitarb. 1984). Mentaler und psychischer Streß wurde auch als auslösender Faktor in einer größeren japanischen epidemiologischen Studie gefunden (Mizukoshi u. Mitarb. 1979, 1993).

In anderen Studien lagen ängstliche und phobische, zur Depression neigende Persönlichkeitszüge bei Morbus-Menière-Patienten vor (Martin u. Mitarb. 1990).

Ein weiterer Aspekt ist der „somatopsychische" Faktor der Erkrankung. Die ständige Furcht vor einem unerwarteten Anfall und die sich daraus ergebende Unsicherheit führen zu Angstzuständen und Panik. Auch ist es für den Patienten schwierig, seine Situation in Beruf und Familie einzuschätzen. Diese psychologischen Gegebenheiten leiten zu erneuten psychosomatischen Effekten. Zwei Prozesse überschneiden sich dabei:
1. durch ihre übermäßig genaue Persönlichkeit neigen die Patienten zu einer stärkeren Selbstbeobachtung als andere Menschen,
2. sie sind andererseits sehr hoch motiviert, sich an die Ratschläge des Arztes zu halten (Groen 1983).

Zusammenfassung

Gulya u. Schuknecht (1982) unterteilten den endolymphatischen Hydrops in eine symptomatische und in eine asymptomatische Form.

Die symptomatische Form charakterisierten sie als klassischen Morbus Menière, die asymptomatische als klinisch stummen Hydrops, der nur post mortem bei der Obduktion gefunden würde.

Als Ursache des Hydrops postulierten sie irgendein Ereignis, das die Mechanismen zur Aufrechterhaltung der Homöostase der Endolymphe störe – sei es eine Embryopathie, Entzündung, ein Trauma oder auch idiopathisch ohne erkennbare Ursache. Die Symptomenausprägung sei an funktionierende Innenohrstrukturen gebunden und würde unterbleiben, wenn

- eine Degeneration der sensorischen und neuralen Strukturen vorläge,
- der endolymphatische Hydrops nicht weiter fortschreiten würde,
- eine spontane Fistelbildung im häutigen Labyrinth eingetreten sei.

Therapiemodalitäten

Konservativ-medikamentös

Verlassene Verfahren

▪ Pilocarpinkur

Unter der Annahme, daß der Morbus Menière auf einer Störung des Kaliumhaushaltes in der Endolymphe und Perilymphe beruht, wurde Pilocarpin gegeben. Die durch Pilocarpin hervorgerufene Überproduktion von kaliumreichem Speichel sollte überschüssiges Kalium aus dem Blut und als Folge der Erhöhung des Konzentrationsgradienten zwischen Serum und Innenohrflüssigkeiten auch aus der Perilymphe entfernen (Kašpárek u. Mitarb. 1970).

▪ Kaliumtherapie

Naftalin (1978) vertrat die Ansicht, daß Kaliumglutamat mit Glucose vermischt für die Langzeitbehandlung des Morbus Menière geeignet sei. Durch das Glutamat würde dabei die Kaliumaufnahme gefördert.

▪ Alkalisierungsbehandlung

Hasegawa (1985) führte in einem Diskussionsbeitrag an, daß der Morbus Menière durch intravenöse Natriumbicarbonat-Infusionen über Neutralisierung von niedermolekularen Eiweißen durch die negativen Bicarbonationen geheilt werden könne. Vor diesem Hintergrund wird verständlich, daß die Behandlung mittels 7%iger Natriumbicarbonat-Infusionen (jeweils 100 ml) in Japan an vielen Kliniken Standard ist (Sakata u. Mitarb. 1986).

Helms (1985) führte im Schlußwort zu seinem Referat über den Morbus Menière zum Thema Alkalisierungsbehandlung mit Tris-Puffer aus, daß er in einer kleinen Serie von Patienten keine Erfolge mit dieser Behandlung gesehen habe.

Außenseitermethoden

▓ Verschiedene

Zu den Außenseitermethoden müssen die Homöopathie (Eichner u. Mitarb. 1986), die extrakorporale Ultraviolettbestrahlung des Blutes (Liebscher 1990), die Sauerstoff-Mehrschritt-Therapie nach Manfred v. Ardenne (Wolf u. Hanson 1991) und die Softlaser-Therapie (Partheniadis-Stumpf u. Mitarb. 1993, Walger u. Mitarb. 1993) gerechnet werden, da für diese Methoden weder die wissenschaftliche Grundlagen noch Therapieerfolge an größeren kontrollierten Kollektiven nachgewiesen wurden.

▓ Akupunktur

Die chinesische Medizin empfiehlt die Behandlung des Morbus Menière unter anderem mittels Akupunktur.

Zur Behandlung werden die Hauptpunkte Yintang (Extra 1), Neiguan (P 6) und Anmain (A2) sowie die Hilfspunkte Tinggong (SI 19), Fengchi (GB 20) gewählt (Xu u. Ge 1987). Aber auch Fengchi (GB 20), Taiyang (Extra 2), Baihui (Du 20), Shangxing (Du 23), Zusanli (St 36) und Taichong (Liv 3) werden angegeben (Jia 1993).

Es existieren aber noch andere Akupunktur-Vorschriften zur Wahl der entsprechenden Punkte (Steinberger u. Pansini 1983, Eichner u. Mitarb. 1986), so daß die hier an dieser Stelle wiedergegebenen Literaturstellen keinen Anspruch auf Vollständigkeit und Allgemeingültigkeit erheben können.

Generell wird empfohlen, daß die Patienten einmal am Tag für 20–30 Minuten über 10 Tage behandelt werden. Die Erfolgsrate wurde mit über 93 % von 75 Fällen (Xu u. Ge 1987) und 74 % von 39 Fällen (Jia 1993) angegeben.

Die Moxibustion soll eine ähnlich hohe Heilungsrate besitzen (Jia 1993). Auch Ohr- und Mundakupunktur sind vorgeschlagen worden (Eichner u. Mitarb. 1986).

▓ Neuraltherapie

Selbst von Vertretern der Neuraltherapie nach Huneke werden nur geringe Erfolge in der Behandlung des Morbus Menière – ähnlich wie in der Behandlung des Tinnitus – berichtet. Eine umfassende Darstellung der möglichen neuraltherapeutischen und homöopathischen Behandlungsansätze findet sich bei Hopfer (1987).

▓ Natriumfluorid

Unter der theoretischen Vorstellung, daß dem Morbus Menière eine subklinisch verlaufende, unterschwellige Otosklerose mit Beteiligung des häutigen Labyrinths zugrunde liegen könnte, ist die Verordnung von Natriumfluorid empfohlen worden. Diese auf einer reinen Vermutung basierende Therapie ist nicht unwidersprochen geblieben (Chandler 1980).

▓ Immuntherapie

Der Nachweis einer erhöhten IgG-Konzentration im Saccus endolymphaticus von Menière-Patienten ließen Futaki u. Mitarb. 1988 eine Immunglobulintherapie in den sich nicht auf Cortison bessernden Fällen versuchen. Analog zu der Behandlung von Autoimmunerkrankungen der Niere gaben sie 2×250 mg humanes IgG und 2×500 μg Methyl-B_{12} täglich intravenös über eine Woche lang. Unter dieser hochdosierten Gabe von IgG lösen sich die präzipitierten Immunkomplexe – besonders die von γ-Globulin – wieder auf. 13 so behandelte Patienten zeigten zwar eine Hörverbesserung, aber keine Änderung hinsichtlich der Ausprägung ihres Schwindels und ihres Tinnitus.

▓ Grenzstrangblockade

Pathogenetische Vorstellung und Wirkprinzip

Vor dem Hintergrund der Annahme, daß durch die sympathische Innervation der zuführenden Kochleagefäße eine Regulation der Labyrinthdurchblutung abläuft, wurde (und wird) die Stellatumblockade als Therapie empfohlen (Schubert 1949, Hilger 1950, Kessler 1968, Adlington u. Warrick 1971, Meuser u. Dirlich 1976, Meuser 1989).

Experimentelle Untersuchungen

Bei intakter sympathischer Innervation und gesteigertem Sympathikotonus besteht eine enge Abhängigkeit der Sauerstoffversorgung der Kochlea vom Blutdruck (Hultcrantz u. Mitarb. 1977). Unter der Vorstellung, diese Abhängigkeit zu durchbrechen, wurde die Grenzstrangblockade durchgeführt. Eine Ausschaltung des sympathischen Halsgrenzstranges („Stellatumblockade") sollte zur Folge haben, daß die autoregulatorische Fähigkeit der Labyrinthgefäße verstärkt wird (Maass u. Mitarb. 1977).

Durchführung und Dosierung

Ziel der Injektion ist es, das Köpfchen der 1. Rippe und damit die Umgebung des Ganglion stellatum zu treffen. Injiziert werden 10 cm³ 2 %iger Procainlösung ohne Suprareninzusatz. Die erfolgreiche Injektion ist an dem unmittelbar einsetzenden Horner-Syndrom zu erkennen: Ptosis, Miosis und Enophthalmus. Zunächst wird täglich eine Blockade durchgeführt. Ab dem 6. Tag wird nur noch jeden zweiten Tag behandelt. Der Patient sollte nach jeder Injektion ruhen. Die gesamte Behandlung kann ambulant durchgeführt werden.

Unerwünschte Wirkungen

Die Stellatumblockade wird heute nur noch vereinzelt angewendet. Kessler (1968) gab die Komplikation eines Pneumothorax in 0,4 bis 2,9 % der Fälle an. Volkmann (1952) berechnete auf ca. 1000 Blockaden einen Todesfall. Hibler (1989) sah einen Todesfall auf 5000 Anwendungen. Flüchtige Komplikationen sollen Schluckstörungen und Heiserkeit aufgrund einer Rekurrensbeteiligung durch die Diffusion des Lokalanästhetikums in die Nachbarschaft sein (Neveling 1967, Adlington u. Warrick 1971, Meuser 1989).

In der Hand eines geübten Arztes mag die Grenzstrangblockade ein geringes Risiko darstellen (Neveling 1982, Haug u. Mitarb. 1976), dennoch ist sie wegen der möglichen Zwischenfälle und Komplikationen, die den therapeutischen Benefit nicht aufwiegen, vielerorts verlassen worden.

Adjuvante Maßnahmen

▉ Lebensweise

Die Umstellung der Lebensweise – dazu gehört insbesondere das Vermeiden von psychischen Belastungen (sog. Streß) – wird global in vielen Veröffentlichungen zur Therapie des Morbus Menière empfohlen (Elia 1970, Schmidt 1977, Chüden u. Arnold 1984).

Alföldy (1967) führte die Menière-Erkrankung auf psychische Aufregungen, Rauchen, übermäßige Konsumierung von Alkohol, Mokka und sehr salzigen Speisen zurück und forderte zur erfolgreichen Behandlung deren Einschränkung.

Auch der Aufbau einer guten Arzt-Patient-Beziehung gehört zu den Empfehlungen zu einer erfolgreichen Therapie (Paparella 1991).

▪ Diät

Mygind (1927) stellte 1927 die Theorie auf, daß ein erhöhter Druck im Labyrinth Nystagmus erzeuge, der horizontal zur gleichen Seite und senkrecht nach unten gerichtet sei. Seine Schülerin Deda Dederding propagierte als kausale Therapie des erhöhten Druckes eine Beschränkung der Wasserzufuhr, eine salzarme Kost und die Gabe von Diuretika. Von 157 auf diese Weise behandelten Kranken blieben 150 anfallsfrei (Dederding 1931).

Lange Zeit galt die Furstenberg-Diät (Furstenberg u. Mitarb. 1934) als grundlegende Maßnahme zur Kurierung eines Morbus Menière unter der Vorstellung, daß sich Kochsalz in der Endolymphe anreichert und über eine damit verbundene Verstärkung des endolymphatischen Hydrops einen Anfall auslöst.

Die Furstenberg-Diät bestand aus zwei Richtlinien:
- so wenig Salz wie möglich zuzuführen,
- die Anreicherung von Salz im Körper zu verhindern.

Furstenberg berichteten über ein vollständiges Verschwinden der Schwindelsymptomatik in 57 % ihrer so behandelten 35 Patienten. Weitere 26 % waren gebessert; in 9 % trat auch eine Hörverbesserung auf.

Eine Definition einer natriumchloridarmen Kost wurde von Furstenberg u. Mitarb. nicht angegeben. Üblicherweise werden heutzutage salzarme Diäten in leichte, mittlere und strenge Diäten von 0,5 g bis 4 g Salz täglich unterteilt. Eine mittlere Salzrestriktion erlaubt 2,5 g bis 4,0 g/Tag (Snively u. Mitarb. 1974, Jackson u. Mitarb. 1981).

Obwohl 1953 Perlman u. Mitarb. feststellten, daß weder salzreiche noch salzarme Kost, weder Überwässerung noch Wasserrestriktion einen bemerkbaren Effekt auf die Anfälle der Menière-Patienten hatten, hat sich bis zum heutigen Tage die Meinung gehalten, daß Wasser- und Salzaufnahme eine führende Rolle in der Beeinflußbarkeit der Erkrankung haben.

Am häufigsten wird immer noch eine salzarme, kaliumreiche Diät empfohlen. Dazu soll die Verabreichung von Aldactone, einem kaliumsparenden Diuretikum, hilfreich sein (Weille 1968). Auch die Kombination mit Hydrochlorothiazid ist üblich (Santos u. Mitarb. 1993). (Anm.: Der Einsatz von Diuretika wird ausführlicher im Kapitel über die Diuretika abgehandelt.)

Es ist zu beachten, daß bei längerer diätetischer Salzrestriktion ein Salzdefizit auftreten kann. Dies insbesondere, wenn der Patient über längere Zeit heftig erbricht, an Durchfällen leidet, stark schwitzt oder zusätzlich mit Schleifendiuretika behandelt wurde.

Im Tierversuch hat sich keine Beeinflussung des Elektrolytgleichgewichtes der Innenohrflüssigkeiten durch exzessive Kochsalzgabe i. v. gezeigt (Silverstein u. Takeda 1976). Die Annahme ist daher berechtigt, daß eine diätetische Beeinflussung des Ionengleichgewichts im Endolymph-Perilymph-System nicht möglich ist, da die Regulationsmechanismen im Innenohr dies verhindern.

Nikotinkarenz

Nur wenige Veröffentlichungen beschäftigen sich ausführlich mit den Rauchgewohnheiten der Menière-Kranken oder nehmen zu den Auswirkungen des Nikotinabusus Stellung. Es ist dabei zu berücksichtigen, daß das Blut eines schweren Rauchers bis 20 % des Hämoglobins in der inaktiven Form von Kohlenmonoxid-Hämoglobin enthält und damit weniger dieser wichtigen Sauerstoffträger zur Verfügung stehen.

Die Gefäßwirkung des Nikotins soll die Anfallshäufigkeit sehr beeinflussen. So beobachtete Clemis (1969) bei Rauchern, daß die Anfallshäufigkeit innerhalb eines Monats nach Beendigung des Nikotinabusus vollständig zurückging. Shea u. Kitabchi (1973) haben daher in ihrem Behandlungsplan explizit ein Rauchverbot mit aufgenommen. Andere Autoren weisen nur in Nebensätzen darauf hin (Jackson u. Mitarb. 1981)

Vitamine

Viele Therapieschemata beinhalten die Empfehlung der Gabe von Vitamin A, B, E (Chüden u. Arnold 1984), ohne daß über den möglichen Benefit der adjuvanten Vitamingabe eine Behandlungsstudie geführt wurde. Diese Behandlung ist daher als ein „aliquid fiat" zu verstehen.

Antifibrinolytika

Auffällig ist, wie früh in der Geschichte der Innenohrtherapie schon eine Antikoagulantientherapie propagiert wurde, und zwar unter der damaligen Vorstellung, daß die Gabe von Heparin den Fettstoffwechsel beeinflussen würde (Pick 1955).

Durch Gabe von Antikoagulantien und Fibrinolytika wird versucht, eine verbesserte Mikrozirkulation zu erreichen (Faltynek u. Vesely 1967, Gottstein 1969, Donaldson 1979, Lumio u. Aho 1971). Boette u. Gastpar (1959) propagierten die Heparintherapie des Morbus Menière unter der Vorstellung, daß dieser Erkrankung neben einer möglichen Verklumpung der Erythrozyten in den Arteriolen eine sympathikotone Reaktionslage zugrunde läge, die neben Natriumretention auch eine Permeabilitätssteigerung und eine Hypoxämie zur Folge hätte.

Dosierung

Zur Antikoagulantientherapie werden alle 12 Stunden 6000 IU Heparin subkutan gegeben (Byl 1984).

Unerwünschte Wirkungen

Nach Heparingaben zur Hörsturztherapie ist das Auftreten von Priapismus beschrieben worden (Donaldson 1979, Clark u. Mitarb. 1981). Diese Nebenwirkung hat zum Sistieren der Behandlung geführt. Zudem wird die Gerinnungszeit des Blutes verlängert.

Druckkammer

Unterdruckbehandlung

Nach dem Bericht von Densert u. Mitarb. (1975), daß sich bei 3 Patienten mit Morbus Menière das Hörvermögen in einer Unterdruckkammer bei -300 bis -900 mmWS und 30 bis 129 Minuten Behandlungsdauer gebessert habe, wurde unter der Annahme, daß dem Morbus Menière ein kochleärer Hydrops und damit ein Überdruck im Innenohr zugrunde liegt, von anderen Autoren auch die Unterdruckbehandlung empfohlen (Ingelstedt u. Mitarb. 1976, Tjernström u. Mitarb. 1979, 1980, van Deelen u. Mitarb. 1987). Durch die Reduktion des Luftdruckes soll ein relativ positiver Mittelohrdruck entstehen, der eine Verminderung einer angenommenen venösen Stauung bewirkt und eine passive Öffnung der Tuba Eustachii (Stahle 1984). Die Patienten werden einem Unterdruck von -700 mmWS für 30 Min. ausgesetzt. Bei 45 % der Patienten sei eine sofortige Hörverbesserung von 10–30 dB eingetreten.

Die Ergebnisse konnten in späteren Untersuchungen von anderen Autoren nicht bestätigt werden (Younger u. Mitarb. 1984).

Im Tierversuch an Katzen, die einen offenen Aquaeductus cochleae besitzen, wurde die Abhängigkeit des Perilymphdruckes vom Außendruck gezeigt. Allerdings glichen sich Druckänderungen innerhalb von 1 Minute in diesem Modell aneinander an (Carlborg u. Mitarb. 1990).

Druckausgleichsbehandlung durch Paukenröhrcheneinlage

Lall (1969) stellte mittels einer Umfrage in England fest, daß 12,5 % von 285 englischen HNO-Ärzten zur Behandlung des Morbus Menière eine Paukenventilation durchführten. Seine Umfrageergebnisse ergaben in 50 % Besserung des Schwindels. Bei 60 % von 29 Patienten bewirkte die Einlage eines Paukenröhrchens in einer mittleren Kontrollperiode von

11 Monaten (4 Monate bis 2 Jahre), daß keine Schwindelanfälle mehr auftraten. In 20 % ergab sich eine deutliche Besserung (Guillemin u. Mitarb. 1988, Montandon u. Mitarb. 1988).

Die Beobachtung, daß Paukenbelüftungsstörungen mit Schwindel einhergehen können, wurde schon von Prosper Menière selber beschrieben. Auch Politzer (1887) empfahl die Parazentese des Trommelfells.

Die Einlage eines Belüftungsröhrchens wurde in jüngster Zeit von Kimura (1996) erneut propagiert und mit einer gesteigerten Sauerstoffversorgung des Innenohres via Mittelohr und eines besseren Innenohrdruckausgleichs begründet.

Die Behandlung des Schwindels mittels epinephrinhaltigen Nasenspülungen, um die Tube zu öffnen, stammt aus Indien. Besserungsraten bis zu 83 % wurden veröffentlicht (Shah u. Shah 1981).

Überdruckbehandlung

Die Überdruckbehandlung des Morbus Menière ist gerade in jüngster Zeit wieder angewendet worden. In einer Druckkammer erreichten Densert u. Mitarb. bei Erhöhung des Druckes auf -110 cmWS eine vollständige Erholung (Densert u. Mitarb. 1975).

Nach Einlage eines Paukenröhrchen wurden 14 Patienten ein Druckpuls gegeben. In 12 Patienten stellte sich eine Hörverbesserung ein (Densert 1987).

In einem kleinem Kollektiv von 5 Patienten erreichten Densert u. Densert (1982) eine Restitutio ad integrum über eine Beobachtungszeit von 4 Jahren.

Sauerstoffüberdruckbehandlung

Pathogenetische Vorstellung und Wirkprinzip

Grundlage zur Anwendung von hyperbarem Sauerstoff ist die Vorstellung, daß beim Morbus Menière ein Sauerstoffdefizit im Gewebe – insbesondere im Saccus endolymphaticus – vorliegt.

Das Einatmen von reinem Sauerstoff unter atmosphärischem Überdruck (hyperbare Oxygenation, HBO) führt zu einer 15–20fachen Steigerung des arteriellen Sauerstoffpartialdruckes. Der Sauerstoffzuwachs resultiert aus dem größeren physikalisch gelösten Anteil im Blut. Der an das Hämoglobin chemisch gebundene Sauerstoffanteil von etwa 21,4 Vol.-% ändert sich nicht. Der Zugewinn durch physikalische Lösung im Blut beträgt bis zu 6 Vol.-% Sauerstoff. Damit soll eine bessere Sauerstoffdiffusion in das Gewebe – insbesondere von ischämischen Arealen – erreicht werden.

Unter hyperbarer Sauerstoffbehandlung wurde eine Hemmung der neuronalen Transmitter GABA und Glutamat in zentralen Synapsen gemessen, die auch in der Nähe der Haarzellen vorhanden sind (Ehrenberger u. Felix 1991). Hyperbarer Sauerstoff wirkt zusätzlich durch eine einsetzende Vasokonstriktion antiödematös (Übersicht bei Bettinghaus 1993).

Experimentelle Untersuchungen

Im Experiment wurde eine bis zu 9,4fache Zunahme des Sauerstoffpartialdruckes in der Perilymphe unter hyperbarer (1,6 bar) Sauerstofftherapie gezeigt (Lamm u. Mitarb. 1988). Der arterielle pO_2 erhöhte sich auf 1812 mm Hg, dem 18fachen des Normalwertes (Lamm 1992). Eine Stunde nach Beendigung einer Sauerstoffüberdruckbeatmung liegt der Sauerstoffgehalt immer noch bei 58 % des Ausgangswertes (Lamm 1992).

In tierexperimentellen histologischen und elektrophysiologischen Untersuchungen hat sich allerdings auch gezeigt, daß die hyperbare Sauerstofftherapie nicht gänzlich ohne Risiko für das Innenohr ist. Nach wiederholter Kompression und Dekompression wurden Haarzellenschäden beobachtet (Zheng u. Gong 1992). Auch nach einer anderen Untersuchung, bei der 48 Meerschweinchen einmal pro Woche 16 Wochen lang einem Druck von 1–2 bar ausgesetzt wurden, konnten Schäden im Corti-Organ und eine Einschränkung der Hörfunktion beobachtet werden. 8 Tiere entwickelten einen spontanen horizontalen Nystagmus (Yamamuro u. Mitarb. 1992).

Yanagita u. Mitarb. (1992) untersuchten die morphologischen Veränderungen im Meerschweinchen nach Kompression und Dekompression auf 2 bar und fanden Degeneration und Schäden an den Stereozilien der äußeren Haarzellen.

Klinische Studien

Ein einheitliches Konzept, mit welchem Überdruck eine hyperbare Sauerstoffbehandlung (HBO) durchgeführt werden soll, existiert nicht. Die Behandlungen variieren zwischen 10 und 20 „Tauchgängen" mit einer Dauer von 45–60 Minuten. Der Überdruck geht bis 2 bar.

In größeren Druckkammern wird der Überdruck mit Raumluft erzeugt und der reine Sauerstoff über Masken geatmet.

Unerwünschte Wirkungen

Tödliche Zwischenfälle bei Überdruckbehandlungen haben sich 1976 in Hannover und Bremen ereignet und die Gefahren offensichtlich werden lassen, die der Druckkammerbetrieb mit sich bringen kann.

Medizinische Komplikationen finden in den bekannten Mitteilungen kaum Erwähnung. Bei 44 Patienten, die 427 Druckfahrten absolvierten, erfolgte bei 3 Fällen ein Therapieabbruch wegen eines akuten Barotraumas und bei weiteren 3 Patienten wegen akuten Angstzuständen (Klaustrophobie) in der Druckkammer (Pilgramm u. Mitarb. 1985). In 17 000 Anwendungen sahen Schumann u. Fischer (1992) 4 Barotraumen, einen epileptischen Anfall und zwei Fälle mit Pneumothorax.

Bei Überschreiten eines Überdrucks von 3 bar können akute Krämpfe durch die toxischen Wirkungen des Sauerstoffes auf das Zentralnervensystem einsetzen. Bei langdauernder chronischer Sauerstoffatmung jenseits von 0,5 bar Sauerstoffpartialdruck in der Atemluft kann es zu einer Schädigung der Lunge kommen (Übersicht bei Bettinghausen 1993).

Bewertung

Die hyperbare Sauerstoffbehandlung des Morbus Menière ist wegen des dazu erforderlichen Aufwandes und der nicht über andere Therapieansätze hinausgehenden Effektivität in Deutschland bisher nicht weit verbreitet.

Nur wenige Arbeitsgruppen haben sich mit dieser Form der Behandlung wissenschaftlich auseinandergesetzt (Lamm u. Klimpel 1971, Jakobi u. Mitarb. 1975, Kuhl u. Mitarb. 1979, Pilgramm u. Mitarb. 1985, Schumann u. Mitarb. 1990).

Aus Japan sind größere Behandlungsstatistiken bekannt (Miyake u. Yanagita 1988, Yanagita u. Mitarb. 1973, Yanagita u. Mitarb. 1992). Hier ist auch die Zahl der Therapieplätze in Tauchkammern bedeutend größer.

Die Indikationslisten der Undersea and Hyperbaric Medical Society, der European Undersea Biomedical Society und des Club Français de Medicine Hyperbare führen die hyperbare Sauerstofftherapie als unterstützende Maßnahme bei plötzlichem Hörverlust mit oder ohne Tinnitus.

Kostenübernahme

In den letzten Jahren sind privat betriebene Druckkammern eingerichtet worden, wie z.B. in Ulm, Hannover und in St. Augustin / Bonn. Für Patienten, die in der gesetzlichen Krankenkasse versichert sind, ist mit einem Eigenteil zu rechnen, der z.Z. um die 900.– DM liegt. Die übrigen Kosten werden auf Antrag von den meisten Kassen übernommen.

Antihistaminika

H$_1$-Rezeptorantagonisten

Pathogenetische Vorstellung und Wirkprinzip

Dimenhydrinat (Vomex A) stellt eines der Antivertiginosa dar, die klinisch sehr umfassend getestet wurden. Zahlreiche experimentelle Untersuchungen an Meerschweinchen, Kaninchen, Katze sowie am Menschen (Boenninghaus 1952, Mulch 1976) ergaben einen signifikanten dämpfenden Effekt auf das vestibuläre System und seine Reizantworten. Es eignet sich auch gut zur Behandlung der Reise- und Seekrankheit. In labyrinthlosen Tieren ließ sich eine Kinetose nicht mehr auslösen (Wang u. Chinn 1956).

Es wird im Gastrointestinaltrakt gut resorbiert und erreicht einen maximalen Wirkspiegel 2–3 Stunden nach Applikation. Die Wirkung hält dann ca. 4–6 Stunden an (Plasmahalbwertszeit: ca. 8 Stunden). Pharmakologisch blockiert es die H$_1$-Rezeptoren an der glatten Muskelzelle (H$_1$-Antagonist).

Dosierung

Erwachsene nehmen 3–4mal tgl. 1–2 Drag. à 50 mg. Bei bestehender Übelkeit oder Erbrechen empfiehlt sich die Gabe der Suppositorien. Vomex A Supp. 150 mg können 3–4mal tgl. genommen werden. Dimenhydrinat wurde auch bei Kindern mit Schwindel erfolgreich eingesetzt (Koenigsberger u. Mitarb. 1970). Für Kinder stehen Zäpfchen mit entsprechend geringerem Wirkstoffgehalt zur Verfügung.

Unerwünschte Wirkungen

Die zentraldämpfende Wirkung ist hinsichtlich der eingeschränkten Fahrtüchtigkeit, aber auch bei anstehenden Gleichgewichtsprüfungen zu beachten. Letztere können stark verfälscht und damit nicht auswertbar werden. Die Verstärkung der Wirkung von gleichzeitig gegebenen zentralwirksamen Medikamenten ist möglich.

Antihistaminika vom Benzhydriltyp

Cinnarizin

Pathogenetische Vorstellung und Wirkprinzip
Cinnarizin übt einen starken, nicht kompetitiven Antagonismus zu verschiedenen vasoaktiven Molekülen wie Histamin, Noradrenalin, Angiotensin, Nikotin und Bariumchlorid aus. Auch wird der Calcium-Influx in die Zelle vermindert.

Experimentelle Untersuchungen
Im Meerschweinchen folgte nach Gabe von Histaminphosphat ein
Anstieg der kochleären Durchblutung (Suga u. Snow 1969). Martinez
(1971) wies in der Stria vascularis und im Spiralligament eine Vasodila-
tation in den Kapillaren, Arteriolen und arteriovenösen Arkaden im
Meerschweinchen und im Chinchilla nach.

In Tierversuchen hat sich gezeigt, daß Cinnarizin einen dämpfenden
Einfluß auf die Vestibulariskerne ausübt (Jongkees u. Philipszoon
1960).

Klinik
Seit 1958 wird Cinnarizin bei peripheren Durchblutungsstörungen, zerebraler Arteriosklerose (Bernard u. Goffart 1968), allergischen Erkrankungen und Gleichgewichtsstörungen (Philipszoon 1962) eingesetzt.

Durch die Einnahme von Cinnarizin schon in einer Dosierung von
2mal 30 mg/Tag kommt es zu einer signifikanten Dämpfung der Gleichgewichtsorgane (Cobb u. Mitarb. 1976). In einem Doppelblindversuch
erwies sich Cinnarizin bei Menière-Patienten und Patienten mit zentralen Störungen als nicht so erfolgreich wie bei Patienten mit plötzlichem
Vestibularisausfall (Häusler u. Mitarb. 1989).

Dosierung
Bei Innenohrdurchblutungsstörungen wird die Einnahme von 1–2mal
1 Kps. tgl. à 75 mg empfohlen.

Unerwünschte Wirkungen
Neben einer Minderung des Reaktionsvermögens und Kopfschmerzen
kann es bei der Einnahme von Cinnarizin zu einem Trockenheitsgefühl
in der Nase und im Mund kommen. Zu beachten ist auch, daß Cinnarizin durch seine antiallergischen Eigenschaften Hauttestungen verfäl-
schen kann.

Flunarizin

Pathogenetische Vorstellung und Wirkprinzip
Flunarizin (Sibelium®) ist ein Piperazin-Derivat (Cinnarizin-Derivat),
das den Einstrom von Ca^{2+} in die Zelle verhindert (Calciumantagonist).
Pharmakologisch eingeordnet wird es als Antihistaminikum mit einer
Benzhydrilgruppe. Es verbessert die Flexibilität der Erythrozyten und
damit die Blutviskosität. Es induziert Vasodilatation durch Blockierung
der H_1-Rezeptoren (Ell u. Gresty 1983). Die Substanz wurde 1968 entdeckt und gelangte 1977 zur klinischen Einführung.

Behandlungsstudien
In Doppelblindstudien und multizentrischen Untersuchungen wurde die Wirksamkeit von Flunarizin bei Erkrankungen, die mit Schwindel einhergehen, getestet. In der Regel zeigte sich die Wirkung durch eine Reduzierung der Zahl und der Schwere der vestibulären Anfälle innerhalb der ersten Woche.

Dosierung
Initial werden Dosen bis 30 mg/Tag gegeben. Die Erhaltungsdosis nach dem ersten Behandlungsmonat sollte dann bei 10 mg/Tag liegen.

Unerwünschte Wirkungen
Häufig wird eine initiale Müdigkeit beobachtet, die jedoch durch eine abendliche Einnahme aufgefangen werden kann. Sowohl von Cinnarizin als auch Flunarizin ist eine Dämpfung des vestibulookulären Reflexes bekannt, was sich bei Gleichgewichtsprüfungen als hinderlich erweisen kann (Hofferberth u. Grotemeyer 1985). Unruhe, Schlafstörungen und Gedächtnisminderungen werden positiv beeinflußt (Materna 1981).

▪ Parasympatholytika

Scopolamin

Pathogenetische Vorstellung und Wirkprinzip
Scopolaminhydrobromid gehört zur Familie der Alkaloide, die sich von der Pflanze Atropa belladonna und anderen Nachtschattengewächsen (Solanaceae) ableiten. Scopolamin ist ein Blocker der postganglionären parasympathischen myoneuralen Synapsen (Parasympatholytikum, Anticholinergikum). Es bindet an die Acetylcholinrezeptoren.

Seit langem gilt es als wirksames Mittel gegen Seekrankheit und mit Schwindel assoziierter Übelkeit. Es besitzt jedoch nur eine kurze biologische Halbwertszeit von 1 Stunde, so daß es nicht zur Dauerbehandlung eingesetzt werden konnte.

Klinik
Klinisch eingesetzt wurde Scopolamin nicht nur bei Seekrankheit, sondern auch in der Behandlung des Morbus Menière (Paparella 1991). In einer Doppelblindstudie bei 16 Patienten mit Morbus Menière zeigten sich bei 5/6 Patienten eine deutliche Besserung, die über der des Placebos lag (Rahko u. Karma 1985).

Dosierung
Ein transdermales System (Scopoderm) mit 2,5 cm^2 Absorptionsfläche
enthält 1,5 mg Scopolamin. Auf der Haut wird es in einer Rate von
0,5 mg/72 Std. freigesetzt. Es wird hinter dem Ohr auf die haarlose Fläche geklebt.

Klinik
Zur Behandlung der Seekrankheit eingesetzt (Straub u. Mitarb.
1983), hat Scopolamin in verschiedenen Studien seine Überlegenheit in der
Reduzierung von Schwindel gegenüber Placebo bewiesen (Rahko u.
Karma 1985, Babin u. Mitarb. 1984).

Unerwünschte Wirkungen
Die anticholinerge Wirkung bedingt unerwünschte Wirkungen wie
Mundtrockenheit, Akkommodationsstörungen, Mydriasis und Harn-
verhalt. Die kurze Halbwertszeit bedingt häufige Verabreichungen.

▦ Verstärkung GABAerger Hemmechanismen

Benzodiazepine

Pathogenetische Vorstellung und Wirkprinzip
Tranquilizer wie die Benzodiazepine (hierzu gehören Valium®, Rohyp-
nol®, Lexotanil®, Dormicum®, u. v. a. m.) wirken über zentrale Benzo-
diazepinrezeptoren, die eine Erhöhung der Affinität der GABA$_A$-Rezep-
toren für GABA (inhibitorischer Neurotransmitter) bewirken. Sie besitzen eine dämpfende Wirkung, da die Intensität eines vestibulären
Spontannystagmus vom Vigilanzniveau abhängt (Mulch 1976). Bei der
Katze mindert Diazepam 0,4 mg/kg KG i. v. den Ausfallnystagmus nach
Labyrinthektomie stärker als Dimenhydrinat (McCabe u. Mitarb. 1973).

Klinik
Diazepam wurde daher zusätzlich zu spezifischen Antivertiginosa zur
symptomatischen Therapie von vestibulärem Schwindel empfohlen
(Roydhause 1974).

Dosierung
Die Richtdosis für Diazepam beträgt 5–15 mg pro Tag.

▦ GABA-Antagonisten

Pathogenetische Vorstellung und Wirkprinzip

Picrotoxin verhält sich wie ein GABA-Antagonist. Picrotoxin leitet sich von dem Samen der ostindischen Kletterpflanze Anamirta cocculus – den Kokkelskörnern – ab, die von ostindischen Seefahrern im 16. Jh. gegen Seekrankheit angewandt wurde (Übersicht bei Ehrenberger 1988).

Als vestibulärer Transmitter wurde GABA im Labyrinth nachgewiesen (Felix u. Ehrenberger 1981).

Dosierung

1–5 mg Picrotoxin werden langsam i. v. injiziert, dabei kommt es innerhalb von 20 Minuten zu einer Reduktion des Schwindels ohne Sedierung. Als Langzeittherapie können Picrotoxin Suppositorien à 1 mg 3×1 pro Woche gegeben werden (Ehrenberger 1988).

Neuroleptika (Dopaminantagonisten)

Zu den atypischen Neuroleptika zählen (nach Klages u. Mitarb. 1993):
- Dibenzodiazepine (Clozapin),
- Benzamid (Sulpirid),
- trizyklische Antidepressiva (Trimipramin).

Zu den den herkömmlichen Neuroleptika zählen:
- Butyrophenone, hochpotent,
- Phenothiazine (Promethazin, Thioridazin), niederpotent.

Sowohl den herkömmlichen als auch den atypischen Neuroleptika ist pharmakologisch die Blockade von Dopaminrezeptoren gemeinsam (Dopaminantagonisten).

Einige dieser Substanzen werden in der Behandlung des Morbus Menière als Monopräparat oder in Kombination mit anderen Substanzen eingesetzt.

▦ Benzamide

Pathogenetische Vorstellung und Wirkprinzip

Sulpirid (Dogmantil®) ist ein seit 1972 im Handel befindliches synthetisches, heterozyklisches substituiertes Benzamid, das einerseits als Psychopharmakon, andererseits als Antivertiginosum eingesetzt wird. Es gehört zu der Gruppe der atypischen Neuroleptika (Dopaminantagonisten).

Es blockiert in niedriger Dosierung primär die Dopamin-Autorezeptoren an der Präsynapse, woraus sich eine antidepressive und antivertiginöse Wirksamkeit ergibt. In höherer Dosierung blockiert Sulpirid darüber hinaus die postsynaptischen Dopamin-2-Rezeptoren und wirkt so antipsychotisch (Lemoine 1996).

Im Tierversuch zeigten Hamann u. Mitarb. (1974) die hemmende Wirkung von Sulpirid auf die vestibulokortikale Projektion. Es zeigt keine das Zentralnervensystem dämpfende Eigenschaften, sondern einen „Aufhellungseffekt" und den Abbau depressiv-ängstlicher Stimmung (Conrad u. Aschoff 1973, Aschoff 1974).

Metoclopramid besitzt chemische Verwandtschaft zum Sulpirid und gehört in die Klasse der substituierten Benzamide. Es blockiert ebenfalls die D2-Rezeptoren und wird antiemetisch durch die verminderte Dopaminwirkung in der Area postrema. In einer ersten Untersuchung stabilisierte sich der Zustand bei 6/22 Patienten mit Morbus Menière unter einer Therapie von 20 mg täglich (Salas 1967).

Klinik

Die antivertiginöse Wirkung am Menschen untersuchten Conrad u. Aschoff (1973) an 50 Patienten mit zentral- und periphervestibulären Erkrankungen. Sie sahen nach einer 3wöchigen Behandlung bei einer Dosierung von 300 mg/tgl. in 88 % eine deutliche Abnahme des subjektiv empfundenen Schwindels. Wegen der neurovegetativen Begleitkomponente gaben Bremont u. Mitarb. (1972) in 40 Fällen mit Erfolg Sulpirid. Mulch (1976) sah eine Abschwächung des Spontannystagmus in 24 Patienten mit periphervestibulären Störungen nach 18 Min. Allerdings waren unter den untersuchten Patienten keine Patienten mit einem akuten Menière-Anfall.

Dosierung

Die Initialtherapie besteht in Dogmatil forte in einer Dosierung von 3–8mal 1 Ampulle i. m. (2 ml = 100 mg Sulpirid). Zur Langzeitbehandlung wird eine Tagesdosis von 300 mg (3 x 2 Kps./tgl.) gegeben.

Bei Kindern kann eine Dosierung von 5 mg/kg KG appliziert werden. Als Verabreichungsform empfiehlt sich in diesen Fällen Saft.

Unerwünschte Wirkungen:

Aufgrund der geringen sedierenden und die Vigilanz beeinträchtigenden Wirkung kann die Eignung zum Führen von Kraftfahrzeugen unter der Einnahme von Benzamiden u. U. nach Dose 1994 bejaht werden, wenn nicht Dosiserhöhungen oder Umstellungen stattfinden. Bei schwerer Niereninsuffizienz sollte die Dosis reduziert werden.

Butyrophenone

Pathogenetische Vorstellung und Wirkprinzip

Das Neuroleptikum Droperidol gehört zu der Klasse der Butyrophenone. Der Hauptwirkungsmechanismus besteht in einer Blockade der Dopaminrezeptoren. Daneben weisen Neuroleptika aufgrund ihrer chemischen Grundstruktur auch Affinität zu cholinergen, adrenergen, histaminergen und serotonergen Rezeptoren auf. Der antiemetische Effekt entsteht durch Hemmung der Trigger-Zone in der Area postrema des Brechzentrums.

Fentanyl ist ein synthetisches Analgetikum, das schnell einsetzt und innerhalb von 30 Minuten wieder abklingt. Die Wirkung besteht in einer Unterdrückung der vestibulären Aktivität, einer vegetativen Dämpfung und der Ausbildung einer psychischen Indifferenz.

Klinik

Eine Mischung aus Droperidol und Fentanyl bewirkt eine starke antiemetische Wirkung innerhalb von Minuten. Auch ein Spontannystagmus sistiert in dieser Zeit. Bei Gesunden wird die kalorische Erregungsantwort vollständig unterdrückt (Dowdy u. Mitarb. 1965). Eine Vestibularisprüfung kann dadurch so verfälscht werden, daß sie nicht mehr bewertbar ist.

Die beiden Medikamente sind daher sehr gut zur Kupierung des akuten Anfalls geeignet (Ehrenberger 1988). Eine Wirkung auf bestehenden Tinnitus oder eine Verbesserung des Hörvermögens wurden nicht beobachtet (Johnson u. Mitarb. 1976).

Dosierung

2,5 mg Droperidol und 0,05 mg Fentanylcitrat/ml i.v. über eine Zeitdauer von 2 Minuten. Dihydrobenzperidol (1–2 ml) kann auch i.m. gegeben werden.

Unerwünschte Wirkungen

Starke Müdigkeit und Somnolenz werden unmittelbar nach der Injektion häufig beobachtet (Boedts u. Vandenhove 1969, Ehrenberger 1988). Atemdepression, Bradykardie und andere unerwünschte Wirkungen sind eher selten, können jedoch vorkommen.

Phenothiazinderivate

Pathogenetische Vorstellung und Wirkprinzip

Promethazin (Atosil®) gehört zu den Phenothiazinderivaten, wirkt aber sehr ausgeprägt antihistaminerg. Zusätzlich hat es eine so stark dämpfende Wirkung, daß es zu den Neuroleptika gezählt wird. Es wird als Antihistaminikum und Sedativum eingesetzt.

Lokalanästhetika

Pathogenetische Vorstellung und Wirkprinzip

Die Lokalanästhetika Lidocain und Novocain besitzen – wenn intravenös verabreicht – die Eigenschaften, antiarrhythmisch zu wirken, vorhandenen Tinnitus zu unterdrücken (Bárány 1935, Lewy 1937) und die Häufigkeit von epileptischen Anfällen zu reduzieren. Lokalanästhetika dichten die Membran für Na^+ und in höherer Konzentration auch für K^+ ab.

Im Tierversuch bei labyrinthektomierten Katzen wurde ein Persistieren des Nystagmus nach Gabe von 4 mg/kg KG Lidocain innerhalb von 4 Stunden erreicht (Parnes u. Mitarb. 1988).

Ward u. Honrubia (1969) stellten ein reversibles Absinken der Mikrofonpotentiale nach Infusion der Scala tympani mit verdünntem Lidocain fest. Reine deutliche Änderung der Amplitude und der Latenz der Welle V in der ERA wurde bei der Katze und beim Menschen festgestellt (Javel u. Mitarb. 1982, Ruth u. Mitarb. 1985).

Klinik

Duchon u. Miriszlai (1959) injizierten erstmalig 6 Menière-Kranken 5 ml 2 %iges Novocain intravenös in bezug auf Williams Theorie (1951), daß dem Morbus Menière eine cholinerge Hyperaktivität zugrunde läge.

Intravenöses Lidocain wurde von Gerjot (1963, 1976) eingesetzt, der eine signifikante Reduktion der Anfallshäufigkeit sah. In 24 Patienten beobachteten Coyas u. Bossinacou (1969) zum Teil dramatische Verbesserungen noch unter der Infusion von 3 ml 2 %iger Xylocainlösung.

Fradis u. Mitarb. (1985) berichteten über 86 % Besserung in bezug auf die Schwindelanfälle und 67 % Besserung in bezug auf den vorher vorhandenen Tinnitus. In der Hälfte ihrer Patienten besserte sich das Hörvermögen um im Mittel 20 dB. In der anderen Hälfte änderte sich das Hörvermögen nicht.

Dosierung

Lokalanästhetika werden zweckmäßigerweise als Infusionstherapie verabreicht. In 250 ml 5%iger Glucose oder in 250 ml 0,9%iger NaCl-Lösung werden 8 ml einer 2%igen Novocainlösung aufgelöst. Diese 8 ml 2%ige Novocainlösung werden 2 Tage lang gegeben, dann wird die Novocaindosis auf 10 ml ebenfalls 2 Tage lang erhöht, anschließend 12 ml usw. Jeden 2. Tag wird das Novocain gesteigert bis zu einer Maximaldosis von 18 ml 2%iger Novocainlösung. Diese Novocaininfusion könnte auch zusätzlich ab dem 3. Tag zu einer Dextran-Infusionsbehandlung gegeben werden (nach Bumm 1978).

Unerwünschte Wirkungen

Die Halbwertszeit beträgt bei Lidocain 90–100 Minuten. Müdigkeit und Somnolenz werden unmittelbar nach der Injektion häufig beobachtet (Parnes u. Mitarb. 1988).

Vorboten einer toxischen Wirkung sind Übelkeit, Erbrechen, Rededrang, Euphorie, Angst, Unruhe, Schwindel und Verlust der Orientierung. Danach treten Muskelzuckungen und Krämpfe auf. Vor einer Behandlung ist Diazepam als Prämedikation zu empfehlen. Bei einem Zwischenfall ist die Intubation und künstliche Beatmung unter Gabe von Diazepam erforderlich.

Diuretika

Die Behandlung mit Diuretika geht weit zurück in der Therapiegeschichte des Morbus Menière (Dederding 1931). Ihren besonderen Stellenwert haben sie aber in der Diagnosefindung des Morbus Menière (z.B. Furosemidtest).

Osmotika

Osmotika sind Substanzen, die in der Niere glomerulär filtriert, aber nicht tubulär reabsorbiert werden. Sie binden freies Wasser intravasal. Zu dieser Substanzgruppe gehören Glycerin, Sorbit, Mannit und Harnstoff.

Glycerin

Pathogenetische Vorstellung und Wirkprinzip
Glycerin ist ein atoxischer dreiwertiger Alkohol und wird rasch enteral resorbiert. Eine Anhebung der Plasma-Osmolalität von mindestens 1 mOsm/kg KG wird als notwendig angenommen, damit ein Effekt in der Endolymphe wirksam wird (Morrison u. Mitarb. 1980).

Klinik
De Vincentiis u. Mitarb. (1964) berichteten über zwei Fälle, bei denen sich nach Gabe von 1 g/kg KG Glycerol Schwindel und Hörvermögen auf Dauer verbesserten. Sie fanden Glycerol als Therapie für Frühfälle geeignet. Eine Dosierung von 0,5 -0,75 g/kg KG gaben Magliulo u. Mitarb. (1993) zur Behandlung an. Sie konnten im Tierversuch ebenfalls eine langfristige Besserung der Hörschwelle feststellen, wenn sie über 3 Monate Glycerol verabreichten.

Isosorbid/Mannitol

Pathogenetische Vorstellung und Wirkprinzip
Isosorbid (1,4:3,6-Dianhydrosorbitol) ist dem Mannitol insofern ähnlich, als es metabolisch inert ist und von dem Zucker Hexose abstammt. Es wird nicht nur als künstlicher Süßstoff eingesetzt, sondern auch in der Therapie des Morbus Menière (Kitano u. Kitahara 1987).

Mannitol zeigte sich im Tierversuch weniger effektiv im Vergleich zu Glycerin (Angelborg u. Mitarb. 1982). Da sich im Tierversuch auch eine stärkere Erhöhung des Sauerstoffpartialdruckes nach i. v. Gabe von Glycerin im Vergleich zu Mannitol zeigte (Yoshida u. Uemura 1991) und in Katzen eine geringere Wirksamkeit auf den endolymphatischen Hydrops festgestellt wurde (Carlborg u. Farmer 1983), wurde auf eine unterschiedliche Kinetik oder Wirkung auf die Blut-Perilymph-Schranke geschlossen, obwohl beide experimentell den kochleären Blutfluß erhöhen (Larsen u. Mitarb. 1982).

Klinik
Über Erfolge mit dem osmotisch wirksamen Mannit berichtet Alföldy (1967).

In 102 Patienten wurde eine Kontrollrate des Schwindels in 72–92 % erreicht (Kitahara u. Mitarb. 1982). In 32 Patienten, die über 24 Monate nachbeobachtet wurden, sahen Kanda u. Mitarb. (1993) keine Besserung von Tinnitus und Hörvermögen. Nozawa u. Mitarb. (1995) berichteten dagegen über die Besserung des Hörvermögens bei 6 Patienten und des Ohrgeräusches in 15 Patienten von 30 Patienten mit Morbus Menière im gleichen Zeitraum von 2 Jahren. In der Hälfte der Patienten traten in dieser Zeit keine schweren Menière-Anfälle auf.

Sterkers u. Mitarb. (1987) fanden in über 50 % von insgesamt 47 Patienten eine deutliche Anhebung der Hörschwelle nach Infusion von 500 ml Mannitol 10 % (Tab. **18**).

Tabelle **18**   Übersicht der Mannitolwirkungen

Autor	Jahr	Zeitraum	n =	Vertigo	Hörverlust	Tinnitus
Ishikawa	1983	2 Wo.		75 %	0 %	18 %
u. Nakashima		6 Wo.		78 %	25 %	33 %
Kitano u. Minami	1983	12 Mon.		n.a.	13 %	29 %
Kanda u. Mitarb.	1993	24 Mon.	32	79 %	22 %	22 %
Nozawa u. Mitarb.	1995	24 Mon.	30			

Dosierung
Gängige Empfehlungen lauten für eine Gabe von 30 ml 70 %iges Isosorbid 3mal tgl. über 1 Woche, dann 20 ml 3mal tgl. über 2 Wochen und 15 ml 3mal tgl. über die nächsten Wochen (Kitahara u. Mitarb. 1982).

Harnstoff

Pathogenetische Vorstellung und Wirkprinzip
Harnstoff hat eine starke osmotische Wirkung. Der osmotische Druck des Serums wird bei einer normalen Dosierung um 10 % heraufgesetzt. Harnstoff wird schnell resorbiert, seine Wirkung tritt rasch und verläßlich ein.

Studien
Erstmalig verabreicht wurde Harnstoff von Muskat (1956) in Fällen von Morbus Menière.

Dosierung
Verordnet wird Harnstoff in Sirupform.
Rp. Urea 60,0
Aq. dest. 90,0
Sirup QS ad 300,0
S. 3 Suppenlöffel tgl. vor den Mahlzeiten

Es ist aber auch möglich, Harnstoff in Pulverform zu verschreiben:
Rp. Urea pura 60,0 – S. 3mal tgl. 1 Teel.

Die Behandlung wird im Normalfall 3–4 Wochen lang durchgeführt. Täglich werden auf diese Weise 9 g Harnstoff verabreicht. In schweren Fällen kann auf bis 18 g pro Tag erhöht werden.
   Der extrem bittere Geschmack des Harnstoffs kann auch über die Vermischung mit Orangensaft (200–300 ml) nur ungenügend korrigiert werden.

Unerwünschte Wirkungen
Bei vorhandener Niereninsuffizienz kann es zu einer Harnstoffanreicherung kommen.

Carboanhydrasehemmer

Pathogenetische Vorstellung und Wirkprinzip

Der wichtigste Vertreter der Carboanhydrasehemmer ist das Azetazolamid, ein wasserlösliches Sulfonamidderivat, das spezifisch die überall im Körper vorkommende Carboanhydrase hemmt. Das Enzym Carboanhydrase katalysiert die Reaktion zwischen Kohlendioxid und Wasser zu Kohlensäure. In besonders hoher Konzentration wird es in der Stria vascularis und im Saccus endolymphaticus gefunden (Erulkar u. Maren 1961).

Behandlungsstudien

Die Carboanhydrase wurde verhältnismäßig früh im Innenohr nachgewiesen (Erulkar u. Maren 1961). Der Carboanhydrasehemmer Azetazolamid (Diamox®) wurde allerdings schon 1956 zur Bekämpfung des endolymphatischen Hydrops bei Morbus Menière eingesetzt (Becker u. Middleton 1955, Corvera 1956).

Ein gegenteiliger Effekt wurde von Brookes u. Mitarb. beobachtet. Nach Gabe von 5–12 mg/kg KG i.v. verschlechterte sich die Hörschwelle, das Summationspotential (SP) vergrößerte sich. Die Veränderungen wurden nur in von Morbus Menière betroffenen Ohren beobachtet und bildeten sich innerhalb einer Stunde wieder zurück (Brookes u. Mitarb. 1982, Brookes u. Booth 1984). Erklärt wurde die Beobachtung damit, daß die Plasmaosmolarität innerhalb der ersten Stunde so stark absinkt, daß ein vorübergehender Anstieg des endolymphatischen Volumens und Druckes ausgelöst wird.

Bewertung

In Langzeituntersuchungen waren die Ergebnisse von Carboanhydrasehemmern trotz des erfolgversprechenden theoretischen Ansatzes und der anfängliches Erfolge enttäuschend und mit einer hohen Nebenwirkungsrate behaftet, so daß der Einsatz von Carboanhydrasehemmern in der Therapie des Morbus Menière nicht mehr empfohlen wird (Brookes u. Booth 1984). Unter Azetazolamid verschlechterte sich die Hörschwelle im Anfall (Brookes u. Mitarb. 1982) und zeigte auch in Langzeituntersuchungen keinerlei Verbesserung (Corvera u. Corvera 1989).

▪ Benzothiadiazine (Thiaziddiuretika)

Pathogenetische Vorstellung und Wirkprinzip

Diese Substanzen sind Abkömmlinge des Sulfonamids und besitzen eine langsame und protrahierte Wirkung. Sie hemmen das Na^+-Cl^--Carrier-System im proximalen Teil des distalen Tubulus der Niere. Dies führt u. a. auch zu einer erhöhten Kaliumausscheidung.

Der experimentelle Hydrops wurde durch die Gabe von Chlortalidon verringert, die vorhandene Hörstörung besserte sich aber nicht (Horner u. Mitarb. 1989).

Behandlungsstudien

In der Kombination mit Triamteren (einem kaliumsparenden Diuretikum) wurde eine doppelblinde, placebokontrollierte, Cross-over-Studie von van Deelen und Huizing (1986) durchgeführt. Der Schwindel wurde wirksam gebessert – ein positiver Effekt auf das Hörvermögen ergab sich jedoch nicht. Die Autoren schlossen daraus – wie schon zuvor Klockhoff, Lindblom und Stahle (1967, 1974) –, daß sich die progressive Degeneration des Morbus Menière mit der Diuretikatherapie nicht aufhalten ließe.

Im Wirkungsvergleich zu Betahistinhydrochlorid kam es zu einer geringeren Abnahme von Schwindelattacken, Tinnitus, Völlegefühl im Ohr bei Patienten mit Morbus Menière und noch fluktuierendem Innenohr, dennoch fanden die Autoren, daß Hydrochlorothiazid bei Patienten mit konstanter Hörschwelle eine bessere Wirkung zeigte (Petermann u. Mulch 1982).

In Verbindung mit einer salzarmen Diät (1–2 g/tgl.) ist die Gabe von Hydrochlorothiazid in einer Dosierung von 50 mg/Tag bis zu 12 Monate nach dem letzten Ereignis gegeben worden (Santos u. Mitarb. 1993).

Dosierung

Die Empfehlung lautet zu Beginn der Behandlung ¼ – 1 Tbl. à 50 mg und als Erhaltungsdosis jeden zweiten Tag ½ – 1 Tbl. à 50 mg zu verordnen.

▪ Schleifendiuretika

Pathogenetische Vorstellung und Wirkprinzip

Das 1964 eingeführte Furosemid gehört als Benzoesäurederivat zu den Sulfonamiddiuretika wie Chlortalidon und Clopamid. Als Nicht-Sulfonamid-Typ zeigt auch die Ethacrynsäure, seit 1967 eingeführt, ein vergleichbares Wirkungsbild zum Furosemid.

Weitere Schleifendiuretika sind Azosemid, Bumetamid, Piretan, Ozolinon, Mercaptomerin.

Von Furosemid wird unter anderen angenommen, daß es die Blut-Perilymph-Schranke für andere Substanzen durchlässiger werden läßt und die therapeutische Effektivität von anderen Substanzen vergrößert (Nakai u. Mitarb. 1982). Im Falle eines endolymphatischen Hydrops soll Furosemid entwässernd wirken.

Die Hauptwirkung der Schleifendiuretika liegt in der Hemmung der $Na^+-K^+-2Cl^-$-Kotransportpumpen im Nierentubulus und an der basolateralen Seite der Marginalzellen der Stria vascularis (Übersicht bei Ikeda u. Mitarb. 1997). Bisher wurden 3 verschiedene Kotransportpumpen identifiziert (ENCC1, ENCC2, ENCC3), die eine unterschiedliche Sensitivität auf Diuretika und Kalium besitzen (Kaplan u. Mitarb. 1996). Sie sind auch in der Kochlea an unterschiedlichen Stellen zu finden, und ihre Rolle ist noch nicht vollständig geklärt.

Furosemid und Ethacrynsäure hemmen in der Niere aber auch die 15-OH-Prostaglandindehydrogenase (Paulsrud u. Miller 1974, Wright u. Corder 1976) und führen damit zu einer Abbauhemmung vasodilatierender Prostaglandine (Williamson u. Mitarb. 1976). Furosemid und Ethacrynsäure erhöhen die renalen PGE_2-Ausscheidung zeitgleich mit dem Durchblutungsanstieg (Williamson u. Mitarb. 1975)

Experimentelle Untersuchungen

Arenberg u. Goodfriend (1980) vermuteten einen Zusammenhang zwischen Prostaglandinen und Furosemid, da Indomethazin – ein spezifischer Hemmer der Prostaglandinsynthese – nicht den Glyceroltest, wohl aber die Furosemidwirkung am Ohr aufheben konnte.

Die (reversiblen) ototoxischen Wirkungen werden in einem Bereich um 80 mg/kg KG beobachtet (Forge 1976, Rybak 1982). Die als Grundlage zur Therapie dienenden Experimente wurden mit sehr hohen, ototoxischen Dosen von Furosemid durchgeführt. Nach vorheriger Gabe von Furosemid (80 mg / kg KG) wurde eine Verstärkung der Ototoxizität von Aminoglykosiden und Cisplatin beobachtet (Nakai u. Mitarb. 1982).

Behandlungsstudien

Auch bei kindlichem Morbus Menière wurde die Gabe von Diuretika zur Behandlung angegeben (Filipo u. Barbara 1985).

Mittlerweile liegen von einer Arbeitsgruppe die Erfahrungen von über 453 Patienten vor, deren Hörerholung mit 140 konventionell behandelten Patienten verglichen wurde. Ein signifikanter Unterschied konnte nicht festgestellt werden (Konishi u. Mitarb. 1991).

Dosierung

Zur Behandlung des Hörsturzes gaben Nakai u. Mitarb. (1982) Furosemid in einer Dosierung von 20 mg i.v. vor der Gabe von Vitaminen der B-Reihe, ATP und Cortison.

Unerwünschte Wirkungen

Nadol u. Wilson (1980) und auch Schmidt (1977) warnten vor dem Einsatz von Schleifendiuretika in der Innenohrbehandlung mit dem Hinweis, daß Schleifendiuretika ototoxisch seien. Da die Ototoxizität eindeutig dosisabhängig ist, kann dieser Einwand nicht angenommen werden. Nakai u. Mitarb. (1982) sahen keine Nebenwirkungen.

Bewertung

Die Furosemidbehandlung hat sich in der Menière-Therapie nicht etablieren können, wenn sich auch aus der Überlegung heraus, daß ein endolymphatischer Hydrops vorliegen könnte, ein Therapieansatz zur Behandlung von Tieftonhörstürzen ergibt.

Vasodilatantien

Verschiedene Autoren empfehlen Vasodilatantien unter der Vorstellung, daß dem Morbus Menière eine spastische Kontraktion der zuführenden Gefäße und damit eine Ischämie in der Stria vascularis zugrunde liegt.

Eine Therapie mit Vasodilatantien kann jedoch auch das Gegenteil einer Durchblutungsverbesserung bewirken, wie in anderen Organgebieten gezeigt wurde (Ohlsén u. Mitarb. 1992). Z.B. wirkt im Hirnkreislauf die Autoregulation einer durchblutungsfördernden Therapie im Ischämiegebiet entgegen. Hinter einer stenotisch verengten Stelle in den Hirngefäßen bleibt die Durchblutung über lange Zeit stabil, da sich hier die Gefäße weit stellen und sich der Strömungswiderstand reduziert.

Diese Autoregulation ist auf im Ischämiegebiet anfallende vasodilatatorisch wirksame Stoffwechselparameter zurückzuführen. Dies sind insbesondere ein erniedrigter Sauerstoffpartialdruck, ein hoher pCO_2-Partialdruck und eine Azidose infolge des erhöhten Lactataustrittes aus den Zellen. Im Ischämiegebiet findet damit bereits eine autogene Vasodilatation statt, und vasodilatierende Maßnahmen haben keinen Erfolg (Gottstein 1969). Vasodilatantien können durch Eröffnung gesunder Gefäßgebiete zu einer Minderdurchblutung führen; einer Gefahr, der besonders Hypotoniker ausgesetzt sind.

◼ Nikotinderivate

Nikotinsäure und Roniacoltartrat sind schwache Vasodilatoren besonders im Hautbereich. Ihre Wirksamkeit im Innenohrbereich wird als gering betrachtet (Clemis 1969).

◼ Prostaglandine

Bei Betrachtung der Wirkungsmechanismen der zur Menière-Therapie verwendeten Medikamente fällt auf, daß diese häufig einen stimulierenden Einfluß auf gefäßerweiternde oder thrombozytenaggregationshemmende Prostaglandine ausüben oder deren Antagonisten hemmen. In Voruntersuchungen konnte gezeigt werden, daß Prostaglandin-E_2-Derivat (Sulproston) die Hörschwelle kurzfristig anzuheben vermag. Auch wurde unter Infusion bei einem akuten Anfall ein Sistieren des Spontannystagmus und eine Besserung der Beschwerdesymptomatik angegeben.

◼ Naftidrofuryl

Pathogenetische Vorstellung und Wirkprinzip

Naftidrofuryl antagonisiert an der glatten Muskelzelle den Effekt von 5-HT (Serotonin) und partiell den von Thromboxan A_2 (Verheggen u. Schrör 1993). Der Gefäßtonus der Arteriolen wird vermindert und eine Gefäßerweiterung verursacht. Durch eine postganglionäre Hemmung soll darüber hinaus auch eine sympathikolytische Wirkung bestehen (Meynaud u. Mitarb. 1973).

Experimentelle Untersuchungen

Im Versuch bewirkt Naftidrofuryl eine langandauernde periphere Mehrdurchblutung, ohne daß der systemische Blutdruck gesenkt wird. Yagi u. Fisch (1978) hingegen sahen nach intravenöser Verabreichung von Naftidrofuryl in der Katze nur einen geringen Abfall im perilymphatischen Sauerstoffpartialdruck.

Bis zu einer Stunde nach Infusion maßen Gibson u. Mitarb. 1977 Veränderungen im Summationspotential bei Menière-Patienten.

Behandlungsstudien

Naftidrofuryl ist in einer Dosierung von 2 Ampullen morgens in Dextran 40 und abends 2 Dragees über 10 Tage gegeben worden (Koehn u. Nickol 1985). Wilhelm u. Mitarb. (1992) verabreichten in einer Multizenterstudie zwei Infusionen täglich je 250 ml Hydroxyäthylstärke mit

je 400 mg Naftidrofuryl und mittags und abends jeweils 300 mg Naftidrofuryl p.o. in Retardform. Ein ähnliches Schema benutzten schon
Laskawi u. Mitarb (1987).

Dosierung

Die Lösung zur i.v. Injektion wurde wegen Nebenwirkungen vom
Markt genommen und ist nicht mehr erhältlich.

Die orale Medikation in der Retardform wird mit 3mal tgl. 1–2 Kps.
angegeben.

Unerwünschte Wirkungen

Nach Gabe von Naftidrofuryl sind allergische Reaktionen beschrieben.
Von 1972 bis 1985 wurde über 7 Zwischenfälle mit Auftreten eines anaphylaktischen Schocks berichtet (Matschke 1987). Bei i.v. Verabreichung von Naftidrofuryl kam es – vor allem bei hohen Dosen oder zu
schneller Injektion – zu Bradykardie oder zu einem AV-Block. Zur
Abhilfe wurden Orciprenalin oder Diazepam eingesetzt.

Histaminika

Histamine

Histamin ist ein Bestandteil fast aller Säugetiergewebe. Sein Name
wurde von seinem Entdecker Sir Henry Dale aus dem griechischen
Wort „Histos" = „Gewebe" abgeleitet (Dale u. Laidlaw 1910).

Histamin besitzt Eigenschaften eines örtlich wirkenden Hormons
(„Mediator"), aber auch die Eigenschaften eines Neurotransmitters. Es
ist durch seine Interaktion mit spezifischen Rezeptoren auf verschiedenen Zielzellen an vielen wichtigen physiologischen Abläufen beteiligt.
Histamin beeinflußt die hormonelle Sekretion, die Energieproduktion,
den Schlaf- und Wachzyklus sowie die Regulation des zerebralen Blutflusses.

Wirkprinzip

Im zentralen Nervensystem wurde Histamin eine Bedeutung als Neurotransmitter schon längere Zeit zugeschrieben. Erst durch den Nachweis
histaminerger Neurone wurde jedoch die Verteilung in nur einem
umschriebenen Hirnareal deutlich: dem tuberomamillaren Nucleus
des ventralen Hypothalamus posterior (Steinbusch 1991). Diese Neurone haben einen afferenten Einfluß von Nervenfasern, die aus dem
präfrontalen Kortex und dem medialen präoptischen Gebiet stammen.
Sie enthalten ebenfalls Neuropeptid Y, Substanz P, Adrenalin und

Noradrenalin. Die histaminergen Neurone zeigen gut ausgeprägte Dendriten und exprimieren verschiedene neuroaktive Substanzen und Enzyme, wie Histamin, Histidin, Decarboxylase, Glutamat, Adenosin, D-Aminase, Monoaminoxidase, Galanin und Substanz P.

Es gibt Hinweise, daß die histaminergen Neurone eine Vielzahl von Hirnaktivitäten gleichzeitig beeinflussen. Sie senden Kollateralfasern in fast alle Hirngebiete. Zusätzlich haben sie auch einige synaptische Kontakte mit Neuronen.

Die charakteristische kardiovaskuläre Wirkung des Histamins bei Menschen ist die Gefäßerweiterung. Kleinere Gefäße (Arteriolen, Präkapillaren und Venolen) werden durch Histamin über H_1-Rezeptoren dilatiert, größere Gefäße (größer als 80 μm) ebenfalls über H_1-Rezeptoren verengt. Daher resultieren nach Gabe von Histamin Blutdruckschwankungen größeren Ausmaßes und keine genau vorhersehbaren Reaktionen. Dieser Effekt ist dosisabhängig.

Bei niedrigen Dosen ist der Abfall des Blutdruckes nur leicht, da durch Gegenregulationen die Herzschlagrate erhöht wird und die größere Herzleistung den Effekt des peripheren Widerstandsabfalls aufhebt.

In höherer Dosierung wird eher ein generalisierter Blutdruckabfall durch die Erniedrigung des gesamten peripheren Widerstandes beobachtet (Flynn u. Owen 1975).

Ein weitere Wirkung von Histamin ist die Erhöhung der Kapillardurchlässigkeit hauptsächlich in den postkapillaren Venolen. Seit den 60er Jahren ist bekannt, daß Histamin an 2 verschiedenen Rezeptortypen – H_1 und H_2 genannt – angreift (Abb. **17**). H_1– und H_2-Rezeptoren sind an den Widerstandsgefäßen in fast allen Gefäßbetten zu finden. Im Gehirn sind beide Rezeptoren vorhanden. Für jeden Rezeptortyp wurden spezifische Agonisten als auch Antagonisten gefunden (Timmermann 1991).

Histamin-H_1-Rezeptoren

Die H_1-Rezeptoren werden durch die klassischen H_1-Antagonisten blockiert, die hauptsächlich bei Allergien therapeutisch (Antihistaminika) verwendet werden. Neuere Entwicklungen auf diesem Gebiet sind H_1-Antagonisten, die die Blut-Hirn-Schranke nicht passieren (z.B. Terfenadin) oder nur eine schwache Bindung an H_1-Rezeptoren peripherer Organe zeigen (z.B. Loratadin). Dadurch kommt es zu einer sehr gering ausgeprägten sedativen Wirkung auf das Zentralnervensystem.

Die Blockade der H_1-Rezeptoren im zentralen Nervensystem führt zu Müdigkeit und Schlaf. Umgekehrt führt die Stimulation des H_1-Rezeptors durch Histamin zu Anregung und Stimulation.

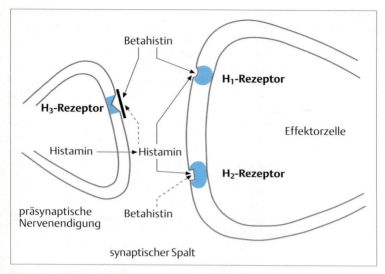

Abb. **17** Die verschiedenen Histaminrezeptoren

Der H_1-Rezeptor ist eng mit dem Phosphatidylinosit-Stoffwechsel-weg verknüpft. Die Wirkung in der Zelle wird durch den Second messenger Diacylglycerin und Inositphosphat zur Mobilisierung von Calciumionen vermittelt.

Histamin-H_2-Rezeptoren

Der H_2-Rezeptor ist dagegen mit dem Adenylatcyclase-System verbunden, das AMP (Adenosinmonophosphat) als Second messenger benutzt. Die zentrale Funktion der H_2-Rezeptoren ist noch ungenügend geklärt, obwohl sich für sie eine Rolle in der Schmerzempfindung und der Prolactinsekretion abzeichnet.

Die H_2-Antagonisten haben sich in der Behandlung des Magengeschwüres durchgesetzt. Die Substanzen (z.B. Cimetidin, Ranitidin) unterscheiden sich in ihrer unterschiedlichen Rezeptoraffinität. Die von den H_2-Rezeptoren vermittelte Erhöhung der Magensäuresekretion wird durch diese Medikamente wirksam geblockt.

Im Zentralnervensystem sind die H_1- und die H_2-Rezeptoren auf noch unbekannte Art und Weise miteinander gekoppelt. Da es bisher noch keine Agonisten oder Antagonisten gab, die die Blut-Hirn-Schranke passierten, ist noch keine praktische Anwendung bei Erkrankungen des Zentralnervensystems bekannt geworden.

Histamin-H_3-Rezeptoren

Sowohl H_1- als auch H_2-Rezeptoren befinden sich an der postsynaptischen Zelloberfläche. Die seit 1983 bekannten H_3-Rezeptoren liegen dagegen präsynaptisch (Arrang u. Mitarb. 1983).

Präsynaptische Rezeptoren sind immer eingebunden in die Freisetzung von anderen Neurotransmittern und damit in die Überleitung von Nervenimpulsen.

Rezeptoren dieser Art werden auch Autorezeptoren genannt, da sie über einen Feedback-Mechanismus die weitere Freisetzung von Neurotransmittern ab einer bestimmten Konzentration verhindern.

Von Histamin ist schon seit längerer Zeit bekannt, daß es seine eigene Ausschüttung verhindert, so daß auch dies die Existenz eines präsynaptischen inhibitorischen Autorezeptors nahelegte (Arrang u. Mitarb. 1983).

Die Stimulation von zentralen H_3-Rezeptoren reduziert die Synthese und die Freisetzung von Histamin aus histaminergen Neuronen, während die Blockierung von H_1- und/oder H_2-Rezeptoren den Histaminumsatz im Gehirn nicht signifikant änderte.

Obwohl H_3-Rezeptoren im menschlichen Gehirn in einer höheren Dichte als in der Peripherie nachgewiesen wurden, spielen dennoch H_3-Rezeptoren auch in der Kontrolle des peripheren Blutflusses und in der Regulation der Motilität des Gastrointestinaltraktes eine Rolle.

Einige Histaminanaloga, die eine geringe Aktivität an H_1- und H_2-Rezeptoren zeigen, können dennoch eine starke Affinität zu H_3-Rezeptoren aufweisen (Timmermann 1991). Auch wenn der natürliche Agonist des H_3-Rezeptors Histamin ist, bindet z.B. das r-Isomer von Alpha-Methyl-Histamin 15mal stärker als Histamin und übt aber an den H_1- und H_2-Rezeptoren nur den gleichen Effekt aus.

Impromidin ist ein starker H_2-Rezeptor-Agonist, aber auch ein starker H_3-Rezeptor-Antagonist. Thioperamid hemmt kompetitiv die H_3-Rezeptoren.

Betahistin ist ein schwacher H_1-Agonist mit einer mittelstarken antagonistischen Aktivität für H_3-Rezeptoren. Über diese H_3-Rezeptoren verhindert Histamin seine eigene Ausschüttung im Hirngewebe (Arrang u. Mitarb. 1983).

Experimentelle Untersuchungen

Im Meerschweinchen folgte einem initialen Abfall des systemischen Blutdruckes ein Anstieg der kochleären Durchblutung nach Gabe von Histaminphosphat (Suga u. Snow 1969). Bei der Katze ergab die Gabe von Histaminphosphat einen leichten Abfall des Sauerstoffpartialdrucks in der Perilymphe (Yagi u. Fisch 1978). In der Ratte wurde gezeigt, daß die kochleäre Durchblutungssteigerung mit geringeren Dosen erreicht wurde, als zur Erzielung eines systemischen Effekts nötig war (Laurikainen u. Mitarb. 1993). Dies wurde als Indiz dafür gewertet, daß in der Kochlea spezifische Rezeptoren vorhanden sind, die diese Wirkung vermittelten.

Behandlungsstudien

Histamin selber ist sowohl ein örtliches Hormon als auch ein Neurotransmitter. Intravenöse Injektionen von Histamin verursachten eine Vasodilatation in den Mikrozirkulationsgebieten. Da die Hirngefäße sehr empfindlich auf die vasodilatorische Eigenschaft von Histamin reagieren, ist das Ergebnis ein Anstieg des intrakranialen und zerebralen Druckes.

In der Vergangenheit wurden Analoga von Histamin häufig in der Behandlung des Schwindels und anderer Innenohrerkrankungen eingesetzt (Fisher 1991).

Histamin wurde zur Behandlung von Innenohrstörungen eingesetzt, von denen angenommen wurde, daß sie auf Durchblutungsstörungen beruhten (Wilson 1973) und die gefäßerweiternden Eigenschaften zu einer Besserung beitragen würden. In vielen Studien wurde über gute Behandlungsergebnisse berichtet (Hicks u. Mitarb. 1967)

Bei einer Einnahmedauer über 4 Monate erreichte Stupp (1983) eine Heilung oder Verbesserung des Schwindels in 92 %, des Tinnitus in 63 % und des Druckgefühls in 82 % der Fälle.

Dosierung

Die normale Verabreichung ist intravenös. Histamin ist jedoch auch durch subkutane Injektionen sowie sublingual verabreicht worden (Shaia u. Sheehy 1975). In der Mehrzahl der Berichte wurde eine Dosis von 2,75 mg Histaminphosphat in 250 cm³ Kochsalzlösung zweimal täglich über 60–90 Minuten nach einer Mahlzeit gegeben (Anderson u. Meyerhoff 1983).

Unerwünschte Wirkungen

Nachteilig bei der Gabe von Histamin sind die geringe therapeutische Breite, die kurze Wirksamkeit und die ausschließlich parenterale Verabreichungsweise, die sich für eine Dauerbehandlung als sehr hinderlich erweist (Sheehy u. Mitarb. 1980, Fischer 1991). Zudem werden häufig gastrointestinale und kardiovaskuläre Begleiteffekte von den Patienten beklagt.

Bewertung

Nebenwirkungen sind insbesondere bei Patienten mit einer Histamin-überempfindlichkeit zu erwarten. Shaia u. Sheehy (1975) empfehlen aus diesem Grunde einen intrakutanen Hauttest vor der eigentlichen Behandlung. Häufige Blutdruckkontrollen sind notwendig. Wegen der auftretenden Blutdruckschwankungen wird Histamin als Innenohrthe-rapeutikum auch abgelehnt (Mattox 1980).

Eine breite therapeutische Anwendung hat sich daher nicht durch-setzen können.

▪ Histaminabkömmlinge

Aus diesen Nachteilen heraus wurden Histaminanaloga entwickelt, die durch verbesserte pharmakologische Eigenschaften zu einer gesteiger-ten Verträglichkeit und oraler Applizierbarkeit führten. Hauptvertreter ist das Betahistin, das strukturelle und pharmakologische Ähnlichkei-ten mit Histamin besitzt.

Pathogenetische Vorstellung und Wirkprinzip
Histaminanaloge Substanzen aus der Gruppe der Beta-2-Pyridylalkyl-amine (Betahistin) wurden 1941 erstmalig synthetisiert (Walter u. Mit-arb. 1941).

Betahistin hat eine geringe H_1-agonistische Wirkung und praktisch keinen Effekt auf H_2-Rezeptoren. Durch ihre schwache bis nicht vor-handene Bindung an H_1- und H_2-Rezeptoren ist die Gefäßwirksamkeit der histaminanalogen Substanzen nicht so ausgeprägt. In der Periphe-rie werden die Widerstandsgefäße geöffnet und die größeren zentralen Gefäße verengt. Der periphere Effekt überwiegt, so daß nur ein gerin-ger Blutdruckabfall resultiert (Seipel u. Floam 1975).

Andererseits ist Betahistin ein starker H_3-Rezeptor-Antagonist (Arrang 1985). Die H_3-Heterorezeptoren wurden in verschiedenen neu-ralen Gewebe und Gefäßen nachgewiesen (Ishikawa u. Sperilakis 1987).

Es besteht ein offensichtlicher Widerspruch darin, daß sowohl die Blockierung (von H_1-Rezeptoren) wie auch die Stimulation von Hist-aminrezeptoren (H_1- und/oder H_2-Rezeptoren) einen antivertiginösen Effekt besitzen. So werden auch die H_1-Rezeptor-Antagonisten (Fluna-rizin und Cinnarizin) zur Behandlung von Schwindelerscheinungen eingesetzt, obwohl für Histamin ein durch H_1- und H_2-Rezeptor-Stimu-lation hervorgerufener therapeutischer Effekt bei Schwindelerschei-nungen beschrieben ist. Wenn man davon ausgeht, daß die H_1-Rezep-tor-Blockierung ein möglicher Therapieeinsatz beim Schwindel ist, dann muß Betahistin als schwacher H_1-Agonist einen anderen Wirkungsmechanismus besitzen. Hierfür wird die Eigenschaft des Betahistins, ein H_3-Rezeptor-Antagonist zu sein, diskutiert. Da der H_3-Rezeptor auch ein inhibitorischer Autorezeptor ist, unterbindet Betahistin den Auto-Feedback-Mechanismus und verlängert damit die Wirkung von allen freigesetzten Histaminen.

Der wichtigste antivertiginöse Effekt des Histamins besteht in seinem Einfluß auf den zerebralen und kochleären Blutfluß.

Histamin kann 3 verschiedene Arten der medialen vestibulären Neurone in vitro depolarisieren und ihre Spontanentladungen erhöhen. Diese Wirkung wird durch die postsynaptischen H_2-Rezeptoren vermittelt und ist durch H_2-Antagonisten hemmbar. Darüber hinaus hat eine Studie gezeigt, daß H_3-Rezeptoren in die Histamin induzierten Entladungen der Neurone im medialen Gleichgewichtskern angebunden sind. Die H_3-Rezeptor-Aktivierung regelt wahrscheinlich die vestibulären Neurone dadurch, daß die Histaminausschüttung vermindert wird.

Intraperitoneale Verabreichungen von Thioperamid – einem kompetitiven Antagonist der H_3-Rezeptoren – ergab im Meerschweinchen eine reversible, dosisabhängige Dämpfung des Gleichgewichtsorgans, indem es den horizontalen vestibulär-okulären Reflex verhinderte. Daß dieser Effekt H_3-Rezeptor-abhängig eintrat, wurde durch die Gabe von N-alpha-Methyl-Histamin gezeigt, das als Blocker wirkt. Interessanterweise konnte auch von Betahistin gezeigt werden, daß es den horizontalen vestibulär-okulären Reflex unterdrückt.

Um eine Wirkung auf die kochleäre Durchblutung zu erreichen, waren erheblich niedrigere Dosierungen notwendig als für eine systemische Wirkung (Laurikainen u. Mitarb. 1993). Dieser in der Ratte durchgeführte Versuch wurde dahingehend gedeutet, daß die Innenohrgefäße spezifische Rezeptoren für Betahistin besitzen müssen.

Thioperamid zeigte dagegen keinen Einfluß auf die kochleäre Durchblutung und hob sogar den Effekt von Betahistin auf. N-alpha-Methyl-Histamin unterdrückte nicht den positiven Effekt von Betahistin auf die kochleäre Durchblutung. Es ist jedoch möglich, daß dieser H_3-Agonist nicht vollständig zum Erfolgsorgan gelangen kann.

Eine andere Interpretation dieser Ergebnisse wäre, daß Betahistin an verschiedenen Rezeptoren angreift. Es ist gezeigt worden, daß Atropin den Betahistineffekt unterdrückt, so daß ein cholinerger Anteil unterstellt werden kann. Da Promethazin die Wirkung von Betahistin nicht vermindert, läßt sich daraus schließen, daß an dieser Wirkung kein H_1-Rezeptor beteiligt ist. Allerdings muß berücksichtigt werden, daß Promethazin auch die Muscarin-, Dopamin- und α_1-adrenergen Rezeptoren beeinflußt. Auf diesem Gebiet sind daher noch etliche Untersuchungen notwendig, um die Wirkung von H_3-Agonisten und

Antagonisten hinsichtlich der Beeinflussung der kochleären Durchblutung zu bestimmen.

Experimentelle Untersuchungen
Im Meerschweinchen folgte nach Gabe von Betahistin (0,2 mg/kg KG) ein Anstieg der kochleären Durchblutung (Suga u. Snow 1969). Martinez (1971) wies nach Gabe von Betahistinhydrochlorid in der Stria vascularis und im Spiralligament eine Vasodilatation in den Kapillaren, Arteriolen und arteriovenösen Arkaden im Meerschweinchen und im Chinchilla nach. Nach intravenöser Verabreichung erhöht sich der Blutfluß im vertebrobasilären arteriellen System um bis zu 54% (Anderson 1971).

Behandlungsstudien
In einer Doppelblindstudie fand Elia (1965), daß Schwindel, Übelkeit, Erbrechen und der Tinnitus eine Besserung zeigten. 17 von 22 Patienten zeigten ein Ansprechen auf die Therapie (Godlowski 1965). Weitere Studie zeigten eine geringe Anfallshäufigkeit bei Langzeitbehandlung (Hicks u. Mitarb. 1967b). Eine signifikante Verbesserung des Schwindels bei Patienten mit Morbus Menière wiesen Frew u. Menin (1976) in einer 36 Wochen dauernden, doppelblinden, Cross-over-Studie nach. Signifikante Unterschiede zwischen Betahistindimesilat und Placebo wurden bei Aufzeichnung des Spontan- und Provokationsnystagmus gemessen (Watanabe u. Mitarb. 1967, Chüden 1978, Stoll 1982). Die klinische Besserung des Schwindels ließ sich in weiteren zahlreichen doppelblinden und placebokontrollierten Studien nachweisen (Watanabe u. Mitarb. 1967, Oosterveld 1984, Meyer 1985).

Eine verbesserte zerebrale Durchblutung beim Menschen wurde mittels Radioisotopbestimmungen beschrieben (Seipel u. Floam 1975). Betahistin erhöhte den zerebralen Blutfluß in Patienten mit einer zerebrovaskulären Erkrankung und verbesserte die Hirnleistungsfunktion in älteren Patienten signifikant.

In einer Doppelblindstudie an 55 Patienten mit Morbus Menière zeigte sich Betahistin dem Flunarizin überlegen. Insbesondere fiel auf, daß Betahistin auch 1 Monat nach Therapiebeginn noch weitere Besserungen zeigte, während bei Flunarizin eine leichte Abnahme auftrat (Fraysse u. Mitarb. 1991). Die Langzeitergebnisse übertreffen bei allen Autoren die Kurzzeitergebnisse (Meyer 1985, Reker u. Baumgarten 1987).

Heppt u. Mitarb. (1994) untersuchten in einem doppelblinden, randomisierten multizentrischen Parallelgruppenvergleich an 158 Patienten mit Morbus Menière die Wirksamkeit und Verträglichkeit von Aequamen® retard (2×20 mg/Tag) im Vergleich zu Aequamen® forte (3×12 mg/Tag) als Standard. Der Behandlungszeitraum war mit 6

Monaten so gewählt, daß der für die Erkrankung typische fluktuierende Verlauf berücksichtigt wurde. Die Verlaufsuntersuchungen fanden in den Wochen 0, 4, 8, 16 und 24 statt; für die statistische Auswertung war die Veränderung von Häufigkeit und Intensität der Drehschwindelanfälle nach 8 Wochen als Hauptvariable festgelegt worden. Die Häufigkeit der Anfälle und die Beeinträchtigung der normalen Lebensführung erfaßt. Darüber hinaus wurden zu allen Untersuchungszeitpunkten eine Vestibularisuntersuchung mit Erfassung von Spontan- und Provokationsnystagmus und eine Tonaudiometrie durchgeführt.

Nach 8 Wochen kam es unter beiden Therapieformen zu einem statistisch signifikanten Rückgang von Anfallshäufigkeit und der Beeinträchtigung der Lebensführung. Arzt und Patient kamen dabei zur gleichen Einschätzung.

In Langzeitstudien wurde festgestellt, daß vor allem Schwindelanfälle, aber auch Kopfschmerzen verschwanden (Hommes 1970, Halama 1986). Auch Horton berichtete schon früh über eine Besserung von Cluster-Kopfschmerzen, wenn Betahistin in einer Dosierung von 2 -24 mg / Tag gegeben wurde (Horton 1962).

Die gute und in vielen Studien nachgewiesene Wirksamkeit von Betahistin bei der Menière-Krankheit wird darauf zurückgeführt, daß der Blutfluß innerhalb des vertebrobasilären Arteriensystems erhöht und damit auch die Mikrozirkulation des Labyrinths verbessert wird (Anderson u. Kubicek 1971, Martinez 1972). Dennoch können auch die oben beschriebenen H_3-Rezeptor-vermittelten Effekte eine noch nicht vollständig geklärte Rolle spielen.

Das Hörvermögen zeigte in der überwiegenden Zahl der Behandlungsstudien keine signifikanten Änderungen unter Therapie (Watanabe u. Mitarb. 1967, Segers u. Boedts 1975, Reker 1983, Meyer 1985). Bertrand (1971, 1972) fand nur im Frühstadium der Erkrankung eine Verbesserung der Hörschwelle.

Behandlungserfolge durch Betahistindimesilat sind auch bei nicht durch Morbus Menière bedingtem Schwindel wie Schwindel bei Hörsturz, Schwindel nach Mittelohroperationen und Infektionskrankheiten mit Innenohrfunktionsverlusten mitgeteilt worden (Claussen 1981, Oosterveld 1984, Stoll 1984).

Ein Therapie kann ebenfalls beim paroxysmalen Lagerungsschwindel Erfolge zeigen, wie doppelblinde und placebokontrollierte Studien ergaben (Canty u. Mitarb. 1981, Oosterveld u. Mitarb. 1989).

Dosierung
Zu Behandlungsbeginn wird die Einnahme von 3mal 1 Tablette Aequamen forte 12 mg täglich. Nach deutlicher Besserung der Beschwerden

(meist nach 1–2 Wochen) kann auf eine Erhaltungsdosis übergegangen werden. Hierzu nehmen Erwachsene 3mal täglich 1–2 Tabl. Aequamen 6 mg oder ½ – 1 Tbl. Aequamen forte 12 mg während oder nach den Mahlzeiten mit etwas Flüssigkeit ein. Durch die Einnahme während oder nach der Mahlzeiten können Magenunverträglichkeiten weitestgehend vermieden werden.

Zur Langzeitbehandlung wird empfohlen, 2mal täglich 1 Retardtablette (à 20 mg) unzerkaut während oder nach den Mahlzeiten einzunehmen.

Unerwünschte Wirkungen
Wie auch beim Histamin können gastrointestinale Beschwerden in Form von Magendrücken, Gastritis oder Blähungen auftreten. Die Häufigkeit lag in einer Studie an 158 Patienten bei 10 % (Heppt u. Mitarb. 1994).

Aequamen sollte nicht gleichzeitig mit einem Antihistaminikum eingenommen werden, da sich aus den Ergebnissen tierexperimenteller Untersuchungen ergeben hat, daß sich die Wirkungen gegenseitig abschwächen können.

Bei der Schwangerschaft und Stillzeit sollte Betahistin nicht angewendet werden, da über diese Anwendung keine Erfahrungen vorliegen.

Bewertung
Die Empfehlung einer Behandlung mit Aequamen – insbesondere in der Langzeittherapie – wird in verschiedenen Therapielehrbüchern und -kompendien gegeben (Federspil 1987, Boenninghaus 1993, Breuninger 1993). Insbesondere zeigte Betahistindimesilat nachgewiesene Erfolge in der Langzeitbehandlung früher und mittlerer Stadien des Morbus Menière durch Reduzierung der Anfallshäufigkeit und -stärke (Heppt u. Mitarb. 1994).

Steroidtherapie

▦ Cortison

Pathogenetische Vorstellung und Wirkprinzip

Ähnlich dem therapeutischen Nutzen bei der idiopathischen Fazialislähmung wird der Einsatz von Cortison beim Morbus Menière empfohlen (Boelen 1979, Feldmann 1987), meist jedoch in Verbindung mit weiteren Medikamenten. Dies geschieht unter der Vorstellung, daß bei einer eventuellen viralen Genese der antiinflammatorische Effekt der Glucocorticoide einen positiven Einfluß z. B. auf eine möglicherweise vorhandene Endothelschwellung ausübt (Schätzle u. Haubrich 1968, Byl 1975, Morrison 1975).

Tabelle **19** Übersicht über die Behandlungsstudien mit Betahistin

Autor	Jahr	Zeitraum	n =	Vertigo gebessert	Hörverlust gebessert	Tinnitus gebessert
Stupp u. Kahl	1976	4 Mon	86	94,0 %	37,0 %	67,0 %
Stupp u. Kahl	1976	2 Mon	86	65,0 %	25,0 %	40,0 %
Frew u. Menon	1976	36 Wo	28	sign. gegen Plac.	Sign. Gegen Plac	signif. gegen Plac
Chüden	1978	24 Mon	92	62 %	12 %	54 %
Reker	1983	8 Wo	27	70,4 %	25,9 %	40,7 %
Meyer	1985	12 Mon	40	82,5 %	52,5 %	67,5 %
Meyer	1985	12 Wo	40	62,5 %	35,0 %	50,0 %
Reker u. Baumgarten	1987	6 Mon	63	84 %	47 %	60 %
Mizukoshi u. Mitarb.	1988	4 Wo	112	78,3 %	24,3 %	30,7 %

Vor dem Hintergrund der in jüngster Zeit geführten Diskussion über (auto)immunologische Hintergründe des Morbus Menière wird ebenfalls über positive Erfahrungen insbesondere bei bilateralen Fällen berichtet (Plester u. Soliman 1989, Tomoda u. Mitarb. 1993).

Der starke antiphlogistische, antiödematöse und antiproliferative Effekt des Cortisons ist klinisch und experimentell gesichert. Er kommt durch einen Eingriff in alle Phasen der entzündlichen Gewebereaktion zustande, sobald eine 4- bis 12fach höhere Hormondosis gegeben wird, als sie der physiologischen Gewebekonzentration entspricht. Die von Cortison bekannten Wirkungen sind in Tab. **20** aufgeführt.

Tabelle **20**   Cortisonwirkungen in der Übersicht

- Stabilisierung aller Membranen von Zellen und Zellorganellen
- Schutz der Lysosomen durch Blockierung lysosomaler Fermente
- Verminderung der Kapillarpermeabilität durch Interaktion mit Kininen
- Verminderte Freisetzung von Histamin und anderen vasoaktiven Aminen durch Vermehrung des cAMP
- Verminderung des Stoffwechsels der Leukozyten durch Blockierung des Glucoseeintritts in die Zelle.

Experimentelle Untersuchungen

Cortison wurde in einem Lärmschädigungsmodell experimentell geprüft und hat in verschiedenen Versuchen immer wieder gezeigt, daß es die Hörschwelle der lärmgeschädigten Kochlea positiv beeinflußt (Michel 1993b).

Behandlungsstudien

Über die Anwendung von Corticosteroiden bei Morbus Menière und Hydrops cochlearis wurde von Ríus (1958) erstmalig über Hörverbesserungen bei Kindern und Erwachsenen berichtet. Da die Fälle von Hydrops cochlearis mit reiner Hörminderung besser als der Morbus Menière mit seiner klassichen Trias ansprachen, regte er an, Corticosteroide zur Differentialdiagnostik beider Erkrankungen einzusetzen. Die Dosierung wurde von ihm mit 30 mg über 4 Tage, danach mit 20 mg über 4 Tage und zuletzt für 4 Tage mit 10 mg angegeben. Kinder erhielten die Hälfte.

Shea (1993) empfahl Dexamethason für 14 Tage mit 0,75 mg und danach als Erhaltungs- und Langzeitdosis 0,75 mg alle 2 Tage über 3 Monate.

Pappas u. Banyas (1991) gaben Fludrocortison, ein Mineralocorticoid, in einer Dosis von 0,05 mg/Tag, wenn eine Hypotonie mit weniger als 100 mmHg vorlag, und berichteten über 40 % Besserungsrate bei ihren 25 behandelten Patienten.

Dosierung

Insgesamt fällt jedoch bei der Sichtung der Literaturangaben auf, daß nur geringe Cortisondosen gegeben werden. Im Vergleich sind bei perakuten Erkrankungen wie Status asthmaticus, Colitis ulcerosa u. a. initiale Tagesdosen von 100–300 mg Prednison (Solu-Decortin H®) bzw. Prednisolon (Decortin H®) und höher üblich. Die Behandlung wird in diesen Fällen mit über den Tag verteilten oralen Dosen oder bei i.v. Gabe mit einem Bolus begonnen und dann die Dosis unter Beachtung des zirkadianen Rhythmus reduziert, so daß nur die morgendliche Gabe übrigbleibt. Wichtig erscheint eine ausreichende Dosierung, die mindestens bei 1–2 mg Prednison (Prednisolon) pro kg KG / Tag liegen sollte (Kaiser 1987).

Unerwünschte Wirkungen

Ein manifester Diabetes mellitus stellt keine Kontraindikation der Infusionstherapie dar. Der steroidinduzierte Diabetes ist durch Insulingaben gut kompensierbar und führt praktisch nie zur Ketoazidose oder zu diabetestypischen Spätkomplikationen. Ein bestehender Diabetes wird in seiner Schwere nicht verändert, so daß nach Absetzen der Corticoide dieselbe Glucosetoleranz besteht wie zuvor. Wegen der Kurzzeittherapie ist mit einer Nebennierenrindenatrophie nicht zu rechnen, insbesondere wenn die zirkadiane Applikation benutzt wird (Chrousos u. Mitarb. 1993).

Die Cortisontherapie wird häufig mit Einschränkungen unter dem Hinweis empfohlen, daß akute virale Infekte exazerbieren könnten (Feldmann 1987). Bei den eigenen Fällen wurden keine Hinweise dafür gefunden, daß es unter der Cortisontherapie zu einer Exazerbation gekommen wäre.

Rheologische Behandlung

Nootrope Substanzen

Pathogenetische Vorstellung und Wirkprinzip

Piracetam (z.B. Nootrop®) ist eine Substanz aus der Gruppe der Nootropika, die experimentell eine Zunahme der Durchblutung, eine Erhöhung des ATP-Umsatzes und eine Steigerung der Sauerstoffumsatzrate in ischämischen Hirnarealen bewirken. Zusätzlich bestehen hämorheologische Effekte durch Verbesserung der Erythrozytenverformbarkeit, Abnahme der Erythrozytenaggregation, Senkung der Plasmaviskosität und Hemmung der Thrombozytenaggregation.

Piracetam hat einen selektiven Effekt auf den Kortex und auch eine Wirkung auf einen induzierten Nystagmus (Oosterveld 1980). Bei 8

Patienten mit Morbus Menière wurde ein positiver Effekt auf die Reduzierung der Schwindelsymptomatik angegeben (Morawiec-Bajda u. Mitarb. 1993). Im Vergleich 20 mit Piracetam behandelten und 29 mit Placebo behandelten Patienten zeigten erstere einen statistisch signifikanten Rückgang der Anfälle (Rosenhall u. Mitarb. 1996).

Dosierung

Im allgemeinen werden 2,4 g Piracetam (Nootrop®) täglich verordnet: 3x tgl. 1 Tbl. à 800 mg Nootrop.

Als gelegentliche Nebenwirkungen sind Schlafstörungen, Nervosität und gastrointestinale Beschwerden beschrieben. Wechselwirkungen mit Neuroleptika können vorkommen.

◼ ATP

Pathogenetische Vorstellung und Wirkprinzip

Adenosintriphosphat (ATP) ist als Energielieferant in allen Zellen vorhanden. Eine Drosselung der Blutzufuhr bewirkt einen Rückgang der verfügbaren ATP-Vorräte der Zelle. Eine externe Zufuhr soll dieses Energiedefizit beheben.

Durch eine Erhöhung der Konzentration von energiereichen Phosphaten am Läsionsort entfaltet Adenosintriphosphat (ATP) seine Wirkung über eine periphere Gefäßerweiterung und über eine Verbesserung der Stoffwechsellage (Jakobi u. Mitarb. 1979). Es muß intraarteriell gegeben werden.

Experimentelle Untersuchungen

Die Unterdrückung eines vestibulären Nystagmus (Nakamura u. Mitarb. 1979) und die Beeinflussung des Innenohrmetabolismus (Thalmann u. Mitarb. 1972) konnten im Tierversuch gezeigt werden.

Behandlungsstudien

In einer Doppelblindstudie gegen Betahistin an 128 Patienten mit Morbus Menière fanden Mizukoshi u. Mitarb. 1988 eine Überlegenheit von ATP (300 mg/Tag) gegenüber Betahistin hinsichtlich der Besserung von der Schwindelsymptomatik.

Bewertung

Teils aus Gründen der Praktikabilität, teils auch durch die negativen experimentellen Ergebnissen bedingt, hat sich die ATP-Gabe nicht durchsetzen können.

Ginkgo biloba

Pathogenetische Vorstellung und Wirkprinzip

Ginkgo biloba wird unter der Vorstellung als Medikament zur Behandlung des Morbus Menière gegeben, daß dieser Erkrankung eine Ischämie zugrunde liegt und diese wiederum eine metabolische Dekompensation mit der Bildung von freien Radikalen und eine Gefäßkonstriktion hervorruft.

Die zwei Hauptbestandteile des Ginkgo-biloba-Extraktes sind Flavonoide und Terpene (Totte u. Vlietinck 1986). Dem Extrakt werden Eigenschaften zur Reduzierung der Bildung von freien Radikalen, die Stimulierung von Prostacyclin (Braquet 1987) und Endothelium-derived relaxing – factor (EDRF) – heute als Stickstoffmonoxid erkannt – in der Gefäßwand (Auguet u. Mitarb. 1988) und eine Interaktion mit Neurotransmittern zugeschrieben.

Experimentelle Untersuchungen

1976 berichtete Stange über den Einfluß eines Extraktes aus den Blättern des Ginkgo-Baumes („Silberaprikose") auf die Funktion der Kochlea unter Schalleinfluß im Tiermodell. Dabei stellte er eine signifikante Minderung der Schallschädigung unter dem Einfluß von Ginkgo biloba in bezug auf Potentialamplitude und Erregungsadaptation des Summenaktionspotentials fest.

Behandlungsstudien

Erste Behandlungsstudien zeigten für Ginkgo-biloba-Extrakt eine bessere Hörerholung innerhalb von 10 Tagen im Vergleich mit einem Alphablocker (Dubreuil 1988).

Dosierung

Die Tabletten aller Hersteller enthalten 40 mg Trockenextrakt aus Ginkgo-biloba-Blättern. Empfohlene Dosierung: 3×1 Tablette pro Tag. Daneben gibt es noch Lösung zur oralen Einnahme und Infusionslösung zur parenteralen Verabreichung.

Unerwünschte Wirkungen

Beschrieben ist das seltene Auftreten von allergischen Hautreaktionen, Magen-Darm-Beschwerden und Kreislaufregulationsstörungen.

Die Behandlung des Hörsturzes mit „Softlaser" und Ginkgo hat weder einer rationalen noch einer klinisch-wissenschaftlichen Überprüfung standhalten können (Partheniadis-Stumpf u. Mitarb. 1992, Walger u. Mitarb. 1993).

Pentoxifyllin

Pathogenetische Vorstellung und Wirkprinzip

Pentoxifyllin (3,7-Dimethyl-1-(5-oxohexyl)-xanthin, Trental®) bewirkt eine Verbesserung der Blutviskosität. Die Viskositätssenkung des Blutes wird durch eine gesteigerte Verformbarkeit der Erythrozyten und durch eine Inhibition der Plättchenaggregation erreicht (Ehrly 1975).

Das Xanthinderivat Pentoxifyllin hemmt die cAMP-Phosphodiesterase der Thrombozytenmembran. Der dadurch erhöhte cAMP-Gehalt vermindert über eine Reduktion der Prostaglandin-Cyclooxygenase die Synthese des aggregationsfördernden Thromboxans (Müller u. Mitarb. 1975). Dies verringert die Plättchenadhäsion und -aggregation. Pentoxifyllin stimuliert die Synthese von Prostaglandin I_2 in der Gefäßwand (Matzky u. Mitarb. 1982, Schröer 1985, Ward u. Clissold 1987).

Zudem bewirkt Pentoxiphyllin eine Hemmung der Leukozyten-Adhäsivität und -aktivierung und der dadurch ausgelösten Endothelschäden.

Ein weiterer Einfluß des Pentoxifyllins auf die Blutviskosität beruht in der Reduzierung der Fibrinogenkonzentration und Steigerung der fibrinolytischen Aktivität. Dieses wirkt der Aggregationsneigung der Erythrozyten entgegen, verbessert die Erythrozytenflexibilität und fördert somit die Fließfähigkeit des Blutes.

Experimentelle Untersuchungen

Nach Gabe von Pentoxifyllin beim Meerschweinchen beobachteten Kellerhals (1979) eine um 21 % erhöhte Perilymphproduktion und Maass u. Ludwig (1984) mittels Wasserstoff-Clearance eine signifikante Steigerung des Innenohrblutflusses um 23 % im Vergleich zu einer Kontrollgruppe. Quirck u. Mitarb. (1988) wiesen in der hypertensiven Ratte und Coleman u. Mitarb. (1990) im Meerschweinchen nach, daß der kochleäre Blutfluß (CoBF) – gemessen mit Laser-Doppler und Intravitalbeobachtung – bei einer Medikation von 5 mg/kg/min über 10 Minuten eine signifikante Steigerung erfuhr, obwohl der Blutdruck absank.

Behandlungsstudien

Die erste Veröffentlichung über eine Therapie von Innenohrstörungen mit Pentoxifyllin stammt aus dem Jahr 1973 von Huppertz. Angeregt durch die mitgeteilten guten Erfolge unterzogen Schulz und Richter 1976 die Substanz einer klinischen Erprobung. Bei Hörstürzen mit einem Erkrankungsalter von weniger als 30 Tagen erreichten sie in 91 % der Fälle einen Therapieerfolg im Sinne einer deutlichen Erholung der Hörminderung. Bei den älteren Hörstürzen lag der Therapieerfolg bei

53 %. Ähnliche Ergebnisse wie Schulz und Richter veröffentlichten auch Naujoks (1979), Piras (1979) und Denis u. Mitarb. (1989). Betow u. Reppel berichteten bereits 1977 über Erfolge in der Behandlung von Patienten mit Schwindelbeschwerden und Morbus Menière. Hörmann 1987 empfahl unter anderem auch die Behandlung mit Pentoxifyllin bei periphervestibulären Störungen und Innenohrerkrankungen. In einer 6wöchigen Doppelblindstudie wurde eine stärkere antivertiginöse Wirkung im Vergleich zu Cinnarizin bei 76 Patienten gesehen. In bezug auf Tinnitus und Hörverbesserung ergab sich kein Unterschied (Gançana u. Mitarb. 1988). Auch in einer therapiebegleitenden Patientenbeobachtung bei 212 Patienten mit chronisch fortschreitenden Innenohr-Funktionsstörungen erwies sich Pentoxiphyllin (3 × 400 mg/ Tag) als effektiv wirksam auf die Zielsymptome Tinnitus und Schwindel (Müller u. Gorbauch 1993).

Dosierung

Zu Beginn der Behandlung wird Pentoxifyllin in einer Dosierung von 15 ml i. v., entsprechend 300 mg, zumeist in einer Infusionslösung verabreicht. Die orale Dosierung beträgt 3 × 400 mg oder 2 × 600 mg/Tag des Retardpräparates, nach den Mahlzeiten einzunehmen.

Unerwünschte Wirkungen

Am häufigsten werden gastrointestinale Nebenwirkungen wie Übelkeit oder Magendruck insbesondere nach oraler Einnahme beobachtet. Gleichzeitige Zufuhr von Flüssigkeit reduziert diese Beobachtung.

Hämodilution

Die rheologische Therapie durch Hämodilution basiert auf der Annahme, daß eine Verbesserung der Fließeigenschaften des Blutes eine gesteigerte Kapillardurchblutung und damit eine verbesserte Sauerstoffversorgung in der Kochlea zur Folge hat (Davis u. Nilo 1964, Kellerhals 1972, Hildesheimer u. Mitarb. 1982). Als Meßparameter dient klinisch der Hämatokrit, obwohl er keine Aussage über den Sauerstoffpartialdruck im Gewebe gibt (Ehrly 1986). Messungen der perilymphatischen Sauerstoffspannung lassen darüber hinaus den Schluß zu, daß aus der Größe des kochleären Blutflusses nicht der aktuelle Oxygenierungsgrad der Innenohrflüssigkeiten abgeleitet werden kann (Murata u. Fisch 1977).

Eine rheologische Therapie kann an verschiedenen Parametern angreifen. Die Gesamtviskosität des Blutes hängt von der Fähigkeit der Erythrozyten zur Deformation und Aggregation, den Thrombozyten

Tabelle **21** Verschiedene Verfahren zur Hämapherese

IA	Immunoabsorption
DSA	Dextransulfatadsorption
DF	Double Filtration
HELP	Heparin
PE	Plasmaaustausch
DP	Differentialpräzipitation

und ihrer Aggregation- und Adhäsionsfähigkeit und der Viskosität des Plasmas ab (Ehrly 1976).

Die Behandlung kann isovolämisch unter Austausch Blut gegen Plasmaexpander oder hypervolämisch unter alleiniger Zuführung des Plasmaexpander erfolgen.

Eine Neuentwicklung auf dem Gebiet der hämorheologischen Therapie ist die Plasmatrennung (Hämapherese) durch Filtration oder Präzipitation (Tab. **21**).

Dextran

Wirkprinzip

Unter der Annahme des Vorliegens einer Homöostasestörung im Labyrinth mit „sludging" und „Geldrollenbildung" sollen dextranhaltige kolloide Lösungen die Mikrozirkulation fördern.

Niedermolekulare Dextrane mit einer Konzentration über 3 % ziehen Wasser aus dem extravasalen Raum in die Blutbahn und vermindern durch Hämodilution die Blutviskosität. Das Resultat ist ein vermehrter kardialer Ausstoß mit erhöhtem Blutdruck und eine Erhöhung des peripheren Blutflusses. Dextran 40 hat einen antithrombotischen Effekt durch seine Wirkung auf den Faktor VIII, wodurch die Thrombozytenadhäsivität gesenkt wird. Zusätzlich lagern sich Dextrane an der Oberfläche der Thrombozyten an und verhindern deren Verklebung. Dextran 40 hat eine Halbwertszeit von ca. 5 Stunden im peripheren Blut.

Beim Dextran überwiegt die renale Ausscheidung. Dadurch werden die kleinen nierengängigen Moleküle eliminiert und die großen kumulieren im Verlauf einer Behandlung, so daß beim Dextran ein länger anhaltender Volumeneffekt gesehen wird.

Experimentelle Untersuchungen

Kellerhals u. Mitarb. fanden nach Beschallung in der Kochlea von Meerschweinchen eine signifikante Verminderung der Haarzellenschädigung und eine deutlich gesteigerte Perilymphproduktion (Kellerhals u.

Mitarb. 1971, Kellerhals 1972, 1974). Durch die Infusion von Dextran wurde eine erhöhte Kochleadurchblutung erreicht (Quirk u. Mitarb. 1990). Auch eine Erhöhung des Sauerstoffpartialdruckes wurde gesehen, wenn der Ausgangs-pO_2 niedrig war (Maass u. Mitarb. 1976). Hultcrantz u. Nuttall (1987) wiesen eine deutliche Steigerung des kochleären Blutflusses im Meerschweinchen nach, wenn Dextran 40 (10 mg/kg) über eine Stunde infundiert wurde. Die Steigerung war die gleiche bei einem normovolämischen Austausch des Blutes mit Dextran 75.

Behandlungsstudien

Eine erste Hörsturzbehandlung mit Dextran 10 wurde 1957 durchgeführt (Svane-Knudsen). Beckmann u. Mitarb. berichteten 1970 über Infusionen mit Dextran 10, die sie allerdings mit Complamin kombinierten.

Heutzutage wird in der Menière-Therapie hauptsächlich Dextran 40 eingesetzt. Dies erfolgt der verfügbaren Literatur nach ausschließlich in Kombination mit anderen Medikamenten.

Berichte über die Therapie mit Dextran 40 stammen aus den USA (Jaffe u. Penner 1968). Erlach und Rinke berichteten 1986 über n = 101 Patienten, die in Kombination von Dextran 40 und Vincamin behandelt wurden.

In einer Kombination mit Papaverin war der mittlere Hörgewinn höher als mit Stellatumblockaden und Complamin-Infusionen bei 26 Patienten (Rossberg u. Krüger 1977).

Besonders häufig wurde Dextran 40 mit Naftidrofuryl (Zastrow u. Arndt 1987, Poser u. Hirche 1992) oder mit Pentoxifyllin (Hörmann u. Fritz 1980, Wissen u. Aziz 1981, Maak 1986, Laskawi u. Mitarb. 1987) kombiniert.

Dosierung

Je nach Schema werden bis zu 12 Tage lang jeden Tag 500 ml Dextran 40 infundiert. Infusionspläne, die sich an das von Stennert (1979, 1981) entwickelte Schema (Tab. **22** u. **23**) anlehnen (z.B. Laskawi u. Mitarb. 1987), geben die ersten 3 Tage 2x 500 ml über 16 Stunden.

Unerwünschte Wirkungen

Die häufigsten Nebenwirkungen einer Therapie mit Dextran 40 sind anaphylaktische Reaktionen, Blutungskomplikationen und akutes Nierenversagen. Die Häufigkeit einer Dextrananaphylaxie ist durch Vorgabe eines monovalenten Dextran 1 über eine Haptenhemmung beeinflußbar (Ring u. Richter 1980). Die meisten Reaktion traten auf, wenn

Tabelle **22**   Antiphlogistisch-rheologisches Therapieschema
(„Stennert-Schema II").

Behandlungs-tag	DEXTRAN 40[1] mit Sorbit o. Mannit	Pentoxiphyllin[2]	CORTISON[3] (Prednisolon Äquivalent)
	(ml/Tag)	(ml/Tag)	(mg/Tag)
1	2×500/16 Std.	15	2×125
2	2×500/16 Std.	15	2×125
3	2×500/16 Std.	15	2×75
4	500/8 Std.	15	150
5	500/8 Std.	15	100
6	500/8 Std.	15	100
7	500/8 Std.	15	75
8	500/8 Std.	15	75
9	500/8 Std.	15	50
10	500/8 Std.	15	40

[1] Onkovertin   [2] Trental   [3] Solu-Decortin H

Tabelle **23**   Dosierungsschema für die ausschleichende orale Behandlung mit Cortison (Decortin 5 mg) nach dem „Stennert-Schema II".

Tag	Dosis	Anzahl Tabletten 5 mg[1]
11. Tag	15 mg	3 Tbl.
12. Tag	12,5 mg	2 ½ Tbl.
13. Tag	10 mg	2 Tbl.
14. Tag	7,5 mg	1 ½ Tbl.
15. Tag	5 mg	1 Tbl.
16. Tag	2,5 mg	½ Tbl.
17. Tag	2,5 mg	½ Tbl.
18. Tag	2,5 mg	½ Tbl.

[1] Decortin H5

nur wenige Milliliter des Kolloids infundiert worden waren (Ring u. Meßmer 1976). Die ersten Minuten einer Infusion müssen daher besonders sorgfältig kontrolliert werden. In unserem Krankengut haben wir bisher keinen anaphylaktischen Schock gesehen.

Die in der Literatur beschriebenen Fälle von akutem Nierenversagen betrafen fast ausschließlich Patienten mit Vorerkrankungen wie seit lange bestehender Diabetes mellitus mit diabetischer Glomerulopathie (Schmitt u. Cremer 1983). Um das Risiko des Auftretens eines akuten Nierenversagens so gering wie möglich zu halten, sollte
• eine Anamnese bezüglich renaler Vorerkrankungen erhoben werden,

- das Kreatinin bestimmt,
- die Diurese überwacht und
- die Dosis auf 1–1,5 g /kg KG 24 Stunden begrenzt werden (Müller-Esch u. Raddatz 1981).

Bewertung

Dextran 40 ist seit über 20 Jahren in der Therapie des Hörsturzes und anderer Innenohrerkrankungen eingeführt und dient als Basisinfusion für verschiedenste zusätzliche Medikamente. Es ist teilweise von der Hydroxyäthylstärke abgelöst worden. Bei Beachtung der oben angeführten Gesichtspunkte gibt es keine Einwände gegen seinen Einsatz.

Hydroxyäthylstärke

Pathogenetische Vorstellung und Wirkprinzip

Die pathogenetische Vorstellung zu einer Behandlung entspricht der für die Dextranbehandlung. Auch Hydroxyäthylstärke setzt den Hämatokritwert, die Thrombozytenagglutination und -adhäsivität herab.

Hydroxyäthylstärke-Lösungen enthalten verschieden große Moleküle, deren Molekulargewichtsverteilungen einer Gaußschen Verteilungskurve folgen. Nach der Infusion werden sie je nach Substitutionsgrad unterschiedlich schnell abgebaut, renal ausgeschieden oder partiell im retikuloendothelialen System gespeichert, wodurch sich ihre Molekulargewichtsverteilung „in vivo" ändert. Neuere Untersuchungen zeigen, daß die vorübergehende Einlagerung in Monozyten deren Phagozytose-Aktivität nicht beeinflußt (Deschner u. Mitarb. 1997).

Behandlungsstudien

In vergleichenden Therapiestudien zur Hörsturzbehandlung wurden zwischen Dextran 40 und Hydroxyäthylstärke 6 % keine signifikanten Unterschiede gefunden (Pilgramm u. Mitarb. 1986, Wilhelm 1987). Gleiche Behandlungsergebnisse sahen auch Laskawi u. Mitarb. (1990) in der Therapie der idiopathischen Fazialisparese nach Ersatz des Dextran 40 durch Hydroxyäthylstärke 6 %.

Dosierung

Modifiziert nach Stennert (1981) und nach Wilhelm (1987) werden folgende Dosierungen zur Innenohr-Therapie vorgeschlagen:
1.–10. Tag HAES-steril 6 % (500 ml/4–6 Std.) +500 ml Ringer-Lösung in 4–6 Std.

Unerwünschte Wirkungen

Seit 1970 wurde Dextran vermehrt durch Hydroxyäthylstärke 10% in der Therapie des Hörsturzes ersetzt, da eine geringere Nebenwirkungsrate angegeben wurde. Mit steigender Behandlungszahl wurden für Hydroxyäthylstärke ebenfalls Berichte über Zwischenfälle vorgelegt (Matthiessen u. Mitarb. 1978, Russ u. Mitarb. 1981), die jedoch nicht auf eine Antigen-Antikörper-Reaktion von spezifischen Antikörpern gegen Hydroxyäthylstärke zurückgeführt werden, da diese nicht vorhanden sind (Kraft u. Mitarb. 1992). Die Häufigkeit lebensbedrohlicher Reaktionen wird mit 0,006% angegeben; die Häufigkeit verschiedener Schweregrade soll bis 2,7% der Anwendungen betragen (Ring u. Richter 1980, Laxenaire u. Mitarb. 1994).

Berichte über einen zum Teil therapieresistenten Pruritus nach Infusionen mit Hydroxyäthylstärke sind in den letzten Jahren bekannt geworden (Bundesgesundheitsamt 1990, Kofler 1990, Schneeberger u. Mitarb. 1990). Albegger u. Mitarb. sahen in 42 von 149 (28,8%) mit 10% HAES 200/0,5 in einer sehr hohen Dosierung von (ca. 400 g HAES pro Patient) behandelten Patienten einen Juckreiz, dagegen nur in 5,7% der Patienten, die mit Dextran 40 behandelt wurden. In über der Hälfte der Patienten begann der Juckreiz 1–3 Wochen nach der Infusionstherapie und dauerte von 6 Wochen bis 6 Monate (Albegger u. Mitarb. 1992). Als Ursache für den Juckreiz wird eine Einlagerung in das retikuloendotheliale System besonders der Haut angenommen (Jurecka u. Mitarb. 1993). Eine Behandlung mit Antihistaminika blieb oft effektlos.

Mit steigender Zahl der Beobachtungen hat sich herausgestellt, daß die Wahrscheinlichkeit eines möglichen Pruritus abhängig von der Gesamtdosis (ca. 200–250 g) ist. Bei Senkung der Dosis bzw. Einsatz von HAES 6% 200/0,5 statt HAES 10% ist die Rate deutlich geringer (Gall u. Mitarb. 1993, Desloorere u. Mitarb. 1995).

Bei Auftreten von starkem Juckreiz kann neben einer vermehrten Flüssigkeitszufuhr eine Gabe von Hydroxyzin (Atarax®, 3 x 50 mg pro Tag) eine Abnahme der Pruritussymptomatik bewirken (Hermann u. Gall 1990). Auch gibt es Hinweise auf die Wirksamkeit von Capsicain-Salbe.

In der Hörsturzbehandlung kann mit gleichem therapeutischem Effekt statt 10% Hydroxyäthylstärke auch 6% Hydroxyäthylstärke eingesetzt werden, so daß das Risiko der Pruritusinduktion deutlich geringer wird (Friedrich u. Ott 1991).

Placebobehandlung

Thomsen u. Mitarb. (1979) gingen der Frage nach, ob eine Placebobehandlung nicht die gleichen Ergebnisse haben würde wie eine medikamentöse Behandlung. Sie kamen zu der Schlußfolgerung, daß 60–80% aller Kranken sich besserten – unabhängig von der Behandlung.

Auch Torok (1977) stellte in seinem Review von 834 Veröffentlichungen über sämtliche Behandlungsarten in den letzten 25 Jahren fest, daß alle Therapieformen in ihrem Ergebnis ähnlich seien. Eine Heilung wurde in 60–80 % gesehen, 20–30 % besserten sich, und 10–25 % zeigten kein Ansprechen auf die Therapie.

Langzeitbehandlung

Die Behandlung des Morbus Menière muß unterteilt werden in Akutmaßnahmen und in Langzeitmaßnahmen, die das erneute Auftreten von Attacken verhindern sollen.

Hierzu gehören die diätetischen Maßnahmen, hauptsächlich aber auch die Verabreichung von Medikamenten. Daher werden die Langzeittherapien auch in den einzelnen Kapiteln der medikamentösen Therapie abgehandelt.

Einige Medikamente haben ihren ausgeprägten Langzeiteffekt unter Beweis gestellt.

In einer 5-Jahres-Langzeitstudie an 67 Patienten mit Morbus Menière zeigte sich in 60 Fällen eine komplette Abwesenheit von Schwindelanfällen nach Behandlung mit Betahistin (Elia 1970). Die Erfahrung einer Langzeitbehandlung mit Isosorbid über 2 Jahre liegen an einem Kollektiv von 30 Patienten vor. In der Hälfte der Patienten traten in dieser Zeit keine schweren Menière-Anfälle auf (Nozawa u. Mitarb. 1995).

Invasiv und chirurgisch

Die chirurgische Behandlung des Morbus Menière sollte nur dann in Betracht gezogen werden, wenn alle anderen Maßnahmen ausgeschöpft wurden. Schon 1973 gaben McCabe, Clemis, Shea, Rubin und Wilson in einer Podiumsdiskussion zu Protokoll, daß sie in 95 % eine medikamentöse Behandlung bei Morbus-Menière-Patienten durchführen würden. Auch bei 409 von Fisch behandelten Patienten war nur bei 90 Patienten eine Operation indiziert (Fisch 1976).

Verfolgt man die internationalen Veröffentlichungen, so haben die ausgedehnt destruktiven chirurgischen Maßnahmen wie Kryochirurgie, Ultraschalldestruktion des Labyrinths, aber auch die Sakkulotomie in den letzten 15 Jahren an Häufigkeit abgenommen (Ruckenstein u. Mitarb. 1991) und einer minimal invasiven Chirurgie Platz gemacht.

Die chirurgische Behandlung als solche ist nach wie vor umstritten, da sie immer eine ablative und destruktive Prozedur darstellt. Jongkees konstatierte 1964: „Ich glaube, daß ich dieses Statement durch die Tatsache abgeben darf, daß ich im Laufe von 25 Jahren bei nur 9 Patienten gezwungen war, das Labyrinth operativ zu zerstören, da der Morbus Menière nicht behandelbar war. Alle anderen – und es waren hunderte von ihnen – sprachen auf eine medikamentöse Behandlung an, und sei es auch, daß die Behandlung eine Menge Vertrauen, Geduld und Beharrlichkeit von beiden – Patient und Arzt – verlangte."

Verlassene Verfahren

▨ Fenestration

Am Anfang der fünfziger Jahre wurden unter der Vorstellung, daß dem Morbus Menière ein Drucklabyrinth zugrunde liegen würde (Mygind 1947), „Fenestrations"-Operationen des lateralen Bogengangs durchgeführt (Opheim 1951, Nielsen 1953). Da sich in über 80% keine Hörverbesserung einstellte (Shambaugh 1953), wurde das Verfahren verlassen.

▨ Andere

Auch andere chirurgische Behandlungen, wie die Vestibulotomie – eine Fensterung der Fußplatte – (Loebell 1959, Jakobi u. Skurcynski 1964, Tiedemann u. Börger 1975), die Ligatur der A. carotis externa (Moser u. Winkler 1971) und die dorsale Sympathektomie (Malik u. Mitarb. 1974), haben sich nicht durchsetzen können und sind heutzutage als Kuriosa zu betrachten.

Auch die intravenöse Sauerstoffbehandlung nach Regelsberger, die von Seiferth in Köln eine Zeitlang propagiert wurde (Seiferth u. Gastmann 1964), ist vollständig verlassen worden.

Die Unterbindung der AICA im inneren Gehörgang wurde von Anastasio (1969) beschrieben. Interessanterweise waren von 27 nachuntersuchten Patienten nur 2 ertaubt, bei 12 hatte sich das Hörvermögen verbessert – obwohl allgemein angenommen wird, daß die A. labyrinthi eine funktionelle Endarterie darstellt.

▨ Zervikale Sympathektomie

Abgeleitet von der Stellatumblockade wurde auch teilweise die chirurgische Durchtrennung empfohlen (Golding-Wood 1969). Die Methoden zu chirurgischen Unterbrechung des zervikalen Grenzstranges sind wegen mangelnder Effektivität beim Morbus Menière schon früh deutlich eingeschränkt worden (Hegedus u. Shackelford 1963), wurden allerdings auch noch bis in die achtziger Jahre durch wenige operativ tätige Otologen durchgeführt (Adams u. Wilmot 1982).

Ultraschall

Von Krejci (1952) erstmals zur Behandlung des Morbus Menière einge-setzt, wurde die Methode der Ultraschalldestruktion des Gleichge-wichtsorgans von Arslan weiterentwickelt. Die Sonde wird dabei nach chirurgischer Exposition auf den lateralen Bogengang aufgesetzt. Das Gehör soll dabei erhalten bleiben. Durch kontinuierliche Kühlung des Knochens konnten die anfangs häufigen Fazialisparesen vermieden werden. In 313 Patienten wurden in 85 % eine Besserung des Schwin-dels, in 30 % ein völliges Verschwinden des Tinnitus und in 15 % eine Besserung des Gehörs festgestellt (Angell-James 1970).

Die Methode ist aber mit einer 10–30 %igen Rezidivhäufigkeit behaftet (Arslan 1967, 1970). In einer retrospektiven Fragebogenaktion an 356 Patienten fand sind eine Hörverschlechterung in 40 % von 236 behandelten Patienten. Je vollständiger die Gleichgewichtsausschal-tung gewesen war, desto größer war auch der Hörverlust (Stahle 1976).

Kryochirurgie

In der Kryotherapie, wie sie von House (1966) und Wolf vorgeschlagen wurde, wird ein permanenter Shunt zwischen Endo- und Perilymphe hergestellt, indem die Sonde auf das Promontorium gesetzt wird.

Bei der Kryotherapie ist der N. facialis gefährdet, der unterhalb 15° C und oberhalb 46° C seine Funktion einstellt (Barthold u. Steinert 1971). House (1966) stellte in 8 von 80 Patienten eine vorübergehende post-operative Fazialisschwäche fest – auch ein Grund dafür, warum die Methode später verlassen wurde.

Lumbalpunktion

Engstrom (1972) erwähnte, daß sich das Hörvermögen bei einem Teil der M. Menière – Patienten bessert, wenn eine Lumbalpunktion durch-geführt wird.

Aminoglykosidausschaltung

Systemische Gentamycinausschaltung

Über die Behandlung des Morbus Menière mit Streptomycin berichte-ten zuerst Hamberger u. Mitarb. (1949), die mit einer Dosierung von täglich 3 g über 10 Tage bei 4 Patienten eine beidseitige Vestibularis-ausschaltung erreichten.

Eine relative Kontraindikation zur Gentamycinausschaltung besteht im Alter des Patienten, da ein einseitiger Vestibularisausfall schwer oder überhaupt nicht mehr mit zunehmendem Lebensalter kompensiert wird.

Graham u. Mitarb. (1984) gaben zweimal täglich 1 g Streptomycin i.m. bis zu einer Gesamtdosis von 50–60 g. Von 8 behandelten Patienten hatten 4 danach keinen Schwindel und 4 klagten über eine geringe Gleichgewichtsstörung. Auch in einer Beobachtungszeit von 5 Jahren blieb die Heilungsrate im gleichen Kollektiv bei 47 % (Langman u. Mitarb. 1990).

Mehrere Patienten brauchten eine mehrfache Behandlung, was von den Autoren als „titrieren" beschrieben wurde. Dahinter steckt aber die Schwierigkeit, den Zeitpunkt der erfolgten Ausschaltung bestimmen zu können. Die Dosis ist induell sehr verschieden und variiert stark. Auch andere mußten ihre Patienten mehrfach behandeln, bis der gewünschte Erfolg sich einstellte (Moretz u. Mitarb. 1987, Glasscock u. Mitarb. 1989). Unter systemischer Behandlung wurden „Drug fever" und vereinzelt allergische Erscheinungen beobachtet (Feldbaum u. Silverstein 1984).

■ Topische Applikation

Kochsalzkristalle

Von Arslan (1970, 1971, 1972) wurde die topische Applikation von Kochsalzkristallen auf die Rundfenstermembran vorgeschlagen. Wenige Sekunden nach dem Aufbringen beobachtete er einen Nystagmus in das kranke Ohr, Vasodilatation und leichte Blutung. 12–16 Stunden später wurde ein Ausfallsnystagmus gesehen. Die Applikation von hyperosmolarer Salzlösung in den Mittelohrbereich zeigte einen Rückgang des endolymphatischen Hydrops (Harada 1975).

In einer Modifikation brachten Colletti u. Mitarb. (1987) 0,2 bis 0,3 mm^3 Kochsalzkristalle direkt in das Vestibulum nach Stapesentfernung ein. In allen 13 Patienten sahen sie in einem Beobachtungszeitraum von bis zu 60 Monaten keinen Schwindel, in 7 von 13 war das Ohrgeräusch gebessert, zum Hörvermögen wurden keine Angaben gemacht.

Kritisch wurden jedoch zunehmend die häufigen Rezidive gesehen (Longridge 1982). Arslan veröffentlichte keine Langzeitergebnisse, die zur besseren Abschätzung seiner Methode hätten dienen können.

Lokalanästhetika

Ristow berichte 1959 und später 1968 über die intratympanale Behandlung mit 0,7 cm^3 2 %igem Pantocain bei 36 Patienten mit Morbus Menière. Der Tinnitus verschwand in 70 % der Fälle, das Hörvermögen wurde bei allen Patienten besonders im Hochtonbereich geschädigt. Unmittelbar nach der transtympanalen Injektion traten für 2–3 Stunden Schwindel und Erbrechen auf.

Die intratympanale Injektion von Lidocain wurde von Sakata und Umeda (1976) zunächst zur Behandlung des Tinnitus mit guten Erfolg (48 von 58 gebessert) eingesetzt. Später setzten sie die Instillationen auch zur Behandlung des Morbus Menière ein (Sakata u. Mitarb. 1986).

Klinik

In 28 Patienten mit Morbus Menière trat in fast 86 % eine Besserung des Schwindels und in 68 % eine Verringerung des Tinnitus ein (Fradis u. Mitarb. 1985). Sakata u. Mitarb. (1986) instillierten durch das Trommelfell 1 ml 4 %iges Lidocain für 5 Minuten, 4–5mal in Abständen von jeweils 4–5 Tagen. Durch den auftretenden Schwindel bedingt wurden die Patienten hospitalisiert und vorher Antiemetika und Beruhigungsmittel gegeben.

Nach der Gabe trat ein Nystagmus zum instillierten Ohr auf, und die Patienten klagten über Schwindel. Später fand sich ein Ausfallnystagmus zum Gegenohr. Die Patienten, die nicht über Schwindel klagten, zeigten auch keine Verbesserung der Symptome, so daß die Autoren annahmen, daß das Lokalanästhetikum nicht an das runde Fenster gelangt war. Diese Symptome können auch bei der Mittelohrchirurgie beobachtet werden, wenn Lokalanästhetikum eingesetzt wird (Simmons u. Mitarb. 1973, Simmons 1985).

Dosierung

0,7 ml einer 2 %igen Pantocainlösung werden ein- oder mehrmals in die Pauke instilliert. Die Labyrinthanästhesie soll bei 83 % der Patienten zu einer Besserung führen. Ein Drittel der Patienten weist allerdings nach der Behandlung irreversible Hörstörungen auf (Ristow 1968).

Cortison

Von Sakata u. Mitarb. (1986) wurde auch die intratympanale Applikation von 4 mg Dexamethason in einer 1 ml Lösung mit Erfolg durchgeführt. Dabei trat als einzige Nebenwirkung ein leichter Schwindel unter 1 Minute Dauer auf, so daß die Behandlung ambulant durchgeführt wurde. In 42 von 47 behandelten Fällen wurde eine Besserung des Schwindels beobachtet.

Alkohol

Die medikamentöse Ausschaltung des Labyrinths ist durch die Injektion von Alkohol in das Labyrinth versucht worden (Mollison 1939, Safarova u. Bystrenin 1975, Arslan 1972). Nach Eröffnen des lateralen

Bogenganges wurden wenige Tropfen absoluten Alkohols instilliert. Mollison sah bei 50 Fällen 74% Heilungen, 10% waren nicht gebessert und 16% waren zur Nachuntersuchung nicht zu ermitteln.

Gentamycinausschaltung

Pathogenetische Vorstellung und Wirkprinzip
Die topische Gentamycinausschaltung wurde in Deutschland von Lange (1965, 1968, 1971, 1972, 1981, 1985, 1989, 1995) und später von Beck (Beck u. Schmidt 1978, Beck u. Mitarb. 1985, Beck 1986) propagiert.

Aminoglykoside schalten zunächst das sekretorische Epithel, dann die Haarzellen aus (Nakai u. Hilding 1968, Pender 1985).

Im Tierversuch konnte gezeigt werden, daß die otoxische Wirkung auf die behandelte Seite beschränkt ist (Stange u. Mitarb. 1977).

Aminoglykoside binden an das Phosphatidylinositolbisphosphat der Haarzelle, beeinflussen Ionenpumpen und intrazelluläre Vorgänge negativ (Schacht 1986, Zenner u. Schacht 1986, Cortopassi u. Hutchin 1994). Dabei ist nur die metabolisierte Form des Gentamycins ototoxisch (Keiner u. Zimmermann 1995). Im Chinchilla regenerieren geschädigte Haarzellen wieder; ob dies auch beim Menschen der Fall ist, bleibt zweifelhaft (Tanyeri u. Mitarb. 1995).

Die Resorption aus dem Mittelohrraum kann über verschiedene Wege erfolgen: die Rundfenstermembran, das Lig. anulare des ovalen Fensters, die Mittelohrschleimhaut (Bagger-Sjöbäck u. Mitarb. 1990).

Behandlungsstudien
Die Gentamycinausschaltung ist auch bei Tumarkin-Anfällen wirksam. 18 von 29 Patienten zeigten ein vollständiges Verschwinden der Attakken (Ödkvist u. Bergenius 1988).

In Langzeitstudien wurde eine Besserung des Gehörs in 13%, ein Gleichbleiben in 54% und eine Verschlechterung in 33% gesehen. 72% der geprüften Gleichgewichtsorgane zeigten auch nach der Behandlung eine kalorische Reaktion (Blessing u. Schlenter 1989).

Lange (1995) berichtete über 54 von 61 Patienten in einer Langzeitstudie bis zu 17 Jahren über keine oder deutlich reduzierte Anfälle.

Dosierung
Zur Dosierung, Verabreichungshäufigkeit und zum Applikationsweg bestehen unterschiedlichste Angaben.

Yamazaki u. Mitarb. (1991) applizierten Gentamycin über einen Tubenkatheter.

Eine weitere Variante wäre die von Lee u. Kimura (1991) vorgeschlagene Applikation, Gentamycin oder Streptomycin in den Saccus endolymphaticus zu injizieren. Dies wurde jedoch nur im Tiermodell versucht.

Nedzelski u. Mitarb. (1992) konstruierten einen Katheter, der in ein gelegtes Paukenröhrchen fest eingenäht wird.

Shea u. Norris (1991) legten zunächst chirurgisch den lateralen Bogengang frei und injizierten dann langsam 0,1 ml künstliche Perilymphe mit 25 µg Streptomycin. Das Hörvermögen blieb in ihrer Serie in 75% gleich oder wurde besser, ein wenig schlechter in 20% und bedeutend schlechter in 5%. Dagegen äußerten sich Monsell u. Mitarb. (1992) kritisch, da sie mit der gleichen Technik in 68% ihrer 47 so behandelten Patienten Hörverluste feststellen mußten.

Sobald Zeichen einer vestibulären Irritation auftreten, müssen die Instillationen beendet werden. Die individuell zu verabreichende Menge variiert sehr stark.

Da die Menge des instillierten Gentamycins schwer zu bestimmen ist, wurde die kontinuierliche Infusionstherapie eingeführt (Abb. **18**).

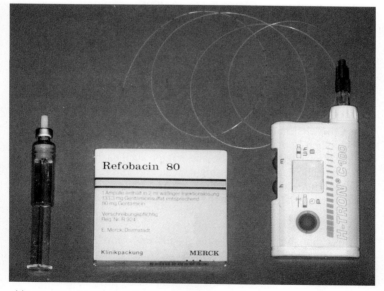

Abb. **18** Die kontinuierliche Gentamycinausschaltung mit Hilfe einer Präzisionspumpe (Fa. Disetronic) und Implantation eines Katheters

Die hochselektive arterielle Infusion eines Innenohrs mit Streptomycin ist über den experimentellen Ansatz nicht hinausgekommen (Fairbanks u. Mitarb. 1971).

Die Gabe von Aminoglykosiden erfolgt so lange, bis:

- der Patient einen Hörverlust, Schwindel, Gangunsicherheit oder sonstige Vestibulariszeichen verspürt,
- ein Hörverlust im Audiogramm, veränderte Gleichgewichtsfunktion im ENG oder Nystagmen unter der Frenzel-Brille bemerkt werden.

Unerwünschte Wirkungen
Es gibt Berichte, daß der Effekt des intratympanalen Gentamycins auch nach einem Intervall von 3–5 Tagen auftreten kann (Magnusson u. Padoa 1991).

Medikamentöse Ausschaltung

Nach Fenestration des horizontalen Bogenganges applizierten Amedee u. Mitarb. (1991b) 125–250 mg Streptomycinflocken und sahen in 15 Patienten bis zu drei Wochen nach der Operation keine Anfälle. Langzeitergebnisse wurden nicht mitgeteilt.

Operationen am Sakkus

Sakkulotomie

Bei der Fick-Operation nach Van Fick (1964) wird die Stapesfußplatte perforiert und auf 1 mm Durchmesser mit dem Bohrer aufgeweitet. Durch diese Öffnung wird der durch den Hydrops dilatierte Sakkulus mit einer Nadel perforiert und damit eine Endolymph-Perilymph-Fistel geschaffen.

Die ersten veröffentlichten Resultate waren sehr gut. Die Schwindelanfälle verschwanden bei bis zu 90 % der Patienten und eine Hörverbesserung trat in 65 % der Fälle auf. Die späteren Resultate waren jedoch wesentlich schlechter. Wie Portmann (1969) ausführte, traten sehr häufig Ertaubungen nach dieser Operation auf, so daß sie schließlich verlassen wurde, obwohl sie einfach durchzuführen war.

Filipo u. Barbara (1994) verglichen eine Operationsgruppe (n=22) mit einer unbehandelt gebliebenen Gruppe (n=20) und fanden bei den Symptomen Schwindel und Tinnitus eine höhere Besserung in der Operationsgruppe. Das Hörvermögen entwickelte sich dagegen unabhängig von der Behandlung und der Häufigkeit der Anfälle.

„Shuntoperation"

Indikation

Die Dekompressionsoperation am Saccus endolymphaticus wurde 1927 von Portmann inauguriert und wesentlich später durch Van Fick (1964, 1966) (Fick-Operation) und House (1964, 1966) propagiert. Die Operation soll in ca. 65 % der Patienten, bei denen eine medikamentöse Behandlung nicht erfolgreich war, hinsichtlich einer Stabilisierung des Hörvermögens und der Kontrolle des Schwindels erfolgreich sein.

Arenberg u. Spector (1977) beobachteten, daß nur Patienten mit einem positiven Glycerintest einen Behandlungserfolg durch die Sakkotomie verzeichneten. Moffat u. Mitarb. (1978, Moffat 1994) wählten ihre Patienten zur Sakkotomie sogar nach einem positiven Glycerintest aus.

Auch Fisch (1976) sieht die Indikationen bei Patienten mit noch fluktuierendem Innenohr. In einem Vergleich verschiedener Operationstechniken kommt er zu dem Schluß, daß alle Sakkusoperationen die gleichen Ergebnisse bewirken und es damit keine spezifische Operation gibt.

Operationstechnik

Nach Darstellung des Saccus endolymphaticus erfolgt die Freilegung der für die Resorption der Endolymphe besonders wichtigen Pars intermedia. Danach wird das Sakkuslumen eröffnet und die laterale Wand aufgeklappt.

Um das Lumen offenzuhalten, ist vorgeschlagen worden, Drainageröhrchen (House 1964), Teflonplättchen (Shea 1966), Silikonfolie (Plester 1970) einzulegen. Fisch (1976) bedeckt den Sakkus mit einem gestielten Lappen aus dem M. temporalis, um die Oberfläche des Sakkus zu vergrößern und die Vaskularisation zu verbessern. Arenberg (1979) benutzte zum Offenhalten ein von ihm entwickeltes Ventilröhrchen.

Nicht immer gelingt es, den Saccus endolymphaticus zu finden, da er sehr variabel angelegt oder hypoplastisch ist (Khetarpal u. Schuknecht 1990). Mißerfolge sind mit einer Fibrose oder dislozierten Silikonfolien erklärt worden (Belal u. House 1979, Khetarpal u. Schuknecht 1990).

„Tack"-Operation

Cody (1969, 1973) entwickelte nach dem Prinzip der Fick-Operation eine Modifikation der Endolymph-Perilymph-Shunt-Operation. Er plazierte in die in der Stapesfußplatte geschaffene Öffnung ein heftzwekkenartiges Implantat mit der Spitze nach innen. Immer, wenn es nun zu einem Hydrops kommen würde, würde der sich aufblähende Sakkulus erneut – „Tack" – perforiert. Leider waren auch hier die späteren Resultate den anfänglich berichteten Erfolgen deutlich unterlegen und es wurde über eine überdurchschnittlich hohe Zahl von Ertaubungen berichtet (Burgert u. Mitarb. 1972).

Resultate

Die Operationen am Sakkus haben vom anfänglichen Enthusiasmus Portmanns (1927), der in 93 % der 60 in 38 Jahren operierten Patienten eine Besserung der Schwindelbeschwerden sah, zu immer weniger beeindruckenden Ergebnissen geführt.

House (1965) berichtete über noch 243 Fälle, in denen sich in drei Viertel der Patienten der Schwindel besserte und in 10 % der Fälle auch das Hörvermögen.

Portman jr. (1969) schrieb 1969: „Es erscheint überflüssig einen Katheter in den Arachnoidalraum einzulegen, wie es von House vorgeschlagen wurde – eine einfache Öffnung ist ausreichend, um eine Besserung herbeizuführen."

Shambaugh kam 1966 zu dem Schluß, daß schon eine Aufdeckung des Saccus endolymphaticus ausreichen würde. 1969 schrieb er sogar: „Mein anfänglicher Enthusiasmus über die Operationen am Saccus endolymphaticus um das Hörvermögen in der Menière'schen Krankheit zu verbessern, hat sich ständig abgekühlt. Nur einmal konnte ich den dramatischen Erfolg meines ersten Falles mit der Wiederkehr des Normalgehörs wiederholen und nur in zwei weiteren Fällen war eine signifikante Hörerholung, aber keine große zu verzeichnen. Bei dem gesamten Rest, d. h. 92 % der Fälle, war das Hörvermögen unverändert oder schlechter. Die Implantation einer Teflonfolie zeigte in meinen Händen keine besseren Resultate als eine einfache Dekompression."

In einer 5-Jahres-Kontrollstudie hatten 48 % von 25 Patienten, die Fisch (1976) operiert hatte, ein Verschwinden der Schwindelattacken gezeigt. Das Gehör war in 48 % unverändert und hatte sich in 52 % verschlechtert. Der Tinnitus war in 8 %, das Druckgefühl in 56 % der Patienten verschwunden. Ein Patient wurde taub. Auch Rudert (1977) berichtete über schlechtere Langzeitergebnisse mit nur 50 % Heilungen, nachdem er sich anfänglich sehr positiv geäußert hatte (Rudert u. Reker 1974).

Die langdauernde kontroverse Diskussion über den Wert der Shuntoperation gipfelte in den Arbeiten von Thomsen u. Mitarb. (1981, 1983, 1986). Die Studie umfaßte 30 Patienten mit einem typischen Morbus Menière, die durch eine medikamentöse Behandlung nicht kuriert werden konnten und die mindestens 2 Schwindelanfälle pro Woche hatten. Die Patienten wurden in zwei Gruppen aufgeteilt. Die Patienten der ersten Gruppe wurden einer einfachen Mastoidektomie unterzogen, die andere Gruppe erhielt eine Shuntoperation. Weder der Patient noch der Nachuntersucher während der postoperativen Phase wußte, welche Operation durchgeführt worden war. Die Patienten wurden postoperativ nach Schwindelanfällen, subjektivem und objektivem Hörvermögen, Tinnitus, Ohrdruck, Übelkeit und Erbrechen befragt. Die Ergebnisse nach 1 Jahr Nachbeobachtung, 3 Jahren und 6 Jahren wurden veröffentlicht.

Im gesamten Untersuchungszeitraum waren die erhaltenen Ergebnisse zwischen der Mastoidektomie-Gruppe („Placebo-Operationsgruppe") und der Shunt-Operationsgruppe gleich. Alle zeigten eine signifikante Verbesserung im Vergleich zu den präoperativen Beschwerden.

Chirurgische Labyrinthausschaltung

▪ Labyrinthektomie

Diese Operation wurde in den 50er Jahren von Schuknecht eingeführt. Das Ziel der Operation ist die Entfernung des krankhaften Neuroepithels und die Möglichkeit der Einleitung einer zentralen Kompensation. Fisch (1976) bevorzugt die Operation bei Patienten, bei denen das Gehör vollständig erloschen ist.

Ziel der Operation ist die vollständige Entfernung aller labyrinthären Strukturen oder zumindest deren Zerstörung. Der Zugangsweg kann entweder enaural oder mastoidal sein.

Fisch (1976) konstatiert in einer 5-Jahres-Kontrolluntersuchung, daß sich die Ergebnisse nach Labyrinthektomie bis auf den vollständigen Gehörverlust nicht von denen nach Vestibularisneurektomie unterscheiden. Die Erholung nach einseitiger Labyrinthektomie ist im allgemeinen als gut zu bezeichnen (Kaga u. Mitarb. 1985).

▪ Neurektomie

Indikation

Dandy popularisierte 1928 die bereits von Parry 1904 beschriebene Neurektomie des VIII. Hirnnervs. Der subokzipitale Zugang wurde 1908 von Charles Frazier beschrieben. Ohne Erfolg wurde von Frazier der N. acusticus intrakraniell durchschnitten. 1932 berichtete McKenzie über die selektive Resektion des N. vestibularis und die Möglichkeit, das Hörvermögen zu erhalten und den VIII. Hirnnerv zu schonen. 1938 berichtete Crowe über 94 intrakranielle Neurektomien, davon wurden 45 isoliert der N. vestibularis durchtrennt. Die beidseitige Neurektomie sollte nach Empfehlung des Autors zweizeitig durchgeführt werden, da häufig schon nach einseitiger Durchtrennung eine Besserung des Krankheitsbildes eintreten würde. Anderenfalls träten Dauerstörungen wie Taumeln und Unsicherheitsgefühl beim Gehen im Dunkeln auf sowie Schwierigkeiten des Fixierens von Gegenständen im Laufen (Dandy-Syndrom).

Operationstechnik

Drei Zugänge stehen für die Neurektomie zur Verfügung:
1. transtemporal (middle cranial fossa approach),
2. retrolabyrinthär,
3. retrosigmoidal.

Der Middle cranial fossa approach hat sich in der Mehrheit der Fälle durchgesetzt (Abb. **19**). Er wurde von House (1961) entwickelt und von

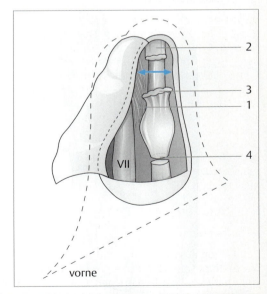

Abb. **19** Neurektomie über Middle fossa approach (nach Sterkers 1976): 1 N. cochlearis, 2 N. vestibularis superior durchtrennt, 3 N. vestibularis superior, 4 zweite Durchtrennung

Fisch (1970, 1976) modifiziert. Auf diesem Zugangsweg wird in 5–10 %
eine Fazialislähmung und in 5 % eine Ertaubung gesehen.

Der retrolabyrinthäre Zugang wurde von Hitselberger u. Pulec
(1972) zur Durchtrennung der hinteren Trigeminuswurzel entwickelt.
Silverstein u. Mitarb. (1987) bevorzugten den retrolabyrinthären und
später den retrosigmoidalen Zugang und popularisierten beide welt-
weit.

Der retrosigmoidale Zugang ist dem subokzipitalen Zugang ähnlich.
Er wurde von Sterkers (1980) beschrieben (Abb. **20**).

Die endoskopische Durchtrennung des N. vestibularis ist eine Alter-
native zur transtemporalen Neurektomie und zeigt gleiche Ergebnisse
(Handrock 1985).

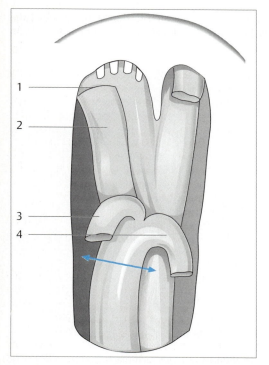

Abb. **20**   Neurektomie auf retrosigmoidalem Weg (nach Sterkers 1976): 1 Verti-
kalspange, 2 N. facialis, 3 N. vestibularis superior, N. vestibularis inferior

Die Technik der Neurektomie wird auch als „semidestruktiv" bezeichnet, da sie zum Ziel hat, die vestibulären Endstellen zu deafferentieren, jedoch die kochleäre Funktion zu erhalten. Sie kann mit der Sakkotomie kombiniert werden (Shennawy 1994).

Resultate

Fisch (1976) beschrieb die Neurektomie des N. vestibularis über einen transtemporalen Zugang mit Exstirpation des Ganglion Scarpae als erfolgreichste Operation. In einem 5-Jahres-Nachbeobachtungszeitraum von 52 operierten Fällen hatten 94 % keine Schwindelanfälle mehr. Das Hörvermögen war in 16 % besser und 64 % unverändert. Das Ohrgeräusch war in 33 % verschwunden. Als Komplikationen war in 4 % eine vollständige Taubheit, 3 % eine Fazialisparese und eine unvollständige zentrale Kompensation in 20 % festzustellen.

Auch nach anderen Statistiken liegt die Häufigkeit einer Fazialisparese oder einer kompletten Taubheit bei unter 5 % (Smyth u. Mitarb. 1976, Silverstein u. Mitarb. 1987).

Bei beidseitiger Vestibularisausschaltung kommt es zum sog. „Dandy-Syndrom". Straßenschilder können im Gehen nicht mehr gelesen werden, beim Sägen eines Brettes entlang einer geraden Linie tritt undeutliches Sehen auf.

Bei einseitiger Durchtrennung kommt es vorübergehend zu akuten Labyrinthausfallerscheinungen, die sich jedoch durch zentrale Kompensation erholen. Je älter der Patient, desto langsamer ist diese Kompensation.

Psychotherapeutische Verfahren

Wissenschaftlich gesicherte Erkenntnisse über psychologisch fundierte Therapieverfahren beim Morbus Menière existieren nicht. Behandlungsstudien beziehen sich häufig auf nicht gebesserte Hörschäden und zurückgebliebene Ohrgeräusche. Direkte Heilverfahren mit psychotherapeutischem Ansatz sind nicht fest etabliert.

Es wird versucht, mit verhaltensmedizinisch orientierten Behandlungskonzepten die Unannehmlichkeit der zurückgebliebenen Störungen zu nehmen (Goebel u. Mitarb. 1991, Goebel u. Mitarb. 1992). Solche Verfahren erheben nicht den Anspruch, eine Heilung in dem Sinne zu erreichen, daß die Folgezustände vollständig behoben werden. Dem Patienten sollen Strategien an die Hand gegeben werden, die Belastung selbst zu bewältigen und damit zu leben („Hilfe zur Selbsthilfe"). Die Behandlungskonzepte beschränken sich dabei nicht auf eine einzige Therapiemodalität, sondern umfassen Muskelentspannungsverfahren,

Elemente aus dem autogenen Training, mit Hilfe eines Elektromyo-gramms (EMG) kontrolliertes Biofeedback, Gestaltungs- und Atemthe-rapie sowie physikalische Therapie. Auf die Durchführung dieser kom-plexen Behandlungsformen haben sich einige Kurkliniken spezialisiert.

Das „Ansprechen" der Patienten auf verhaltensmedizinisch orien-tierte Behandlungen soll sich nach der jeweiligen Persönlichkeitsstruk-tur richten. Patienten, die einer Verarbeitungsstörung des Morbus Menière unterliegen und sich auf die Krankheit „fixieren", haben schlechtere Heilungschancen. Im umgekehrten Fall hatten „emotional gefestigte" Patienten in stabilen Lebensverhältnissen einen günstigeren Verlauf hinsichtlich der Besserung des Morbus Menière.

Placebo und Spontanheilung

In einer „run-in" genannten, vorgeschalteten Placebo-Behandlung fan-den Moser u. Mitarb. (1984) bei 39 Patienten eine bemerkenswerte Spontanerholung bei allen Symptomen. Der Schwindel besserte sich bei 29/39, Übelkeit 25/37, Erbrechen 23/30, Ohrgeräusche 11/39, Schwerhörigkeit 6/39, Druckgefühl im Ohr 10/30 und Kopfschmerzen in 2/13.

Erkrankungsphasen

Nur bei 25–30 % aller Patienten beginnt die Erkrankung mit der vollen Ausprägung der klassischen Trias von Schwindel, Hörminderung und Tinnitus (Pfaltz u. Matéfi 1981, Kaschke u. Mitarb. 1990).

Im Langzeitverlauf werden 4 Phasen gegeneinander abgrenzbar:
- Prodromalphase: Fluktuierendes Gehör.
- Frühphase: Schwindelanfälle und fluktuierendes Gehör herrschen vor.
- Chronische Phase: Abnahme der Anfallsfrequenz und -dauer.
- Chronische Spätphase: Hörverlust von 50–60 dB und eine vestibu-läre Untererregbarkeit.

Zwischen dem Absinken der Hörschwelle und dem Schwinden der kalorischen Erregbarkeit konnte in 334 eine klare Relation hergestellt werden (Enander u. Stahle 1969). Unter 30 Patienten mit einer Hörmin-derung von höchstens 20 dB konnte nur in 5 Fällen eine Herabsetzung der kalorischen Reaktion festgestellt werden. Unter 135 Patienten mit einem Hörverlust von über 60 dB war die kalorische Reaktion in 94 Fäl-len reduziert.

Schwindelanfälle

Die Anfallshäufigkeit ist in den ersten 2–5 Jahren am höchsten und nimmt danach drastisch ab. Nach 10 Krankheitsjahren sind mehr als die Hälfte der Patienten mehr als ein Jahr anfallsfrei. Nach 15 Jahren sind es über 70 % (Kaschke u. Mitarb. 1990). Pickard stellte 1967 fest, daß der Morbus Menière in 86 % eine sich selbst limitierende Erkrankung sei. Golstein u. Verrstro (1967) fanden Verläufe von 5–22 Jahren in einer Langzeitbeobachtung an 50 Patienten und betonten die individuelle Unvorhersehbarkeit dieser Entwicklung.

Im gesamten Krankheitsverlauf überwiegen Anfälle von 1–3 Stunden Dauer.

Die kalorische Reizantwort liegt 5–10 Jahre nach Beginn der Erkrankung bei 50 % des Ausgangswertes. Nach 2 Jahrzehnten nimmt auch die Anfallshäufigkeit deutlich ab (Hulshoff u. Baarsma 1981, Friberg u. Mitarb. 1984). Die Plateauphase liegt bei ca. 10 jähriger Erkrankungsdauer (Green u. Mitarb. 1991).

Die Anfälle nehmen nicht zwangsläufig ab, wenn das Hörvermögen abgesunken ist (Hallgrimsson u. Janz 1966).

Hörvermögen

Die Erholung der fluktuierenden Hörstörung nimmt mit der Zeit ab und besitzt bei schweren Fällen einen schubweisen progredienten Charakter (Hallgrimsson u. Janz 1966).

In einer Langzeitstudie wurden 20 Menière-Patienten mit wiederholten Audiogrammen über 5–20 Jahre lang verfolgt. Die Hörerholung nach den jeweiligen Anfällen zeigten eine sehr starke interindividuelle Streuung, so daß keine allgemeingültigen Parameter gefunden wurden (Eggermont u. Schmidt 1985). 5–10 Jahre nach Erkrankungsbeginn lag die Hörschwelle bei 50–60 dB und die Sprachdiskrimination bei 50–60 % (Friberg u. Mitarb. 1984).

Eine Beziehung zwischen Hörverlust und vestibulärer Resterregbarkeit fanden Baumgarten u. Mitarb. (1984). Dabei war der mittlere Frequenzbereich von der höchsten Aussagekraft. Je größer der Hörverlust, desto geringer war auch die Resterregbarkeit.

Tinnitus

Nach einer Untersuchung von Filipo u. Barbara (1994) zeigte der mit Menière vorhandene Tinnitus in 20 Patienten keine Besserung in einem Nachbeobachtungszeitraum von 3–15 Jahren.

Gegenohr

Der Möglichkeit des „Nachziehens" des Gegenohres kommt eine besondere Bedeutung zu, da sich hieraus auch Konsequenzen hinsichtlich der Behandlung des schon betroffenen Ohres ergeben.

In einer unselektierten Gruppe von 320 Patienten mit Morbus Menière fanden Paparella u. Griebie (1984) in 32 % einen beiderseitigen Befall. In 52 % trat die Erkrankung im kontralateralen Ohr innerhalb der ersten 2 Jahre auf, in 21 % innerhalb der ersten 5 Jahre nach Beginn der Krankheit und 27 % nach 5 Jahren. Das längste Intervall betrug 25 Jahre (Tab. **24**).

In einer Langzeitbeobachtung an 50 Veteranen mit über 20 Jahre dauernder Erkrankung konnte am Ende dieser Periode ein auf 40 % erhöhter Anteil beidseitiger Betroffener festgestellt werden.

Tabelle **24**   Häufigkeit des Befalls des Gegenohres in Abhängigkeit von der Erkrankungsdauer

Autor	Jahr	Gesamt	n =	0–2	2–5	5 Jahre
Paparella u. Griebie	1984	320		52 %	21 %	27 %
Thomas u. Harrison	1971	564	138	74,6 %	16,6 %	4,3 %

Prognose

Den Verlauf der Erkrankung anhand von diagnostischen Kriterien vorhersehen zu können, ist Wunsch des Patienten und Bemühung des Arztes.

Vor besonderer Bedeutung für das Therapiekonzept sind prognostische Kriterien zur Abschätzung, ob das Gegenohr zu einem späteren Zeitpunkt ebenfalls von einem Morbus Menière befallen werden wird. Wie schon oben ausgeführt, entwickelt sich bei ca. 15 % innerhalb der ersten beiden Jahre auch auf der Gegenseite ein Morbus Menière, und nach 20 Jahren liegt bei 40–60 % aller Erkrankten ein beidseitiger Befall vor.

Hinsichtlich der möglichen kontralateralen Beteiligung hat die Vermessung des Aquaeductus vestibuli in konventioneller Tomographie und die Computertomographie hat keine verwertbaren Seitenunterschiede beim Menière-Patienten gezeigt und besitzt keinen Aussagewert.

Diagnostische Befunde sind fast sämtlich auf ihren möglichen prädiktiven Wert hinsichtlich der Entwicklung der Erkrankung untersucht worden.

Wilmot (1974) unterschied positiv prognostische Kriterien wie

- fluktuierender kochleärer Hörverlust mit positivem Rekruitment in einem oder beiden Ohren,
- Tinnitus mit niedriger Frequenz in einem oder beiden Ohren,
- Drehschwindel,
- eine normale Funktion des zentralen Nervensystems,
- vollständige und normale Halsbewegungen,
- seitengleiche Karotispulse,
- intakte Luftleitung beider Ohren,
- eine normale Tubenfunktion.

Die Elektrokochleographie und das Ergebnis des Glycerintests wurden von Morrison (1986) in den Vordergrund geschoben. Eine pathologische Wellenform im ECoG wurde von ihm als schlechtes prognostisches Kriterium gedeutet.

Die Patienten bewegt häufig die Frage, ob sich infolge des Morbus Menière weitere Krankheiten ergeben könnten. Die Befürchtung kann im allgemeinen zerstreut werden. Erkrankungen wie multiple Sklerose, Encephalitis disseminata, Zerebralsklerose, Morbus Alzheimer sind nicht gehäuft als Zweiterkrankung beobachtet worden (Hallgrimsson u. Janz 1966).

Stufenmodell zur Behandlung des Morbus Menière

Die stadiengerechte Therapie der Menière-Erkrankung wird heutzutage von verschiedenen namhaften Otologen vertreten.

Nicht nur von Jahnke (1994) wird betont, daß die Lebensqualität der vom Morbus Menière befallenen Patienten im Vordergrund stehen muß und sich die Therapie nach dem jeweiligen Stadium der Erkrankung zu richten hat. Im Vordergrund werden dabei immer die Bemühungen stehen, den Anfallsschwindel zu beseitigen, der die Patienten am meisten belästigt.

In der medikamentösen Therapie sind zwei Phasen zu unterscheiden:

1. Die Anfallsphase, in der akute Symptome gemindert werden müssen.
2. Eine sich darin anschließende Phase der Verhinderung erneuter Anfälle.

Wenn der Patient durch rezidivierende Anfälle immer wieder eine erhebliche Einschränkung der Lebensqualität erfährt, ist eine Gentamycin-Ausschaltung anzustreben.

Erst wenn sich der Morbus Menière auch unter dieser Behandlung therapieresistent zeigen sollte und ggf. auch dem erneuten Mißerfolg dieser Behandlung, ist eine chirurgische Intervention in Erwägung zu ziehen.

Obwohl sich die Placebowirkung in mehreren Studien dokumentiert hat, wird die Sakkusdekompression weiterhin an vielen Orten praktiziert. Zur Begründung und Rechtfertigung der Operation dient eben gerade der Placeboeffekt, der ja in vielen Fällen eine Heilung für die Patienten bedeutet. Andererseits wird auch die Gehörerhaltung positiv gesehen, die in den allermeisten Fällen nach einer solchen Operation vorhanden ist.

Wenn auch diese Therapie fehlschlägt, sollte eine Neurektomie oder die totale Labyrinthausschaltung angestrebt werden.

Beurteilung des Therapieerfolgs

Die Beurteilung aller Veröffentlichungen über die Therapie des Morbus Menière wird dadurch erschwert, daß die Ergebnisse kaum vergleichbar sind. Zu unterschiedlich sind die eingesetzten Bewertungsmaßstäbe hinsichtlich Patientenauswahl, Hörerholung, Schwindel- und Tinnitussymptomatik. Auch das Patientengut ist nicht vergleichbar. Langfristige Studien mit Nachbeobachtungszeit fehlen auch, so daß der Wert einer Therapie nur in den wenigsten Fällen an einer langfristigen Anfallsreduktion gemessen werden kann. Schon 1953 schlug McNally daher vor, daß Veröffentlichungen über Behandlungsergebnisse sich nur auf Erholungen von mindestens 5 Jahre Dauer stützen sollten.

Staging

Nach dem Tonschwellenaudiogramm teilte Watanabe (1980) den Morbus Menière in 3 Klassen:

Typ I: Reversible Frühform:
Tieftonhörverlust bis 40 dB in den Frequenzen 250 Hz-2000 Hz, der sich immer wieder erholt, wenn der Anfall nachläßt.

Typ II: Fluktuierend, etabliert:
Ein mittelgradiger flacher Hörverlust um 60 dB. Erste Haarzellenschäden und ein ständig vorhandener Hydrops sind wahrscheinlich.

Typ III: Spätform, nicht fluktuierend:
Höhergradiger Hörverlust mehr als 60 dB im Bereich 4000 Hz-8000 Hz. Keine oder geringe Fluktuation der Hörschwelle, der Morbus Menière ist „ausgebrannt" („burned out").

Ein anderes Staging-System zur Bewertung der Behandlungsergebnisse stammt von Arenberg u. Mitarb. (1980). Ihr System lehnt sich an die bekannte TNM-Klassifikation für Tumorerkrankungen an und basiert auf einer Klassifizierung des Schweregrades der Symptome. Die Skala umfaßt sieben Stufen für Hörvermögen, Tinnitus und Gleichgewichtsstörungen. Anhand einer mathematischen Formel werden gewichtet Anzahl und Länge der Schwindelanfälle berechnet. Durch eine Mittelwertbildung der Frequenzen 250, 500 und 1000 Hz wird der Tieftonhörverlust stärker betont.

Dieses Bewertungssystem von Arenberg u. Mitarb. (1980) hat sich in der klinischen Praxis nicht durchsetzen können, obwohl es häufiger von der Arbeitsgruppe veröffentlicht wurde (Arenberg u. Stahle 1980, Stahle u. Mitarb. 1981).

AAOO/AAO-HNS-Kriterien

Im Juli 1985 veröffentlichte das Komitee für Hören und Gleichgewicht der Amerikanischen Akademie für Otolaryngologie, Kopf- und Halschirurgie (American Academy of Otolaryngology – Head and Neck Surgery = AAO-HNS) seine neuen Richtlinien zur Vereinheitlichung der Wertungskriterien der Menière-Erkrankung (Peason u. Brackman 1983). Diese Richtlinien stellten eine Weiterentwicklung der älteren, 1972 veröffentlichten Bewertungskriterien dar (Alford 1972). Schon damals war es beabsichtigt, eine Vergleichbarkeit der Ergebnisse in Veröffentlichungen zu erreichen.

Die neuen Kriterien lassen die Bezeichnung Morbus Menière nur für die Fälle zu, die die klassischen Symptome und Befunde vollständig erfüllen. Alle anderen Erkrankungen und Varianten sollen anders bezeichnet werden, z.B. als „kochleärer Morbus Menière".

Ein Hauptunterschied der neuen Kriterien zu den älteren besteht darin, daß die Behandlungsergebnisse für Schwindel und Hörverbesserung getrennt behandelt werden. Vorher wurden diese beiden in einer Graduierung der Gesamtresultate zusammengefaßt.

Bewertungsformel

Die neue Formel zur Bewertung des Behandlungserfolges für die Schwindelsymptomatik wird wie folgt berechnet:

Die mittlere Anfallshäufigkeit pro Monat in einer 24 Monate dauernden Beobachtungszeit wird durch die mittlere Anfallshäufigkeit pro Monat in einer 6monatigen Beobachtungszeit vor Therapie geteilt und mit 100 multipliziert.

Die numerischen Ergebnisse werden wie folgt in Kategorien eingeteilt:

- 0 entspricht vollständiger Kontrolle,
- 1–40 entspricht genügender Kontrolle,
- 41–80 begrenzter Kontrolle,
- 81–120 nicht genügender Kontrolle und
- Werte größer als 120 einer Verschlechterung im Vergleich zu der Zeit vor der Behandlung.

Die vergleichbare Beurteilung des Behandlungsergebnisses bei Patienten mit Morbus Menière ist schwierig, da gleichermaßen auch Spontanheilungen auftreten können. Daher wird eine minimale Nachbeobachtungszeit von 24 Monaten nach Behandlung als notwendig angesehen, um die Ergebnisse von einer möglichen spontanen Fluktuation der Krankheit abzuheben.

Der Hörverlust wird gesondert bewertet. Dabei werden die Hörschwellen vor und nach Therapie verglichen. Die Hörschwelle vor Therapie wird als die schlechteste Hörschwelle in den letzten 6 Monaten vor Behandlung festgelegt. Die Hörschwelle nach Behandlung wird als ebenfalls schlechteste Hörschwelle in den ersten 24 Monaten nach Therapie definiert. Die Hörschwelle wird als Mittelwert der 4 Frequenzen 500, 1000, 2000 und 3000 Hz errechnet. Eine Änderung von +/– 10 dB im Mittelwert wird als „keine Änderung" bewertet. Nur ein Hörgewinn von mehr als 10 dB oder 15 % Diskrimination wird als Verbesserung angesehen. Folgerichtig wird ein Hörverlust im Mittelwert von mehr als 10 dB als Verschlechterung des Hörvermögens betrachtet.

Ein neuer Bewertungsaspekt ist der der Lebensbeeinträchtigung. Diese wird eingeteilt in keine Beeinträchtigung, geringe, mittelgradige und schwere Beeinträchtigung.

American Joint Committee

Das American Joint Committee hat 1978 im Rahmen eines Standardisierungsversuchs vorgeschlagen, die Behandlungsergebnisse in 4 Klassen zusammenzufassen:

- Klasse A: Sistieren der Schwindelerscheinungen, Hörvermögen verbessert.
- Klasse B: Sistieren der Schwindelerscheinungen, Hörvermögen gleichbleibend.
- Klasse C: Sistieren der Schwindelerscheinungen, Hörvermögen verschlechtert.
- Klasse D: Gleichbleibende Schwindelerscheinungen, Hörvermögen verschlechtert.

Eine Verbesserung der Schwindelbeschwerden soll nach diesen Richtlinien immer dann gegeben sein, wenn der schwindelfreie Zeitraum mindestens 10mal so lang ist wie das durchschnittliche prätherapeutische Intervall zwischen zwei Schwindelattacken.

Dieses Bewertungsschema ist nicht ohne Kritik geblieben.

Ménière's Disease Research Committee Japan

Auch das Ménière's Disease Research Committee of Japan und das Committee of the Japanese Society for Equilibrium Research haben versucht, Richtlinien zur Diagnostik, Therapie und zur Veröffentlichung der erhaltenen Ergebnisse herauszugeben (Watanabe 1980, Mizukoshi u. Mitarb. 1995)

Diese Richtlinien in der neuesten Fassung folgen weitestgehend den Empfehlungen der AAO-HNS (1985) in der Bewertung der Schwindelattacken und der Beschreibung des Grades der Behinderung.

Abweichend von den Richtlinien der AAO-HNS (1985) wird der Hörverlust als Mittelwert der Frequenzen der 4 Frequenzen 250, 500, 1000, 2000 Hz berechnet (Mizukoshi u. Mitarb. 1995).

Der Auswertungszeitraum sollte 6 Monate vor Behandlung bis 12 Monate nach Behandlung umfassen.

Kritische Betrachtung

Jongkees (1980) äußerte sich äußerst skeptisch zu jedweder Therapie: „Bis jetzt gibt es nicht den geringsten Schatten eines Beweises oder auch nur einen vernünftigen Hinweis dafür, daß irgendeine medikamentöse, physikalische oder chirurgische Behandlung einen mehr als symptomatischen Effekt hat, weil die Ursache der Erkrankung immer noch vollständig unbekannt ist."

Es ist zu hoffen, daß der Versuch einer Standardisierung – auch wenn sie noch immer viele Wünsche offen läßt – eine bessere Vergleichbarkeit der Behandlungsergebnisse erreichen läßt. Dennoch ist es oft erstaunlich, wieviel Patienten mit Morbus Menière von verschiedenen Arbeitsgruppen für ihre Studien rekrutiert werden. Es stellt sich die Frage, ob die diagnostischen Kriterien nicht ähnlich standardisiert werden müssen, um auch in der Diagnose der besseren Vergleichbarkeit willen eine Uniformität herzustellen.

Begutachtungsfragen

Zusammenhangsfragen

Schädeltrauma

Der Zusammenhang zwischen einem Schädeltrauma und dem Auftreten des Morbus Menière ist nach wie vor umstritten. Größtenteils wird die Zusammenhangsfrage negiert oder als äußerst unwahrscheinlich angenommen. Diese strikte Haltung geht im wesentlichen auf Frenzel (1938, 1952, 1961) zurück, der für alle gutachterlichen Entscheidungen diesbezüglich die Häufigkeitsregel anführte.

Die Häufigkeitsregel besagt, daß „aus dem gelegentlichen Zusammentreffen zweier häufig unabhängig voneinander auftretender Krankheitszustände nicht ohne weiteres eine ausreichende Wahrscheinlichkeit des ursächlichen Zusammenhanges gefolgert werden darf". Als Ausnahme ließ er zu, daß an einem nachweislich gesunden Ohr ein nachgewiesener traumatischer Innenohrschaden entstanden ist, an den sich in angemessener Frist ein Morbus Menière angeschlossen hat.

Secrétan beschrieb 1949 2 Fälle von Schwindelanfällen, die nach Nasennebenhöhlenoperation aufgetreten waren, und vermutete einen traumatischen Ursprung. Er drückte seine Verwunderung aus, daß in der Literatur nicht ein Fall eines traumatisch bedingten Morbus Menière zu finden wäre.

Feldmann (1984) forderte für die Bestätigung eines Zusammenhanges, daß
1. vor dem Trauma keine Symptome eines Morbus Menière vorhanden gewesen sein dürften und
2. die Symptomatik unmittelbar nach dem angeschuldigten Ereignis vorgelegen haben müsse.

Hierfür kann die klassische traumatische Labyrinthschädigung, wie sie nach Schädel-Hirn-Ttraumen mit oder ohne Schädelbruch auftritt, angeführt werden. Liegt ein Schädelbruch vor – im Sinne einer lateralen Schädelbasisfraktur, Schläfenbein- oder Felsenbeinfraktur –, so ist die Zusammenhangsfrage zumeist einfach zu beurteilen, da zumeist unmittelbar Totalausfälle des Hör- und Gleichgewichtsorgans resultieren.

Nach stumpfem Schädeltrauma ist die Beurteilung schwieriger, aber anhand charakteristischer Befunde ebenfalls möglich. Die Hörminderung nach Schädeltrauma liegt häufig im Hochtonbereich, da durch den Schlag die Wirkung einer Knallschädigung zustande kommt. Die Wirkung eines Schlages auf das Gleichgewichtsorgan ist unterschiedlich und reicht vom Totalausfall bis zur partiellen Einbuße. Es kommt jedoch nach sofort einsetzendem Schwindel zu einem zentralen Ausgleich der gestörten Funktion innerhalb des ersten halben Jahres. Wiederholte Schwindelattacken treten nie auf, auch nicht nach einem vollständigem Ausfall. Eher besteht ein Provokations- oder Lagerungsschwindel, wobei ein beschwerdefreies Intervall kaum erreicht wird.

Conrad u. Aschoff (1976) nahmen einen kausalen Zusammenhang dann als wahrscheinlich an, wenn ein audiometrisch nachweisbarer Hörschaden, ein röntgenologisch nachweisbare Innenohrschädigung und ein ausreichender zeitlicher Zusammenhang vorlagen („Brückensymptome"). Sie konnten jedoch nur einen Fall anführen, bei dem 6 Wochen nach einer Pyramidenquerfraktur ein Morbus Menière aufgetreten war. In einer Kritik dieses Artikels wies Minnigerode (1978) nochmals auf die Kriterien von Frenzel hin, die seiner Meinung nach in diesem Fall hinsichtlich des Hörschadens nicht gegeben waren.

Paparella u. Mancini (1983) veröffentlichten 1983 die größte Fallsammlung mit 37 Patienten zum Zusammenhang eines symptomatischen Morbus Menière und Kopftrauma. Darunter fanden sich mehrere Patienten, die bei Autounfällen stumpfe Schädeltraumen erlitten hatten und innerhalb des ersten Monats auf der Seite des Traumas einen Morbus Menière entwickelten. Bei keinem dieser Patienten gelang der Nachweis einer Fraktur. Den Entstehungsmechanismus sahen die Autoren in einer nach dem Schädelunfall aufgetretenen Rückresorptionsstörung der Endolymphe. Dabei verwiesen sie auf Tierversuche von Beentjes (1972) und auf Felsenbeinuntersuchungen am Menschen von Rizvi u. Gibbin (1979), die zu ähnlichen Ergebnissen gekommen waren. Eine solche Rückresorptionsstörung ist ebenfalls bei einer Mikrofraktur im Bereich des Aquaeductus vestibuli denkbar, wenn dessen Funktion gestört bleibt.

Nach einem stumpfen Schädeltrauma kann es auch zu einer Perilymphfistel durch Bruch im Bereich der Membran des runden oder ovalen Fensters kommen. Aber auch hier ist der Schwindel nicht anfallsweise, sondern ständig vorhanden und es besteht ein deutlich fluktuierendes Gehör oder vollständige Taubheit unmittelbar nach dem Schädeltrauma. Nystagmus und ein positives Fistelsymptom sind in diesem Fall die Wegweiser zur Diagnose.

Sucht man die Weltliteratur systematisch nach veröffentlichten, möglicherweise traumatisch bedingten Morbus-Menière-Fällen ab, fällt auf, daß in der überwiegenden Mehrzahl der Fallbeschreibungen – wenn in diesen ein Morbus Menière auf ein Trauma zurückgeführt wird – die Symptome erst Tage und Wochen nach dem Ereignis auftraten und nicht unmittelbar nach dem Trauma vorlagen.

Pulec (1972) berichtete über einen 16jährigen Jungen, der von einem Baum gefallen war und eine röntgenologisch nachgewiesene Schädelbasisfraktur davontrug. Der Bruchspalt lief durch den Ductus endolymphaticus. Gehör und Gleichgewicht blieben normal bis 6 Wochen nach dem Unfall. Der Junge zeigte zunächst einen fluktuierenden Tieftonhörverlust mit Tinnitus und Druckgefühl. Später traten Drehschwindelanfälle hinzu. Pulec (1972) fand in 3 % der von ihm untersuchten 120 Patienten einen möglicherweise traumatischen Ursprung.

Nadol u. Mitarb. (1975) trugen 12 Fälle eines oft nach Jahren aufgetretenen Morbus Menière zusammen. In 3 ihrer Fälle hatte ein Schädeltrauma mit nachgewiesener Gehörbeteiligung vorgelegen.

Ebenfalls einen Bruch erlitt eine 22jährige Frau bei einem Autounfall. Sie entwickelte 5 Monate später das klinische Bild eines Morbus Menière mit Hörverlust, Ohrgeräuschen und Schwindel (Clark u. Rees 1977).

Conrad u. Aschoff (1978) kamen zu der Schlußfolgerung, daß immer dann ein kausaler Zusammenhang anzunehmen sei, wenn
1. ein audiometrisch nachweisbarer Hörschaden,
2. eine röntgenologisch offensichtliche Innenohrschädigung und
3. ein ausreichender zeitlicher Zusammenhang zwischen Ohrtrauma und Morbus Menière vorlägen.

Das von ihnen getragene Fallbeispiel wurde von Minnigerode (1978) jedoch als untaugliches Beispiel kritisiert, da es die aufgeführten Kriterien nicht erfüllen würde.

Paparella u. Mancini veröffentlichten 1983 die Ergebnisse einer retrospektiven Studie an 384 Patienten mit Morbus Menière. Darunter fanden sie 37 Patienten, bei denen sie einen posttraumatischen Morbus Menière annahmen. Unter 19 Patienten, die ein Schädeltrauma in der Vorgeschichte aufwiesen, entwickelten 7 einen Morbus Menière innerhalb eines Monats und 3 Patienten erst Jahre später. In 5 Felsenbeinpräparaten, in denen in 4 Fällen eine Querfraktur vorlag, ließ sich eine komplette Obstruktion des Ductus endolymphaticus feststellen (Rizvi u. Gibbin 1979).

Meyer zum Gottesberge schreibt in seinem Handbuchbeitrag zum Morbus Menière: „Eine traumatische Entstehung der Menière'schen Krankheit dürfte daher für die überwiegende Mehrzahl der Fälle abzulehnen sein. Nur selten wird von den Kranken selbst ein Schädeltrauma

Tabelle **25**

Autor	Jahr	n =	Trauma	Verzögerung
Whitaker u. Mitarb.	1993	12	stumpfes SHT	2–24 Mon.
Brookes	1993	14	stumpfes SHT	bis 18 Mon.
Nadol u. Mitarb.	1975	12	stumpfes SHT	3–8 Jahre

als Ursache angeschuldigt, meist zur Begründung rechtlicher Ansprüche in einem Gutachtenverfahren. In Anbetracht der unklaren Ätiologie der Menière'schen Krankheit wird man allerdings mit der prinzipiellen Ablehnung der Möglichkeit einer traumatischen Entstehung vorsichtig sein müssen."

Whitaker u. Mitarb. (1993) berichteten über ein Auftreten des endolymphatischen Hydrops in einem Zeitraum von 2–24 Monaten nach Ereignis (Tab. **25**).

▨ Fallbeispiel Herr B.

Im Mai 1981 erlitt Herr B. ein Schleudertrauma der Halswirbelsäule, weil ihm ein Auto von hinten auffuhr. Er litt danach an leichten Doppelbildern, die sich jedoch nach einem Jahr Besuch einer Sehschule besserten. Damals habe er nach dem Unfall weder Schwindel noch Ohrrauschen oder eine Hörminderung verspürt und sei wieder vollständig gesund gewesen.

Am 26.03.1987 sei ihm abends um 20:30 auf der A4 von Köln nach Olpe ein Falschfahrer entgegengekommen. Der Aufprall habe seinen Wagen in eine starke Kreiselbewegung versetzt und sei so stark gewesen, daß das Autoradio aus der Verankerung gerissen sei. Er sei nicht bewußtlos gewesen, sondern nur benommen. Eine äußere Verletzung habe er nicht davongetragen. Unmittelbar nach dem Unfall habe er ein Ohrgeräusch links verspürt. Dies sei wie ein helles Pfeifen gewesen. Er habe dieser Sache jedoch keine größere Aufmerksamkeit geschenkt, da er noch von dem Unfall betroffen war. Viel schlimmer seien die Angstzustände gewesen, die ihn danach auf der Autobahn angefallen hätten. In der Nacht habe er Kopfschmerzen gehabt und um Mitternacht Erbrechen und Schwindel. Es habe sich kurzzeitig alles gedreht. Die Ohrgeräusche hätten ungefähr einen Tag angedauert.

Wegen des bei dem Unfall erlittenen Halswirbelsäulen-Schleudertraumas sei er bis Mai von seinem Hausarzt krank geschrieben gewesen und habe dann auf eigenen Wunsch einen Arbeitsversuch unternommen. Nach 4 Tagen habe er aufgeben müssen und sei dann erneut bis Juli 1987 arbeitsunfähig gewesen. Erst im Mai habe man ein Computertomogramm anfertigen lassen.

In der Zwischenzeit habe er keine Schwindelanfälle gehabt. Nur ab und zu hätte er aus heiterem Himmel ein kurzzeitiges Gefühl der Unsicherheit verspürt, so, als sei er angeheitert.

Am 24.12.1987 seien Ohrenschmerzen *rechts* aufgetreten. Er habe sich im St.-Franziskus-Krankenhaus behandeln lassen. Dort habe man eine Mittelohrentzündung diagnostiziert und ihm Optalidon verschrieben.

Ein paar Tage später habe er eine Hörminderung *links* verspürt und sei dann im St.-Franziskus-Krankenhaus mit Infusionen behandelt worden. Anfang Januar 1988 sei er wieder normalhörig gewesen. Mitte Januar habe er erneut eine Hörminderung links verspürt und sei wieder mit Infusionen behandelt worden. Da er auch wieder mit dem rechten Ohr Probleme hatte, habe er sich am 11.2.1988 in der Universitäts-HNO-Klinik Köln vorgestellt. Hier sei am 25.2.1988 mit Hilfe eines Computertomogramms eine Warzenfortsatzentzündung rechts festgestellt worden. Anfang März sei erneut eine Hörminderung links mit Schwindel und Ohrgeräusch aufgetreten. Er sei darauf nach einem Infusionsschema 10 Tage behandelt worden. Im Anschluß daran sei es zu starkem Nasenbluten gekommen, so daß er erneut stationär gelegen habe. Ende März habe er das Gefühl gehabt, erneut links schlechter zu hören. Nach erneuter Infusionsbehandlung sei am 31.3.88 rechts eine Warzenfortsatzausräumung und links eine Gehörinspektion durchgeführt worden, die ergebnislos verlaufen sei. Im April und im Mai 1987 habe er erneut Hörminderung links mit Übelkeit, Drehschwindel und Ohrgeräusch gehabt. Die Anfälle hätten sich ständig wiederholt. Erst in letzter Zeit seien sie weniger geworden.

Aktuell bestände weiter ein Ohrgeräusch links, das sich wie ein „Wasserfall" äußern würde. Sein Hörvermögen würde sich zeitweise links ändern, jetzt zum Zeitpunkt der Untersuchung würde er vergleichsweise gut hören. Auch habe er das Gefühl, links einen halben Ton tiefer wie rechts zu hören. Als schlimm empfände er auch das Unsicherheitsgefühl, das manchmal auftrete.

Er fahre selber fast kein Auto mehr, denn er habe besonders in dunklen Räumen wie Tiefgaragen erhebliche Probleme. Er besäße in der Dunkelheit kein Raumgefühl mehr. In der Zwischenzeit habe er einen Arbeitsversuch unternommen. Beim längeren „Nach-unten-Sehen" trete jedoch ein leichtes Schwindelgefühl auf, so daß er immer versuche, möglichst gerade zu blicken. Da er nun mittlerweile seine Schwindelanfälle ein wenig vorher „ahnen" würde, habe er auch wieder angefangen ein Auto zu fahren.

Prüfung des Gleichgewichtsorgans:

Unter der Leuchtbrille nach Frenzel war ein sehr feinschlägiger Spontannystagmus nach rechts feststellbar. Auch in der Lage- und Lagerungsprüfung und nach Provokation durch Kopfschütteln fanden sich feinschlägige, unermüdliche Nystagmen nach rechts. Die vestibulospinale Abweichreaktion nach Romberg zeigte ein leichtes Schwanken nach rechts. Im Unterberger-Tretversuch ergab sich eine Abweichung nach rechts nach 50 Schritten um 45°. Der Finger-Nase-Versuch und der Zeigeversuch nach Bárány zeigten keine Abweichungen von der Norm. Eine Richtungstendenz nach rechts wurde beim Blindgang festgestellt.

Elektronystagmographie :

Die beidseitig durchgeführte thermische Vestibularisprüfung mit Elektronystagmographie zeigte keinen Spontannystagmus in der Aufzeichnung. Nach Kalt- und Warmspülung beiderseits ergab sich bei der Auswertung der maximalen Winkelgeschwindigkeit der langsamen Nystagmusphase eine beiderseitige Untererregbarkeit.

Das klinische Gesamtbild der Befunde mit einseitiger Hörminderung, die dazu noch in der Vergangenheit im Tieftonbereich variierte, das Ohrgeräusch und der von Herrn B. geschilderte anfallsweise aufgetretene Drehschwindel, der sich auch während wiederholter stationärer Aufenthalte in der Universitäts-HNO-Klinik Köln objektivieren ließ, läßt an einen Menière-Symptomkomplex denken.

Diskutiert man die Möglichkeit eines traumatisch bedingten (sekundären) Morbus Menière, so läßt sich folgendes aussagen:

1. Ein Knochenbruch des Schädels oder im Bereich der Halswirbelsäule konnte nicht nachgewiesen werden. Eine Mikrofraktur (Fissuren) würde sich beim Vorliegen eines symptomatischen Morbus Menière in den allerwenigsten Fällen und nur mit subtilen Methoden nachweisen lassen. Der fehlende Nachweis einer Fraktur schließt damit einen möglichen Zusammenhang nicht aus, beweist ihn aber auch nicht.

2. Die Anfälle von Hörminderung und Schwindel traten nicht in unmittelbarem zeitlichem Zusammenhang mit dem Unfall auf. Auch dies schließt einen möglichen Zusammenhang nicht aus; im Gegenteil, die meisten bekannten Fälle entwickelten ein Menière-Syndrom erst in einem Zeitraum von bis zu einem Jahr später. Nach dem o.a. Entstehungsmechanismus wäre dies auch verständlich.

3. Ein Ohrgeräusch war sofort nach dem Unfall links vorhanden. Dieses Faktum – zwar nicht objektivierbar, aber glaubhaft – könnte zusammen mit dem Stunden nach dem Unfall kurzzeitig aufgetretenem Schwindel als „Brückensymptom" zu dem später aufgetretenen Morbus Menière gewertet werden. Es wäre dann als Kennzeichen für eine durch das Schleudertrauma eingetretene Schädigung des Ohr- und Gleichgewichtsapparates zu sehen.

4. Im anfallsfreien Intervall ist keine Gleichgewichtsstörung vorhanden und nachweisbar. Auch das schließt einen Zusammenhang nicht aus, denn dies ist ein Kennzeichen für den Morbus Menière selbst.

Die von Herrn B. angegebenen Drehschwindelanfälle wurden ärztlich gesehen und mehrfach behandelt. Hinsichtlich der Anfallshäufigkeit kann die Aussage des Herrn B. und die Aufzeichnungen der Universitäts-HNO-Klinik Köln angeführt werden.

Insgesamt ist ein Rückgang der Anfälle seit November 1988 zu verzeichnen. Dies würde mit dem Verlauf der Erkrankung, der seit Anfang 1988 über unsere eigenen Krankenunterlagen dokumentiert ist, zusammenpassen. Das Gehör hat sich – sehr typisch für den Morbus Menière – auf ein Hörverlustniveau um 60 dB eingependelt, und es besteht eine Untererregbarkeit des Gleichgewichtssystems. Zusätzlich ließ sich im Békésy-Audiogramm linksseitig eine pathologische Adaptation nachweisen, wie sie beim M. Menière vorkommt. Diese Befundkonstellation zusammen mit dem Rückgang der Anfälle spricht für eine Beruhigung des Morbus Menière.

Nicht zuletzt wegen des vorhandenen Brückensymptoms des unmittelbar nach dem Schädeltrauma aufgetretenen Ohrgeräusches und Schwindels spricht in diesem Fall insgesamt mehr für als gegen einen ursächlichen Zusammenhang, so daß unserer Meinung nach ein ursächlicher Zusammenhang wahrscheinlich ist. Nach den Anhaltspunkten für die ärztliche Gutachtertätigkeit im sozialen Entschädigungsrecht und nach dem Schwerbehindertengesetz kann für den Morbus Menière eine Versorgung in Erwägung gezogen werden, wenn ein Zusammenhang wahrscheinlich ist.

Herr B. erlitt dieses Jahr bis zum Zeitpunkt der Begutachtung 4 Anfälle, die sich über 24 Stunden hinzogen. Nach der MdE-Tabelle von Stoll (1988) ergäbe dies eine MdE von 10 %. Nach den „Anhaltspunkten" wird jedoch für häufigere Anfälle eine MdE von 20–40 % empfohlen. Wir schätzen daher die MdE zum Zeitpunkt der Gutachtenerstellung auf 20 %, insbesondere, da bei Herrn B. eine besondere berufliche Betroffenheit vorliegt, da er als Journalist auf die Benutzung eines PKW zu Außenterminen angewiesen ist.

- Wir schätzen den Grad der Minderung der Erwerbsfähigkeit auf der Basis der Anhaltspunkte für den vorliegenden symptomatischen Morbus Menière auf 20 %. Die Minderung der Erwerbsfähigkeit aufgrund der einseitigen Hörstörung und des Ohrgeräusches links schätzen wir – wie oben ausgeführt – auf 15 %.
- Die Gesamtminderung der Erwerbsfähigkeit wird von uns auf 30 % geschätzt.
- Die 1988 zusätzlich aufgetretene Mittelohrentzündung rechts und die als Komplikation aufgetretene Warzenfortsatzentzündung rechts sind – wie oben bereits ausgeführt – in keinem Zusammenhang mit den beiden Unfällen vom 20.05.1981 und 26.03.1987 zu sehen und als schicksalhaft zu betrachten. Diese Erkrankungen sind zufällig in zeitlichen Zusammenhang mit der Manifestation des symptomatischen Morbus Menière aufgetreten. Auch sind sie in der Zwischenzeit folgenlos abgeheilt, so daß hier zum Zeitpunkt der Begutachtung keine schätzbare Minderung der Erwerbsfähigkeit resultiert.

Akustisches Trauma / Lärmexposition

Pulec (1972) beschrieb unter 120 nachuntersuchten Patienten 2 Fälle, bei denen ein Lärmtrauma den Menière-Anfällen vorausging. Unter 1800 fast ausschließlich männlichen Patienten mit Zustand nach verschiedener Lärmexposition waren 8 mit Morbus Menière (Roitman u. Mitarb. 1989). Bei 18 Offizieren aus einem nachuntersuchten Kollektiv von 400 Soldaten wurden manifeste Gleichgewichtsstörungen gefunden, in denen mit einer Latenz von 6–29 Jahren nach Beginn des Lärmtraumas Drehschwindelattacken, Tinnitus und Tieftonhörminderung aufgetreten waren (Ylikowski 1988).

Im Falle des Auftretens des Morbus Menière bei einem akuten akustischen Lärmtrauma (akustischen Unfall) wird in der überwiegenden Zahl der Fälle ein zufälliges Zusammentreffen anzunehmen sein (Brusis 1978).

Ein Zusammenhang mit extremen Lebenssituationen (Mißhandlung, Gefangenschaft, Flucht, Entbehrung) wird zu verneinen sein (Morgenstern 1985).

Arbeits- und Berufsfähigkeit

In einer Analyse von 170 Menière-Patienten stellten Kaschke u. Mitarb. (1990) fest, daß 41 Patienten (21,4 %) durch ihre Erkrankung große Probleme am Arbeitsplatz hatten. Dies hatte für 34 der Untersuchten einen Arbeitsplatzwechsel zur Folge. In 15 Fällen (8,8 %) mußte eine Invalidisierung erfolgen.

Patienten mit manifester Menière-Erkrankung berichten über Schwierigkeiten, einem Gespräch während einer Konferenz zu folgen, ein Diktat entgegenzunehmen oder Verkaufsdemonstrationen durchzuführen – alles Tätigkeiten, bei denen es auf ein hohes Konzentrationsvermögen und funktionelles Hören ankommt. Mobilität wird in vielen Berufsgruppen vorausgesetzt, aber wenn die Anforderungen an das Gleichgewichtssystem zu hoch sind, können auch kleinere Fahrten zu Kunden oder zu geschäftlichen Treffen nicht mehr ausgeführt werden.

Daher sind auch mehr Berufsgruppen betroffen wie nur die klassischen, bei denen es auf ein vollkommen intaktes Gleichgewichtssystem ankommt, da die Belastungen besonders hoch sind (Dachdecker, Gerüstbauer, Schornsteinfeger, Seiltänzer, Taucher).

Bis auf die Patienten, die sich ihre Termine und Tätigkeiten selber einteilen können, kann der Morbus Menière bei allen anderen in der Anfangsphase ein schweres soziales und berufliches Handicap darstellen.

Im symptomfreien Intervall ist eine Gleichgewichtsstörung nur mit sehr empfindlichen Untersuchungsmethoden, wie dem Kippbühnenstehtest, nachzuweisen. Auch im anfallsfreien Intervall kann die Belastbarkeit des vestibulären Systems nicht mit dem von Gesunden gleichgesetzt werden, sondern ist erniedrigt (Stoll 1985).

In einer Langzeitbeobachtung an 50 Armeeangehörigen waren diese trotz ihrer Krankheit nach 20 Jahre dauernder Krankheit alle voll im Beruf stehend, führten ein normales Leben mit geringen Einschränkungen ihrer Tätigkeiten, daß sie z. B. kein Auto fuhren (Goldstein u. Verrastro 1967). Die Wiedereingliederung von Patienten mit periphervestibulären Störungen hängt sehr stark von ihrer persönlichen Einstellung ab (Mizukoshi u. Mitarb. 1995). Der Verlauf der Erkrankung entscheidet letztendlich, ob eine berufliche Wiedereingliederung erfolgen kann.

Im Zweifelsfall muß eine Zeitrente für 2 Jahre beantragt werden (§ 1276 RVO), um die Progression der Erkrankung festzustellen. Die Zeitrente kann auf maximal 4 Jahre ausgedehnt werden.

Verkehrstauglichkeit

Die Entscheidung über die Verkehrstauglichkeit insbesondere des Führens eines Kraftfahrzeuges ist für den Einzelfall zu treffen.

Im Stadium der akuten Anfälle ist eine Verkehrstüchtigkeit nicht gegeben. § 2 der Straßenverkehrsordnung (StVO) besagt, daß wer sich infolge körperlicher oder geistiger Mängel nicht sicher im Verkehr bewegen kann, am Verkehr nur teilnehmen darf, wenn in geeigneter Weise Vorsorge getroffen ist, daß er andere nicht gefährdet.

Stoll u. Mitarb. (1992) führen aus, daß bei seltenen Anfällen, die mit einer Aura einhergehen oder bei kompensiertem Labyrinthausfall das

Führen von Kraftfahrzeugen möglich ist, jedoch im Einzelfall zu überprüfen ist. So wird eine Fahrtüchtigkeit erst nach einem anfallsfreien Intervall von mehreren Monaten, bei guter zentraler Kompensation oder beim Vorhandensein einer Aura bescheinigt werden. Jatho (1971) ließ für die manifeste Menière-Erkrankung einen anfallsfreien Zeitraum von 3 Jahren verstreichen, ehe eine Fahrtauglichkeit wieder ausgesprochen werden könne.

Im Falle eines seltenen beidseitigen Vestibularisausfalls leiden die Patienten unter einer Störung der Blickkonstanz. Sie können in Bewegung keine Schriften lesen (Dandy-Syndrom).

Piloten und sonstiges fliegendes Personal mit einem Morbus Menière sind nach den Bestimmungen des Bundesverkehrsministeriums als Luftfahrtpersonal untauglich.

Besonders strenge Maßstäbe sind auch für Berufskraftfahrer (Busfahrer, Fahrer von Gefahrgütern, Taxifahrer) anzulegen. Tritt ein Menière-Anfall ohne Aura auch nur alle paar Monate auf, so ist ein Busfahrer nicht nur arbeitsunfähig, sondern auch berufsunfähig (Holtmann 1987).

Zur Untersuchung auf Verkehrstauglichkeit wird häufig die Untersuchung auf einen Spontannystagmus herangezogen. Für eine sorgfältige Beurteilung ist die Untersuchung mit der Frenzel-Brille notwendig (Holtmann u. Scherer 1985). In der Elektronystagmographie wird auch bei gesunden Probanden in bis zu 50 % der Fälle ein Spontannystagmus festgestellt (Mulch u. Trincker 1975, Moser 1985). Erst wenn der Spontannystagmus auch unter der Frenzel-Brille feststellbar wird, kann er als pathologisch eingestuft werden (Mulch u. Trincker 1975).

Moser zeigte in seinen Untersuchungen, daß auch Probanden mit Spontannystagmus ohne weiteres normal und symmetrisch lenken können und damit in der Lage waren, eine funktionelle Asymmetrie auszugleichen (Moser 1985). Das Vorhandensein eines Spontannystagmus im ENG allein ist daher für die Aussage über eine Fahrtauglichkeit nicht ausschlaggebend.

Jatho (1971) sprach in seinem Referat von einer „otologischen Gewissensfrage", wenn bei abortiver Verlaufsform ein erster blander Anfall der letzte sein kann, ebenso wenn ein Urteil zur Wiedererlangung der Fahrtüchtigkeit bei ausgeheilter Erkrankung abgegeben werden soll.

MdE/GdB-Bewertung

Die MdE/GdB-Bewertung muß sich nach verschiedenen Kriterien richten, wobei eine zentrale Rolle die Häufigkeit der Anfälle, deren Dauer und deren Schwere spielen. Zur Beurteilung ist es daher zumeist erforderlich, den zu Begutachtenden über einen größeren Zeitabschnitt (6 Monate und länger) ein Anfallstagebuch führen zu lassen. Die Behinderung muß nach den Kriterien des Versorgungswesens auch mindestens über einen Zeitraum von 6 Monaten andauern. In der Unfallversicherung gelten 13 Wochen als Mindestzeitraum.

Die lange Zeit gültige Tabelle (Tab. **26**) für das Schwerbehindertengesetz stammt von Rauschelbach (1983). Stoll hat diese Tabelle modifiziert und damit eine sehr differenzierte Bewertung zur Schätzung der Minderung der Erwerbsfähigkeit geschaffen (Tab. **27**). Stoll weist darauf hin, daß diese Tabelle nicht mehr gilt, wenn der Morbus Menière zur Ruhe kommt oder ein kompletter Ausfall des Labyrinthorgans eintritt. Dann gilt die Tabelle für nicht anfallsartige periphervestibuläre Störungen (Tab. **28**).

Tabelle **26**   Tabelle von Rauschelbach (1983) zum Morbus Menière

Ein bis zwei Anfälle im Jahr	0–10 v.H.
Häufige Anfälle, je nach Schweregrad	20–40 v.H.
Mehrmals monatl. schwere Anfälle	50 v.H.
Bleibende Hörstörungen u. Ohrensausen sind zusätzlich zu bewerten	

Tabelle **27**   Tabelle nach Stoll (1992) zum Morbus Menière mit Anfällen (Hörminderung und Tinnitus werden zusätzlich bewertet)

Intensität	Anfallsdauer	MdE				
		2–3×pro Woche	1×pro Woche	2×pro 2 Wochen	1×pro Monat	1×pro 3–6 Monate
sehr schwere Anfälle	8–24 h	80	50	30	10	10
schwere Anfälle	4–8 h	60	50	20	10	<10
mittelschwere Anfälle	2–4 h	40	30	20	10	<10
wenig leichte Anfälle	1–2 h	30	20	10	<10	<10
leichte Anfälle	min -1 h	<30	10	<10	<10	<10

Tabelle **28**   Tabelle zur Bewertung der MdE bei periphervestibulärem Schwindel ohne Anfallscharakteristik

Intensitätsstufen	/	0	1	2	3	4
				Belastungsstufen		
		Ruhe-lage	niedrige Belastung	mittlere Belastung	hohe Belastung	sehr hohe Belastung
Heftiger Schwindel, vegetative Erscheinungen	4	100	80	60	40	30
sehr starker Schwindel, erhebliche Unsicherheit	3	80	60	40	30	20
starke Schwindel-beschwerden, deut-liche Unsicherheit	2	60	40	30	20	10
geringe Schwindel-beschwerden, leichte Unsicherheit	1	40	30	20	10	<10
weitgehend beschwerdefrei, mit u. ohne objektivier-bare Symptome	0	<10	<10	<10	<10	<10

Auch wenn das Auftreten des Morbus Menière bei Kindern selten ist, wird es dennoch beobachtet und gelegentlich kann es auch zu einer Begutachtung eines solchen Anfallsleiden kommen. Hörverlust und Tinnitus können für die Kinder, die lernen und zur Schule gehen, eine schweres Handicap darstellen, das sie sozial und vom Schulverhalten her beeinträchtigt. Sport kann so nicht ausgeübt werden (Cohen u. Mitarb. 1995).

Berufsgenossenschaftliche Grundsätze nach G 25

Die Tauglichkeit bei Gleichgewichtsstörung wird über die Berufsgenossenschaftlichen Grundsätze für Arbeitsmedizinische Vorsorgeuntersuchungen des Hauptverbandes der Gewerblichen Berufsgenossenschaften e.V., Alte Heerstraße 111, St. Augustin, geregelt. Es gilt der berufsgenossenschaftliche Grundsatz G 25, der im folgenden im Wortlaut wiedergegeben wird.

G 25 Fahr-, Steuer- und Überwachungstätigkeiten
– Fassung 1. 1993 –
   Federführend: Ausschuß Arbeitsmedizin, Arbeitsgruppe 1.4 „Fahr-, Steuer- und Überwachungstätigkeiten", Berufsgenossenschaft der Straßen-, U-Bahn und Eisenbahn, Fontenay 1a, 20354 Hamburg

1   Anwendungsbereich
Diese Grundsätze geben Anhaltspunkte für gezielte arbeitsmedizinische Vorsorgeuntersuchungen von Versicherten, die Fahr-, Steuer- und Überwachungstätigkeiten ausüben. Ziel dieser Vorsorgeuntersuchung ist es, Unfall- und Gesundheitsgefahren für den Betroffenen oder Dritte zu verhindern. Hinweise für die Auswahl des zu untersuchenden Personenkreises geben die Auswahlkriterien für die speziellen arbeitsmedizinischen Vorsorgeuntersuchungen (ZH 1/600.25).
   Soweit Rechtsvorschriften Vorgaben hinsichtlich der Untersuchung auf körperliche Eignung enthalten (siehe auch Nr. 6.4.1), sind sie vorrangig zu beachten.

2   Untersuchungsarten

2.1   Erstuntersuchung: Vor Aufnahme einer Fahr-, Steuer- und Überwachungstätigkeit

2.2   Nachuntersuchung: Während dieser Tätigkeit

2.3   Nachgehende Untersuchung: Entfällt

3   Erstuntersuchung

3.1   Allgemeine Untersuchung
3.1.1   Feststellung der Vorgeschichte: (allgemeine Anamnese, Arbeitsanamnese, Beschwerden).
3.1.2   Untersuchung im Hinblick auf die Tätigkeit.
3.1.3   Urinstatus (Mehrfachteststreifen).

3.2   Spezielle Untersuchung
3.2.1   Erforderlich: Seh- und Hörvermögen (s. Tab. 1 und 2). (Wird die geforderte Sehschärfe nur mit Sehhilfe erreicht, so ist dieses in der Bescheinigung unter „Bemerkung" anzugeben).
3.2.2   Erwünscht: Entfällt.
3.2.3   Bei unklaren Fällen: Ergänzende Untersuchungen – insbesondere, wenn besondere arbeitsphysiologische und arbeitspsychologische Anforderungsmerkmale zu beachten sind – bei Bedarf auch Blutuntersuchungen.

3.3   Arbeitsmedizinische Kriterien
3.3.1   Gesundheitliche Bedenken

3.3.1.1 Dauernde gesundheitliche Bedenken:

Personen, bei denen die in Tab. 1 und 2 angegebenen Mindestanforderungen nicht erfüllt sind, sowie Personen mit

- Bewußtseins- oder Gleichgewichtsstörungen sowie Anfallsleiden jeglicher Ursache.
- Diabetes mellitus mit erheblichen Schwankungen der Blutzuckerwerte insbesondere mit Neigung zur Hypoglykämie.
- Chronischem Alkoholmißbrauch oder Drogenabhängigkeit oder anderen Suchtformen.
- Dauerbehandlung mit Medikamenten, die die Fahrtüchtigkeit einschränken.
- Erkrankungen oder Veränderungen des Herzens oder des Kreislaufs mit erheblicher Einschränkung der Leistungs- oder Regulationsfähigkeit, Blutdruckveränderungen stärkeren Grades:
  - Erhebliche Einschränkung der Beweglichkeit, Verlust oder Herabsetzung der groben Kraft eines für die durchführende Tätigkeit wichtigen Gliedes.
  - Erkrankungen oder Schäden des zentralen oder peripheren Nervensystems mit wesentlichen Funktionsstörungen, insbesondere organische Krankheiten des Gehirns oder des Rückenmarks und deren Folgezustände, funktionelle Störungen nach Schädel- oder Hirnverletzungen, Hirndurchblutungsstörungen.
  - Gemüts- oder Geisteskrankheiten, auch wenn diese abgeklungen sind, ein Rückfall jedoch nicht hinreichend sicher ausgeschlossen werden kann, abnormer Wesensart oder abnormen Verhaltensweisen erheblichen Grades.

3.3.1.2 Befristete gesundheitliche Bedenken:

Personen mit denen unter 3.3.1.1 genannten Erkrankungen, soweit eine Wiederherstellung oder ausreichende Besserung zu erwarten ist.

3.3.2 Keine gesundheitlichen Bedenken unter bestimmten Voraussetzungen

Personen, bei denen zwar Schäden oder Schwächen der unter 3.3.1.1 bezeichneten Art vorliegen, werden unter Berücksichtigung besonderer Voraussetzungen (z.B. verkürzte Nachuntersuchungsfristen, spezifische Auflagen, Beschaffenheit des Arbeitsplatzes) nicht zu befürchten ist, daß sie sich selbst oder dritte gefährden.

3.3.3 Keine gesundheitlichen Bedenken:

Alle anderen Personen, soweit kein Beschäftigungsverbot besteht (siehe 6.2.3.).

4   Nachuntersuchung

4.1   Nachuntersuchungsfristen
Vor Ablauf von 36 Monaten
Vorzeitige Nachuntersuchung, falls vom Arzt eine kürzere Frist für erforderlich gehalten wird

4.2   Allgemeine Untersuchung
4.2.1   Zwischenanamnese (einschließlich Arbeitsanamnese)
4.2.2   Untersuchung im Hinblick auf die Tätigkeit
4.2.3   Urinstatus (Mehrfachteststreifen)

4.3   Spezielle Untersuchungen
Wiederholung der unter 3.2.1. und gegebenenfalls 3.2.3 genannten Untersuchung unter Berücksichtigung der Tab. 1 und 2

4.4   Arbeitsmedizinische Kriterien
4.4.1   Gesundheitliche Bedenken
4.4.1.1 Dauernde gesundheitliche Bedenken:
Personen, bei denen die in den Tab. 1 und 2 angegebenen Mindestanforderungen nicht erfüllt sind, sowie Personen mit denen unter 3.3.1.1 genannten Erkrankungen oder Störungen, die eine Wiederherstellung oder ausreichende Besserung nicht erwarten lassen.
4.4.1.2 Befristete gesundheitliche Bedenken:
Personen mit denen unter 3.3.1.1 genannten Erkrankungen, soweit eine Wiederherstellung oder ausreichende Besserung zu erwarten ist
4.4.2   Keine gesundheitlichen Bedenken unter bestimmten Voraussetzungen
Personen, bei denen zwar Schäden oder Schwächen der unter 3.3.1.1 bezeichneten Art vorliegen, die
– sich aber langjährig in Ausübung ihrer Tätigkeit bewährt haben,
– solche Tätigkeiten bei verkürzten Nachuntersuchungsfristen oder unter spezifischen Auflagen ausüben können.
4.4.3   Keine gesundheitlichen Bedenken:
Alle anderen Personen, soweit kein Beschäftigungsverbot besteht (siehe 6.2.3).

5   Nachgehende Untersuchungen
Entfällt

6 Ergänzende Hinweise

6.1 Prüfverfahren und Geräte
Die Tab. 3 gibt die anzuwendenden Prüfverfahren und Geräte beispielhaft wieder.

6.2 Rechtsgrundlagen
6.2.1. Rechtsgrundlagen für spezielle arbeitsmedizinische Vorsorgeuntersuchungen: Entfällt

6.2.2 Berufskrankheit: Entfällt

6.2.3 Beschäftigungsverbote
Jugendliche
§ 22 Jugendarbeitsschutzgesetz (JArbSchG)
Werdende oder stillende Mütter
§ 4,6 Mutterschutzgesetz (MuSchG)

6.2.4 Unfallverhütungsvorschriften
Bestimmung über die Eignung von Versicherten für bestimmte Fahr-, Steuer- und Überwachungstätigkeiten sind enthalten in:
§ 29 UVV "Krane" (VBG 9)
§ 57 UVV „Stetigförderer" (VBG 10)
§ 24 UVV „Schienenbahn" (VBG 11)
§ 21 UVV „Seilschwebebahnen und Schlepplifte" (VBG 11c)
§ 35 Absatz 1 UVV „Fahrzeuge" (VBG 12)
§ 21 UVV „Flurförderzeuge" (VBG 12 a)
§ 4 Absatz 3 UVV „Arbeiten im Bereich von Gleisen" (VBG 38a)
§ 30 UVV „Bagger, Lader, Planiergeräte, Schürfgeräte und Spezialmaschinen des Erdbaues „Erdbaumaschinen" (VBG 40)
§ 74 Absatz 1 UVV „Luftfahrt" (VBG 78)

6.3 Bemerkungen
Hinweise für die Beurteilung gibt das Gutachten „Krankheit und Kraftverkehr" des gemeinsamen Beirates für Verkehrsmedizin beim Bundesminister für Verkehr und beim Bundesminister für Gesundheit (Schriftenreihe herausgegeben vom Bundesminister für Verkehr, jeweils letzte Fassung).

6.4 Literatur
6.4.1 Vorschriften und Richtlinien
- Straßenverkehrs-Zulassungsverordnung in der Fassung der Bekanntmachung vom 28. September 1988 (BGBl. I, S. 1789), zuletzt geändert durch die Verordnung vom 15. Dezember 1990 (BGBl. I, S. 2408)
- Richtlinien für die körperliche und geistige Eignung von Fahrerlaubnis-Bewerbern und -Inhabern (Eignungsrichtlinien) vom 1. De-

zember 1982, zuletzt geändert am 19. Mai 1992 (VkBl. S. 306, Nr. 115)
- Verordnung über die Beschäftigung von Frauen auf Fahrzeugen vom 2. Dezember 1971 (BGBl. S. 1957)
- Kraftfahrtvorschrift für die Bundeswehr, ZDv 43/1 vom 8. Juli 1977 in der Fassung vom 18. November 1985
- Kraftfahrtvorschrift für die Bundeswehr. Bestimmung für den Betrieb und Verkehr von Dienstkraftfahrzeugen, ZDv 43/2 vom 29. September 1980 in der Fassung vom 21. Juli 1986
- Richtlinien für die militärärztliche Untersuchung der Kraftfahrerverwendungsfähigkeit von Soldaten, fachdienstliche Anweisung des Inspektors des Sanitäts- und Gesundheitswesen D 30.01 vom 15. August 1989
- Betriebs-, Lehr- und Prüfberechtigung für Pioniermaschinen ZDv 3/780 vom 28. April 1987
- Richtlinien für Feststellung der gesundheitlichen Eignung für den Dienst bei der Deutschen Bundespost (EignRichtl), herausgegeben vom Bundesministerium für das Post- und Fernmeldewesen, 1976
- Eisenbahn-Bau- und Betriebsordnung vom 8. Mai 1967 (BGBl. II, S. 1563) in Verbindung mit der Verordnung über die Ermächtigung des BMV zum Erlaß von Rechtsverordnung auf dem Gebiet des Eisenbahnwesens vom 28. September 1955 (BGBl. I, S. 654), eingearbeitet in die Ausgabe 1972 der Eisenbahn-, Bau- und Betriebsordnung, zuletzt geändert durch die Verordnung vom 8. Mai 1990 (BGBl. I, S. 1098)
- Tauglichkeitsvorschrift der Deutschen Bundesbahn vom 1. Januar 1993 (DS 107)
- Eisenbahn-Bau- und Betriebsordnung für Schmalspurbahnen vom 25. Februar 1972 (BGl. I, S. 269), zuletzt geändert durch die Verordnung vom 21. November 1983 (BGBl. I, S. 1382)
- Verordnung über den Bau und Betrieb von Anschlußbahnen des jeweiligen Bundeslandes
- Verordnung über den Bau und Betrieb der Straßenbahnen vom 11. Dezember 1987 (BGBl. I, S. 2648)
- Richtlinien für die ärztliche Feststellung der Tauglichkeit von Betriebsbediensteten, herausgegeben vom Verband Deutscher Verkehrsunternehmen (VDV) Köln, Ausgabe November 1989
- Verordnung über die Seediensttauglichkeit vom 19. August 1970 (BGBl. I, S. 1241), zuletzt geändert durch die Verordnung vom 9. September 1975 (BGBl. I, S. 2507)
- Verordnung über die vertrauensärztliche Untersuchung der Seelotsen (Seelotsenuntersuchungsordnung) vom 5. März 1959 (BGBl. II, S. 202) in der Fassung vom 12. Mai 1970 (BGBl. I, S. 617), zuletzt geän-

dert durch die Verordnung vom 19. Dezember 1975 (BGBl. I 1976, S. 9ff)
- Verordnung über die Befähigungszeugnisse in der Binnenschiffahrt (BinSchPatenV) vom 7. Dezember 1981 (BGBl. I, 1982, S. 1333)
- Verordnung zur Einführung der Rheinschiffs-Untersuchungsordnung vom 26. März 1976 (BGBl. I, Seite 773), zuletzt geändert durch die Verordnung vom 17. März 1988 (BGBl. I, S. 306)
- Verordnung über Befähigungszeugnisse zum Führen von Hafenfahrzeugen (HafenPatVo) vom 18. November 1985 (gilt nur für Hamburg)
- Verordnung über die Eignung und Befähigung zum Führen von Sportbooten auf den Binnenschiffahrtsstraßen (Sportbootführerscheinverordnung-Binnen-Sportboot FüV-Bin) vom 22. März 1989, (BGBl. I, S. 536), berichtigt am 14. Juni 1989 (BGBl. I, S. 1102)
- Verordnung über die Eignung und Befähigung zum Führen von Sportbooten auf den Seeschiffahrtsstraßen (Sportbootführerscheinverordnung-See-Sportboot FüV-See) vom 20. Dezember 1973 (BGBl. I, S. 1988), zuletzt geändert am 13. Dezember 1989 (VkBl. 1989, S. 859)
- Richtlinien für die Feststellung der körperlichen Tauglichkeit des Luftfahrtpersonals vom 15. September 1985, herausgegeben vom Bundesminister für Verkehr, veröffentlicht in „Nachrichten für Luftfahrer", Teil II, herausgegeben von der Bundesanstalt für Flugsicherung, 33. Jahrgang, Ausgabe 24. Oktober 1985, zuletzt geändert durch LR 17/60.43.11/39 LBA 88 (NfLII-40/88) am 6. April 1988
- Bergverordnung zum gesundheitlichen Schutz der Beschäftigten (Gesundheitsschutz-Bergverordnung-GesBergV) vom 31. Juli 1991 (BGBl. I, S. 1751)
- Richtlinien der Deutschen Gesellschaft für zerstörungsfreie Prüfung (DGZfP-EM1), Ausgabe 1982

6.4.2 Veröffentlichung

Die Tab. 1–3 sind im Original in den berufsgenossenschaftlichen Grundsätzen für arbeitsmedizinische Vorsorgeuntersuchung, S. 341–351, enthalten. Sie betreffen die Anforderung aller Seh- und Hörvermögen bei Erstuntersuchung und Nachuntersuchung sowie Mindestanforderung aller Seh- und Hörvermögen. Angaben über Testverfahren und Gleichgewichtsuntersuchungen sind darin nicht enthalten.

Rehabilitation

Kostenübernahme

Über die Kostenübernahme entscheidet der zuständige Rehabilitationsträger im Einzelfall.

In Betracht kommen:
- Krankenkassen,
- Rentenversicherungsträger,
- Arbeitsämter,
- Berufsgenossenschaften,
- Hauptfürsorgestellen.

Krankenkassen übernehmen die Kosten der Maßnahme als medizinische Rehabilitation gemäß § 40 SGB V, wenn diese ärztlich verordnet und medizinisch notwendig ist.

Rentenversicherungsträger (BfA, LVA, Bundesknappschaft, Seekasse) übernehmen die Kosten im Rahmen der Durchführung berufsfördernden Maßnahmen zur Rehabilitation nach §§ 1236, 1237 a RVO, wenn
- eine Versicherungszeit von 180 Kalendermonaten nachgewiesen ist oder
- eine Rente wegen Berufs- oder Erwerbsunfähigkeit bezogen wird und die Teilnahme an der Maßnahme erforderlich ist,
- zur Erhaltung oder Erlangung eines Arbeitsplatzes,
- zur Schaffung der Voraussetzung für die Teilnahme an einer weiteren berufsfördernden Maßnahme.

Arbeitsämter finanzieren die Teilnahme an der Maßnahme für Hörgeschädigte in Einzelfällen.

Berufsgenossenschaften, *Gemeindeunfallversicherungen* sowie *Ausführungsbehörden* des Bundes und der Länder können die Maßnahme gem. § 557 RVO als medizinische Rehabilitation oder gem. § 567 als berufliche Rehabilitation übernehmen.

Hauptfürsorgestellen übernehmen die Kosten gem. § 31 SchwG als begleitende Hilfe im Arbeits- und Berufsleben. Die Kostenübernahme geschieht nachrangig.

Ausblick

Die Therapie des Morbus Menière steckt schon seit längerer Zeit in der Stagnation, da neue Impulse zur Ätiopathogenese der Krankheit über lange Zeit ausblieben. Dennoch zeichnen sich durch neue Erkenntnisse auf dem molekularbiologischen Sektor einige erfolgversprechende Entwicklungen ab, die in Zukunft zu beobachten sind.

- **Neurotrophine:** Von Zenner und seiner Arbeitsgruppe wurde die mögliche Bedeutung der Neurotrophine für die Labyrinth- und Innenohrfunktion erkannt und weiter verfolgt. Der „brain-derived nerve growth factor" (BDNF) und das Neurotrophin-3 (NT-3) setzen an ihren Zielzellen Nervenwachstumsfaktoren frei, die einerseits während der Organentwicklung von Bedeutung sind, andererseits auch später die Aufrechterhaltung korrekter neuronaler Verbindungen garantieren.

  Verschiedene Studien haben bereits gezeigt, daß BDNF vor allem für die normale Entwicklung des Vestibularsystems und NT-3 für die Kochlea erforderlich sind (Thoenen 1995). Die Infusion von Neurotrophinen kann das Innenohr vor den Folgeschäden ototoxischer Substanzen schützen.

  Zur Zeit wird schon die mögliche therapeutische Nutzung bei Beeinträchtigungen durch Hörsturz und Morbus Menière diskutiert, aber auch der Einfluß auf Tinnitus und Presbyakusis untersucht (Knipper 1997).

- **Plasmatherapie:** Die Entwicklung der Plasmatherapie (Plasmapherese) hat in den letzten Jahren eine stürmische Entwicklung genommen. Die Auswirkungen dieser neuen Therapieform sind für Innenohrerkrankungen – auch die der chronisch progressiven – noch nicht abschließend beurteilbar. Im Gegensatz zu der herkömmlichen iso- oder normovolämischen Hämodilution ist es auch möglich, nur bestimmte hämorheologisch relevante oder pathologisch veränderte Bestandteile des Plasmas herauszufiltern und damit eine „maßgeschneiderte" Viskosität herzustellen.

- **Mediatoren:** Die Entdeckung des Stickstoffmonoxids als möglichen molekularen Modulator der Gefäßweite und damit der Durchblutungsmenge eröffnet neue Wege der Therapie über eine Blockierung der für die Bildung von NO verantwortlichen Synthasen oder Rezeptoren. Die leichte Beeinflußbarkeit durch Entzündungsmediatoren konnte insbesondere für die Stria vascularis gezeigt werden. Erkenntnisse über die Verteilung der NO-Synthase im Saccus endolymphaticus oder anderen vestibulären Strukturen stehen noch aus. Erste Versuche mit der Blockierung der Synthase lassen eine spätere therapeutische Anwendung interessant erscheinen.

- **Lokale Innenohrbehandlung:** Aufbauend auf den Erfahrungen mit der kontinuierlichen Infusionstherapie von Aminoglykosiden bei der Labyrinthausschaltung, ersten tierexperimentellen Ansätzen einer Therapie des Innenohres über die Fenstermembranen und der Entwicklung neuer Applikationssysteme (Knipper 1997) lassen auch hier einen deutlichen Fortschritt in Richtung auf eine spezifische Innenohrtherapie erkennen. Bisher wurde mit allen Behandlungsarten jeweils das ganze Organsystem behandelt, obwohl das Innenohr nur einen geringen Bruchteil des gesamten Körpervolumens und des Herzzeitvolumens beansprucht (ca. 1/10.000stel). Es ist anzunehmen, daß durch die systemischen Nebeneffekte häufig die für das Innenohr bestimmten Wirkungen zunichte gemacht wurden.

Originalübersetzungen

Originalbeschreibung des Krankheitsbildes:

Anmerkung im Lehrbuch von Kramer (1848) in der französischen Übersetzung:

„J'ai vue une jeune fille frappée de surdité complète, absolue, dans le court espace de quelques heures. Voyageant sur une voiture découverte, elle fut exposé, la nuit, à un froid très vif dans le temps de ses règles, et l'ouïe fut perdue sans que les oreilles eussent été le siège de douleurs. La mort, qui survint promptement, me permit de disséquer avec soin le deux temporeaux, et je trouvai dans tout le labyrinthe une sorte de lymphe plastique rougeâtre, qui paraissait être le produit d'une exhalation de toutes les surfaces membraneuses tapissant l'oreille interne. Dans un cas très analogue, mais qui ne s'était terminé par la mort que beaucoup plus tard (deux mois après la perte subite de l'ouïe), je trouvai cette même lymphe plastique d'un jaune clair, parsemée d'une multitude de petits points gris, opaques, et ressemblant assez bien à des granulations tuberculeuses commençantes."

Übersetzung:

„Ich habe eine junge Frau gesehen, die von einer kompletten, absoluten Taubheit betroffen war, in einem kurzen Zeitraum von wenigen Stunden. In einem offenen Wagen reisend, war sie während der Zeit ihrer Periode einer sehr scharfen Kälte ausgesetzt. Das Gehör verschwand, ohne daß die Ohren ein Zeichen von Schmerzen gegeben hätten. Der Tod, der unvermutet schnell eintrat, erlaubte mir die beiden Felsenbeine sorgfältig zu dissezieren, und ich fand im ganzen Labyrinth eine Art rötliche, plastische Lymphe, anscheinend das Ergebnis einer Ausschwitzung aller membranösen Oberflächen, die das Innenohr auskleiden.

In einem sehr ähnlichen Fall, der aber erst viel später (zwei Monate nach einem plötzlichen Hörverlust) durch Tod endete, fand ich dieselbe plastische Lymphe in einem klaren Gelb, durchsetzt von einer Vielzahl kleiner durchsichtiger grauer Punkte und sehr an beginnende tuberkulöse Granulationen erinnernd."

Gazette médicale de Paris, 09.02.1861, Seite 88–89

(Originalübersetzung aus GAZETTE MÉDICALE DE PARIS)

Ohrenpathologie: **Erkrankungen des Innenohres, die Symptome eines apoplektiformen Schlaganfalls bieten;**
von Herrn P. Menière,
Arzt am Kaiserlichen Institut für Taubstumme.

Seit dem Tag, an dem wir vor der Medizinischen Akademie eine Arbeit über dieses Thema vorgetragen haben, wurden uns mehrere Beobachtungen zugesandt, die unsere Auffassung zu unterstützen scheinen.

Hervorragend zusammenpassende Gegebenheiten, durch sehr kompetente Personen zusammengetragen, bestätigen mit aller wünschenswerten Genauigkeit, daß die schweren Anfälle, die apoplektiform auftreten und daher wie eine Hirnerkrankung angesehen und in der Folge auch mit allen verfügbaren Mitteln behandelt werden, sich als eine Schädigung im Bereich des inneren Hörapparates herausstellen und eine nicht behandelbare Schwerhörigkeit zur Folge haben.

Wir glauben, daß es nützlich ist, diese Krankengeschichten zu veröffentlichen, die weit davon entfernt sind, selten zu sein, und sehr häufig verkannt werden.

Die Gemeinsamkeiten wiederholen sich, und wir möchten unsere Kollegen anregen, sorgfältig den Hörapparat der Patienten zu untersuchen, die von bestimmten Arten apoplektiformer Phänomene befallen sind und bald darauf wieder in einen Zustand vollständiger Gesundheit zurückkamen. Während wir auf die Beiträge eines jeden warten, um die Differentialdiagnostik zu klären, die sehr wichtig ist, sind wir ermächtigt, folgenden Fall zu veröffentlichen, der uns sehr kennzeichnend scheint:

Herr X, Arzt, 47 Jahre alt, hatte seit über 10 Jahren ein Ohrgeräusch variabler Natur und überwiegend auf der linken Seite, das sich Schritt für Schritt in der Folge einer konsequenten Behandlung verlor. Das linke Gehörvermögen hatte sich in einer Art verschlechtert, daß weder das eine noch das andere nie von einer Entzündung befallen war, noch nicht einmal ein Erguß in Pauke oder in der Tube; die Luft war immer frei ins Mittelohr gelangt.

Häufig hatten sich Symptome eines Blutstaus der Ohren gezeigt, aber nur außen. Diese wurden rot und heiß. Der Patient behandelte dies mit einfachen Mitteln, und seit 1854 hatte er jede Behandlung abgelehnt, da er hoffte, daß die Schwerhörigkeit gleichbleiben würde.

Seit ungefähr 3 Jahren zeigte die Erkrankung keinerlei Fortschreiten, bis daß am 26. des letzten Dezembers nach einem Tag an der frischen Luft, Herr X, während er damit beschäftigt war zu lesen, plötzlich vom heftigsten Schwindel gepackt wurde, und als er sich erheben wollte, feststellte, daß er einen schwankenden Gang besaß und er sich nicht auf einer geraden Linie bewegen konnte. 3 Stunden später bestanden noch die gleichen Symptome, obwohl der Kranke ein starkes Senfpflaster genommen hatte. Er nahm eine leichtes Mahl ein, legte sich nieder und hoffte, daß der Schlaf das Unwohlsein beenden würde, das ihn beunruhigte.

Um 2.00 Uhr morgens wachte er auf und stellte fest, daß der Gang noch schwieriger als vor der Nacht war. Er hatte im Bereich der Okzipital-Mastoidal-Gegend links ein Gefühl der Schwere und des Druckes. Der Kranke drehte sich unfreiwillig um sich herum von rechts nach links, er hatte das Gefühl zu fallen, als wenn die linke Körperseite nicht mehr dem Willen gehorchen würde, auf dem Bett liegend folgten beide Körperhälften frei allen Willkürbewegungen.

Sein Urteilsvermögen war intakt und der Kranke konnte auch an einen seiner Kollegen schreiben, um dessen Hilfe zu erbitten. Der kam auch und in dem Moment, in dem er sich anschickte, einen Aderlaß durchzuführen, wurde der Kranke von Übelkeit gepackt, er erbrach, und das Erbrechen wiederholte sich häufig während des folgenden Tages. Der Magen konnte absolut nichts bei sich behalten.

Am 28., 29. und den folgenden Tagen, unter dem Einfluß des Aderlasses, von Schröpfköpfen und Abführmittel verschwanden die Bewegungsstörungen zunehmend und am 2. Januar konnte der Kranke erstmalig hinausgehen mit einer gewissen Unsicherheit beim Gehen. Heute ist der allgemeine Gesundheitszustand zufriedenstellend, aber das Hörvermögen hat sich teilweise verschlechtert.

Der Arzt, der bei sich selber genau die Abfolge der Erscheinungen, auf die wir uns hier beziehen, beobachtete, hatte zunächst an einen Schlaganfall geglaubt und 2 seiner Kollegen, die ihn während der Erkrankung gesehen hatten, hatten wie er an einen Infarkt gedacht, der sich im Hirnbereich abspielte. Aber sie sind heute der Überzeugung, daß es höchstwahrscheinlich ein Anfall aufgrund einer Innenohrläsion war, und wir sind ebenfalls vollständig dieser Ansicht.

Hier eine andere Beobachtung, die uns sehr wichtig erscheint, um Licht auf die Frage zu werfen:

Herr X, Arzt , 45 Jahre alt, klein, mager, bräunliche Hautfarbe, von nervöser Konstitution, leicht erregbares südländliches Temperament, wurde 1858 von einem intermittierenden starken Fieber befallen, daß durch hohe Dosen von Chininsulfat behandelt wurde. Das Fieber fiel, aber es blieben in den Ohren Geräusche, die solche Intensität erreichten, daß sie die Aufmerksamkeit des Patienten anzogen. Er war zu Beginn der Krankheit davon weniger belastet, aber bei mehreren Rückfällen unter fast gleichen Umständen gingen die Geräusche zurück.

Dieses Mal, ungleich den vorherigen Malen, persistierten die Geräusche, und man mußte zusätzlich feststellen, daß sich das Gehör verschlechtert hatte. Es waren Veränderungen im Bereich der Haut des äußeren Gehörgangs festzustellen, Juckreiz und ein wenig Nässen. Aber bald empfand der Kranke Schwindel, der plötzlich auftrat und von Erbrechen gefolgt wurde. Diese Art von zerebralen Anfällen wiederholte sich häufig bei Reisen, einer schnellen Änderung der Temperatur. Der Schwindel mit Übelkeit und Erbrechen wurde von einer Muskelschwäche begleitet, einer generalisierten Schwäche und während der Monate Januar und Februar 1859 war der Kranke gezwungen im Bett zu bleiben. Die Schwindelanfälle wurden während des Monates März bis zum 25. August geringer, dann kamen sie wieder und mit einer solchen Kraft, daß mehrere Male der Dr. X plötzlich auf der Straße stürzte, während er zur Visite ins Krankenhaus ging.

Die Schwerhörigkeit wurde schnell größer und mit der Ausnahme eines leichten mukösen Ergußes in den Ohren waren diese gesund, und es genügte eine leichte Anstrengung beim Ausatmen – Nase und Mund geschlossen – , um Luft in die Pauke zu bringen.

Gegen diese anscheinenden zerebral bedingten Symptome gab man alle wirksamen Mittel, aber ohne Erfolg, und das Gehörorgan ist heute fast verloren. Der allgemeine Gesundheitszustand ist hervorragend, die Hirnfunktionen sind normal und es gibt genug Hinweise, daß der Grund dieser beobachteten Erscheinung sich im inneren Gehörorgan befindet.

Wir besitzen eine große Zahl ähnlicher Beobachtungen, die bei intelligenten Menschen aufgetreten sind, die bewußt Veränderungen an sich beobachten und darüber Rechenschaft ablegen können. Unter diesen Kranken finden sich welche, bei denen das Zusammentreffen zwischen Ohrgeräuschen, Schwindel und Schwerhörigkeit sich nicht verzögerte und die selber die Prognose im Auge haben und nicht mehr über die Wiederkehr der Anfälle beunruhigt sind. Andere – das ist wahr – bewahren sich ein tiefes Gefühl der Unsicherheit, sogar der Angst, und können sich nicht vorstellen, daß die Krankheit ihren Hauptsitz im Ohr hat. Die allgemeinen Vorstellungen erstrecken sich über die schweren funktionellen Störungen des Gehirns und der Möglichkeit des Schlaganfalls, der Lähmung und der Verblödung, die häufig als Folge von wiederholten Schlaganfällen auftreten. All das bewegt bestimmte Kranke in erschreckendem Maße und wird zu einer gefährlichen Vorahnung, die eine regelrechte Beobachtung der Symptome, ihrer graduellen Verringerung und die Untersuchung der Schwerhörigkeit als normale Folge dieser so schrecklichen Anfälle erschwert.

Wir wiederholen, daß es da noch einen Punkt zu klären gibt. Die Ärzte sind vorgewarnt. Die, die schon die Gelegenheit hatten, gleichartige Phänomene bei ihren Patienten zu beobachten, nehmen sich viel Zeit, den Gehörapparat sorgfältig zu untersuchen, und sie stellen auf beiden Ohren den Grad des Hörvermögens fest, und sie befragen die Kranken, da sie wissen, was in diesen Organen vor sich geht, bis die Anfälle vorübergehen. Sie sind sich bald sicher, daß der innere Gehörapparat der Sitz der Erkrankung ist und der Ausgangspunkt der Symptome, die zunächst so fürchterlich erscheinen und gegen die man die härteste Behandlung beginnt, deren Zwecklosigkeit das geringste Problem des Mißstandes darstellt.

Gazette médicale de Paris, 13.04.1861, Seite 239–240

Medizinischer Briefwechsel: **Neue Belege bezüglich der Innenohrschädigungen, die durch apoplektifome Hirninfarktsymptome gekennzeichnet sind.**

Von P. Menière,
Arzt an der kaiserlichen Einrichtung für Taubstumme.

Beobachtung 1:
„42 Tage waren seit der Erscheinung der ersten zerebralen Anfälle verstrichen, über die ich ausführlich berichtete, bis daß ich am 6. Februar – aufgestanden in guter Gesundheit, vielleicht den Kopf ein wenig schwer gehabt – einen Krankenbesuch bei meinem Nachbarn abstatten wollte und während ich eine Frakturschienung erneuerte, mich durch einen Schwindel ergriffen fühlte. Aber ich konnte noch den Verband zu Ende bringen. Als ich fast am Umfallen war, gab man mir einen Stuhl; ich versuchte nach Luft zu schnappen, aber ein unsagbares Krankheitsgefühl befiel mich und es war vergeblich. Ich erbrach ein wenig Kaffee und nach einer Stunde extremer Übelkeit gelangte ich mühsam in meine Wohnung zurück, gestützt auf einen Stock und auf einen starken Arm. Ich torkelte und war mit krankhaften Bewegungen konfrontiert; die linke Seite bot bizarre Verrenkungen und bald darauf blieb sie gelähmt, allerdings inkomplett. Dieser Anfall dauerte mehrere Tage. Der Puls war weder voll noch schnell, der Körper war nicht verfärbt. Schwindel und Erbrechen dauerten 2 Tage an und dann verschwanden die Anfälle. Aber es muß festgehalten werden, daß das Hörvermögen weiterhin schlechter war als vor der Krise."

Wie ich bereits gesagt hatte, stammte diese Beobachtung von einem überaus kompetenten Kranken, von einem Arzt, der diese Erscheinungen, die ihm geschehen waren, genau aufgeschrieben hat und der einige verschieden Funktionseinschränkungen feststellt und der auch die Auswirkungen der verschiedenen Behandlungen, denen er sich unterzogen hatte, vergleichen kann.

Beobachtung Nr. 2:
„Ein Handwerker aus X...., noch jung, groß, kräftig, von einwandfreier Gesundheit, war damit beschäftigt, Anweisungen an einen seiner Angestellten zu geben. Er stand in seinem Büro, die Arme erhoben, bis daß auf einmal der Angestellte ihn zusammensinken sah, auf den Boden stürzend und liegenbleibend, als wenn er vom Blitz getroffen sei. Man hob den Kranken auf, da alle seine Glieder sich in einen Zustand vollkommener Auflösung befanden. Das Gesicht war weiß und schweißgebadet. Kurz darauf manifestierte sich Übelkeit und dann Erbrechen; das Bewußtsein war getrübt, erholte sich wieder und der Kranke gab an, daß sich alles um ihn drehen würde und daß diese Bewegungen ihm Herzschmerzen bereiten würde. Er klagte zur gleichen Zeit über ein großes Geräusch in den Ohren. Diese Organe, die bis zu diesem Zeitpunkt hervorragend waren, wurden nicht nur durch den Kranken selber, sondern auch durch seine Umgebung einer Taubheit bezichtigt.“

Ein Anfall dieser Art bei einem Mann, der über eine extrem kräftige Konstitution verfügte, muß ebenfalls einem Hirnschlag zugeordnet werden und daher konsequent und entschlossen gehandelt werden, auch wenn die Erholung sehr lange dauert. Mehrere Male sind ähnliche Anfälle erneut aufgetreten, aber weniger heftig und sie wurden mit weniger starken Maßnahmen angegangen. Man gab harzhaltige und salzige Mittel, man gab Ätzmittel, die Ernährung wurde stark eingeschränkt und jeder Anfall erschien weniger stark und jedes Mal wurde der allgemeine Gesundheitszustand schneller wieder hergestellt.

Wir haben mit großer Sorgfalt beide Ohren untersucht. Es war uns aber unmöglich, die geringste Spur einer organischen Schädigung festzustellen. Die Tuben waren luftdurchgängig, die Pauken waren frei, kurz, das Organ war gesund. Nichtsdestotrotz war die Hörminderung vorhanden und meine Uhr wurde nicht bis 1–2 cm an der Ohrmuschel gehört. Es bestanden kontinuierliche Geräusche in beiden Ohren und der Kranke fühlte, daß er sich nicht einfach senkrecht stellen konnte. Er konnte sich auch nicht plötzlich umdrehen, ohne ein wenig Schwindel zu verspüren. Er wurde auf eine strenge Diät gesetzt und die Verdauungsfunktionen wurden sorgfältig beobachtet. Insbesondere die des Unterbauches. Er stellte fest, daß sich sein Gehör schnell besserte. Wir halten fest, daß in seiner Familie keine vererbliche Krankheit existierte und daß seine Ohren niemals von irgendeiner entzündlichen Erkrankung betroffen waren.

Hier noch ein anderer Fall, der dem vorhergehenden sehr stark ähnelt:

Beobachtung 3:

„Ein Kaufmann aus Paris, 40 Jahre alt, klein, sehr kräftig, mit großem Kopf und starkem Oberkörper, kräftigen, aber untrainierten Muskeln, immer in seinem Büro sitzend und es kaum, und wenn, im Wagen verlassend, erlitt im letzten Dezembermonat ganz plötzlich ohne bekannten Grund und aus voller Gesundheit folgendes Ereignis. Er saß aufgerichtet in einem Sessel und wärmte sich die Füße, begann sich eine Zigarette zu rollen, als seine Frau ihn sich nach vorn beugen sah. Er stürzte auf die linke Sessellehne, ohne ein Wort zu sagen und ohne einen Laut auszustoßen. Als er sich kurz darauf erhob, war das Gesicht blaß und schweißgebadet und wenn er den Kopf drehte, beugte er sich auf die linke Seite und blieb in dieser Position. Kurz danach trat Übelkeit auf und dann Erbrechen. Man nahm an, daß es sich um einen Herzanfall handelte und trug den Kranken auf sein Bett in einem Zustand kompletter Auflösung. Das Bewußtsein kam wieder, aber der Patient fühlte sich sehr schlecht, alles schien sich im Zimmer zu drehen. Der Kranke gab an, daß er seekrank sei und drehte sich auf dem Bett, während das Erbrechen anhielt. Es ist überflüssig zu erwähnen, daß man ihn zur Ader ließ, ihm harzhaltige Abführmittel, eine strenge Diät gab. Langsam kehrte etwas Ruhe ein und es war möglich aufzustehen, aber mit einem Gefühl der Unsicherheit beim Gehen. Währenddessen wurden seine Ohren von heftigem und kontinuierlichem Geräusch befallen. Das Gehör wurde schwächer und auch als er sich schon besser fühlte, mußte das Gespräch mit ihm mit lauter Stimme geführt werden. Herr X konnte nicht mehr wie früher zu öffentlichen Veranstaltungen gehen und sein Privatleben und sein öffentliches Leben erfuhren eine erhebliche Änderung.

Nun hier noch eine andere Beobachtung, die uns nicht so typisch wie die vorhergehende erscheint.

Beobachtung 4:

„Kürzlich wurden wir von Dr. Laboulbene, Honorarprofessor an der Fakultät, zur Konsultation gerufen, und zwar Prof. Trousseau und ich, um einem Kranken aus dem Midi zu sehen. Dieser Herr, noch jung, klein, braun und sehr nervös, hatte mehrere wiederholte plötzliche

Schwindelattacken mit Übelkeit und Erbrechen erlitten. Die Ärzte, die Zeugen dieser Anfälle waren, hatten sie als Hirninfarkt eingeordnet und sie mit Aderlaß, Schropfköpfen, Abführmitteln behandelt. Aber das wiederholte Auftreten der gleichen Symptome ließ die Diagnose zweifelhaft werden und da der Kranke auch angab, daß sein Hörvermögen – bis dahin gut – sich verschlechtert habe und daß die Ohren voller Geräusche waren, der Gang schwankend wurde, wurde er nach Paris geschickt und wir konnten uns davon überzeugen, daß alle zu untersuchenden Bereiche des Hörapparates in Ordnung waren.

Der kräftige Kranke hatte sich gut im übrigen erholt, erfuhr aber plötzlich einen Rückschlag im Hirnbereich. Auf dem Bürgersteig gehend, fühlte er eine Schwäche, alles drehte sich um ihn, eine Übelkeit überfiel ihn, das Gesicht war blaß, der Schweiß perlte auf seiner Stirn und er mußte sich gegen eine Wand lehnen, schließlich gegen einen Baum, um so einen plötzlichen Sturz zu verhindern und diese funktionellen Störungen dauerten nur wenige Minuten.

Wir haben mit größter Sorgfalt die Umstände untersucht, die die Diagnose dieser Krankheit hätten aufhellen können. Aber es war uns unmöglich, zu einem befriedigenden Ergebnis zu gelangen. Und wie die Verschlechterung des Gehörs die einzige faßbare Konsequenz dieses Gehirnzustandes war, mußten wir daraus schließen, daß die Krankheitsursache sich über Symptome zeigt, die durch den inneren Hörapparat bestimmt werden.

Es erscheint uns von besonderer Wichtigkeit, die Gegebenheiten dieser Erkrankung aufzuzeigen. Sie tendieren zu dem Beweis, den man mit ein wenig Aufmerksamkeit den Ausgangspunkt verschiedener zerebraler Anfälle aufzeigen, die mit Deutlichkeit unter einem gemeinsamen Nenner liegen. Man sah es als großen Fortschritt in der Hirnpathologie an – und damit hatte man recht –, daß die Zeichen, die von Lallemand aufgestellt wurden, verschiedene Änderungen im Gehirn bestimmen. Dies stellte einen Schritt auf dem Weg zur Ortsbestimmung der Krankheit dar und die Wissenschaft hat immer dazugewonnen, wenn der Ausgangspunkt der Krankheit bekannt war, dann war schon ein großer Teil des Problems gelöst.

Lassen Sie hinzufügen, daß wir vor unseren Augen auch die Personen haben, bei denen die Hörminderung wegen einer Schädigung der Bogengänge schon länger besteht und die niemals eine Tendenz in Richtung einer Epilepsie entwickelt haben. Wir glauben sagen zu können, daß diese schreckliche Fallsucht sich sehr selten wie eine Begleiterscheinung der nervösen Taubheit darstellt und daß wir keinen Grund kennen, der diese beiden pathologischen Erscheinungsbilder unter einen Hut bringt und das konsequenterweise die Arbeit, die wir vor der Akademie während der Sitzung vom letzten 8. Januar vorgetragen haben, aber auch die beiden Artikel, die in dieser Zeitschrift an den oben erwähnten Tagen erschienen sind, irgendeine direkte Beziehung mit der Arbeit von Prof. Trousseau haben.

Gazette médicale de Paris, 21.09.1861, Seite 597–601

Ich habe an anderer Stelle vor schon längerer Zeit über ein junges Mädchen gesprochen, das, nachdem es die Nacht im Winter auf dem Dach einer Postkutsche gereist war, während sie im Zeitraum ihrer Periode war, erlitt in der Folge eine erhebliche Erkältung und eine komplette und plötzliche Taubheit. In der Klinik von Herrn Komet aufgenommen, zeigte sie als Hauptsymptom einen ständigen Schwindel, die geringste Anstrengung, um sich zu bewegen, löste Erbrechen aus und der Tod ereilte sie am 5. Tag. Die Leichenschau zeigte, daß das Hirn, das Kleinhirn und das Rückenmark ohne Ausnahme keinerlei Veränderungen aufwiesen, aber da die Kranke so plötzlich ertaubt war, nachdem sie immer gut gehört hatte, habe ich die Felsenbeine herausgenommen, um sie sorgfältig zu untersuchen, ob sie die Ursache der so schnell aufgetretenen plötzlichen Ertaubung sein könnten. Ich fand als einzige Schädigung die Bogengänge mit einer roten plastischen Masse angefüllt, einer Art blutig tingierten Exsudation, von der man nur geringste Spuren im Vestibulum fand und die in der Schnecke nicht vorkamen. Die sehr intensiv durchgeführten Untersuchungen erlaubten mir mit aller wünschenswerten Sicherheit festzustellen, daß die Bogengänge der einzige Abschnitt des Labyrinthes waren, die einen anomalen Zustand zeigten und dieser bestand darin, wie ich bereits gesagt habe, in der Anwesenheit einer rötlichen plastischen Lymphe, die die Cotugno 'sche Flüssigkeit ersetzte.

J'ai parlé ailleurs, il y a déjà longtemps, d'une jeune fille qui, ayant voyagé la nuit, en hiver, sur l'impériale d'une diligence lorsqu'elle était à une époque cataméniale, éprouva par suite d'une froid considérable, une surdité complète et subite. Reçue dans le service de M. Chomel, elle nous présenta comme symptômes principaux des vertiges continuels, le moindre effort pour se mouvoir produisait des vomissements, et la mort survint le cinquième jour. La nécropsie démontra que le cerveau, le cervelet et le cordon rachidien étaient absolument exempts de tout altération, mais comme la malade était devenue tout à fait sourde après avoir toujours parfaitement entendu j'enlevai les temporaux afin de rechercher avec soin quelle pouvait être la source de cette surdité complète survenue si rapidement. Je trouvais pour toute lésion les canaux semi-circulaires remplis d'une matière rouge, plastique, sorte d'exsudation sanguine dont on apercevait à peine quelques traces dans le vestibule, et qui n'existait pas dans le limaçon. Les recherches les plus attentives m'ont permis d'établir avec toute la précision désirables que les canaux demi-circulaires étaient les seules parties du labyrinthe qui offrirent un état anormal, et celui-ci consistait comme je l'ai dit, dans la présence d'une lymphe plastique rougeâtre remplaçant le liquide de Cotugno.

Wir fassen die Arbeit mit einer nachstehenden Zahl von Vorschlägen wie folgt zusammen:

1. Ein Hörorgan, bis zu dem Zeitpunkt vollständig gesund, kann plötzlich von funktionellen Störungen befallen werden, die in verschiedenartigen Geräuschen, kontinuierlich oder intermittierend bestehen, und diese Geräusche werden bald von einer mehr oder weniger starken Hörminderung begleitet.

2. Diese funktionellen Störungen, die ihren Sitz im inneren Hörorgan haben, können für Hirnanfälle gehalten werden, da sie mit Schwindel, Drehschwindel, unsicherem Gang, sich drehen und stürzen verbunden und darüber hinaus von Übelkeit, Erbrechen und anfallsartigen Charakter begleitet sind.

3. Diese Anfälle, die rezidivierend auftreten, werden kurz darauf von einer immer stärker werdenden Schwerhörigkeit begleitete, und häufig wird das Hörorgan plötzlich und vollständig zerstört.

4. Alles deutet darauf hin, daß diese organische Schädigung, die der Grund dieser funktionellen Störung ist, sich im Bereich der Bogengänge befindet.

Selbsthilfegruppen und Hilfsorganisationen

Deutschland

Deutsche Tinnitus-Liga e.V. DTL
Gemeinnützige Selbsthilfeorganisation
Am Lohsiepen 18
Postfach 349
42353 Wuppertal
Tel.: 0202–246520
Fax: 0202–4670932

KIMM Kontakte Infos Morbus Menière e.V.
Vorstand: Inge Freifrau von dem Bussche,
Kastanienweg 5
71404 Korb
Tel.: 07151–64113
Fax: 07151–600599

Deutscher Schwerhörigen Bund e.V.
Geschäftsstelle
Schiffbauerdamm 13
10117 Berlin
Tel.: 030–2807877
Fax: 030–2832980

Deutsches Grünes Kreuz
Schuhmarkt 4
35037 Marburg
Tel.: 06421–293-0
Fax: 06421–22910

International

Ménière's Australia Inc.
P.O. Box 202
Moonah
Tasmania 7009

Belgian Ménière's Association
Vereniging voor Ménière Patienten VZW
Weikantstr. 9
B-1800 Vilvoorde

Dänemark
Danmark Ménièreforening
Abildgardsparken 20
DK-3460 Birkerod

Canada
Ménière's Support Grp.
Nova Scotia
205 Inglis Street 5531
Halifax N. Scotia B3HIJ9

International Menière Federation
(IMF) De Hertogh
Weikantstr. 9
B-1800 Vilvoorde

Niederlande
Nederlandse Vereniging voor Slechthorenden
Commissie Ménière
Chopinlaan 24
NL-3781 HB Voorthuizen

Südafrika
10 Westgate Mews
Hoogenhout Street
Groblers Park
Roodeport 1724

Großbritannien
Ménière's Society
Mayburs Road 98
Woking, Surrey GU21 5HX

USA
Int. Ménière's Disease Research Institute IMDRI
300 E. Hampden Ave., Suite 401
Englewood, CO 80110

USA
Vestibular Disorders Association
(VEDA)
PO Box 4467
Portland, Oregon 97208–4467

Spezialisierte Kliniken

Klinik Roseneck
Am Roseneck 6
D-83209 Prien/Chiemsee
08051 68-0
Fax: 08051 68–3532

Brunnenklinik
Blomberger Str. 9
D-32805 Horn – Bad Meinberg
05234 906–0
Fax: 05234 906–400

Kliniken am Burggraben / Klinik Flachsheide
Forsthausweg 1c
D-32105 Bad Salzuflen
05222 398–0
Fax: 05222 398–804

Fachkrankenhaus Bernried
Am Springbrunnen 1
D-82347 Bernried
08158 252–0
Fax: 08158 252–60

Bosenberg Klinik
Postfach
D-66606 St. Wendel / Saar
06851 14–0
Fax: 06851 14–195

Tinnitus Klinik Grosse Allee
Große Allee 3
D-34454 Bad Arolsen
05691 50201
Fax: 05691 896800

Baumrainklinik
Lerchenweg
D-57319 Bad Berleburg
02751 87–0
Fax: 02751 87–249

Internet-Adressen

World Wide Web

http://altavista.digital.com/cgi-bin/query?pg=q&what=web&fmt=.&q=meniere
http://cage.rug.ac.be/~fdc/meniere/
http://ears.com/default.html
http://lab9924.wustl.edu/mn7.htm
http://prima.ruhr.de/projekte/tinnitus
http://sprecher.cs.uwm.edu/doc/02042.html
http://www.bcm.tmc.edu/oto/otohns.html
http://www.bme.jhu.edu/~fuchslab/
http://www.bme.jhu.edu/labs/chb/disorders/disorder.html
http://www.bme.jhu.edu/labs/chb/disorders/migraine.html
http://www.bme.jhu.edu/labs/chb/labs/ap_aud.html
http://www.cccd.edu/faq/tinnitus.html#hmenieres
http://www.cfn.cs.dal.ca//Libraries/HCRL/CommunityDB/MSGNS.html
http://www.cs.umn.edu/Research/GIMME/ISAP/incoming/drugs/Dimenhydrinate.html
http://www.ears.com/men.html
http://www.ears.com/quinn/menieres_syndrome.htmlOtology online
http://www.earsurgery.org/meniere.html
http://www.esslink.com/~boysen/index.htm
http://www.ghsl.nwu.edu/neuro/programs/vestib/menieres.html
http://www.healthtouch.com/level1/leaflets/aslha/aslha055.htm
http://www.ibc.wustl.edu/res_collab/html/Homeostasis_of_the_cochlear_fluids.html
http://www.ibc.wustl.edu/res_collab96/html/Homeostasis_of_the_cochlear_fluids.html
http://www.kumc.edu/instruction/medicine/otolaryngology/otology/mdnotes.html
http://www.mic.ki.se/Diseases/c9.html
http://www.netdoor.com/com/entinfo/menraao.html
http://www.netdoor.com/entinfo/menraao.html
http://www.ortge.ufl.edu/fyi/v23n09/fyi018.html
http://www.pippin.de/tinnitus-liga/default.html
http://www.racc.org/~veda/
http://www.teleport.com/~veda/diet.html

http://www.teleport.com/~veda/endolym.html
http://www.teleport.com/~veda/menieres.html
http://www.tinnitus.de
http://www.tinnitus.org
http://www.txdirect.net/users/fastinc/page16.htm
http://www.uni-tuebingen.de/uni/qvf/me/me2/kl5/h1/text/
me2k5h1t19.html
http://www.weizmann.ac.il/~xlacha1/deaf-l_faq/meniere.html
http://www.weizmann.ac.il/deaf-info/meniere.html
http://www.wellweb.com/index/qmenier.htm
mailto:menieres@ears.com

Literatur

Anmerkung: Die Schreibweise des Namens „Menière" wurde im Literaturverzeichnis jeweils genau so übernommen, wie in den Überschriften der Originalartikel gedruckt. Es ergibt sich daher keine einheitliche Schreibweise.

Zeitschriften

Aanta, E.: Treatment of acute vestibular Vertigo. Acta Otolaryngol (Stockh) 479 (1991) 44–47

Abdel, E.A., M.N. Lasheen, A. Taha: A study of vertigo and deafness in the premenstrual period. J Laryngol Otol 98 (1984) 273–275

Adams, D.A., T.J. Wilmot: Menière's disease: Long-term results of sympathectomy. J Laryngol Otol 96 (1982) 705–710

Adler, D.: Über den „einseitigen Drehschwindel". Dtsch Z Nervenheilk (1897) 358–375

Adlington, P.: The ultrastructure and the functions of the saccus endolymphaticus and its decompression in Meniere's disease. J Laryngol Otol 81 (1967) 759–776

Adour, K.K., R.L. Hilsinger jr., F.M. Byl: Herpes simplex polyganglionitis. Otolaryngol Head Neck Surg 88 (1980) 270–274

Adour, K.K., F.M. Byl, R.L. Hilsinger jr., R.D. Wilcox: Meniere's disease as a form of cranial polyganglionitis. Laryngoscope 90 (1980) 392–398

Adour, K.K., M.A. Sprague, R.L. Hilsinger: Vestibular vertigo: a form of polyneuritis? JAMA 246 (1981) 1564–1567

Albers, F.W.J., J.C.M.J. De Groot, J.E. Veldmann, E.H. Huizing: Ultrastructure of the stria vascularis and Reissner's membrane in experimental hydrops. Acta Otolaryngol (Stockh) 104 (1987) 202–210

Albers, F.W.J., R. Van Weissenbruch, J.W. Casselman: 3DFT-magnetic resonance imaging of the inner ear in Meniere's disease. Acta Otolaryngol (Stockh) 114 (1994) 595–600

Alexander, E.: Diskussionsbemerkung. Zbl Hals Nas Ohrenheilk 72 (1961/62) 276

Alfar, V.R.: Diagnostic significance of fullness in the ear. JAMA 166 (1958) 239

Alföldy, J.: Zeitgemäße Behandlung der Ménièreschen Krankheit. HNO 15 (1967) 308–310

Alford, B.R.: Report of subcommittee on equilibrium and its measurement. Trans Am Acad Ophthalmol Otolaryngol 76 (1972) 1462–1464

Allen, G.W.: Clinical implications of experiments on alteration of the labyrinthine fluid pressures. Otolaryngol Clin North Am 16 (1983) 3–19

Altmann, F., E. Fowler: Histological findings in Ménière's symptom complex. Ann Otol Rhinol Laryngol 52 (1943) 52–80

Altmann, F., M. Kornfeld: Histological studies of Menière's disease. Ann Otol Rhinol Laryngol 74 (1965) 915–943

Altmann, F., G. Zechner: The pathology and pathogenesis of endolymphatic hydrops. New investigations. Arch Klin Exp Ohren Nasen Kehlkopfheilkd 192 (1968) 1–19

Amedee, R.G.: Might an antihistamine reduce your patient's tinnitus? J Resp Dis 12, Suppl 4 (1991a) 22–26

Amedee, R.G., C.H. Norris, J.A. Risey: Selective chemical vestibulectomy: preliminary results with human application. Otolaryngol Head Neck Surg 105 (1991b) 107–112

Anastasio, J.V.: Treatment of Menière's disease by occlusion of the internal auditory artery. Rev Laryngol Otol Rhinol Bord 90 (1969) 673–684

Anderson, W.D., W.G. Kubicek: Effects of betahistine hydrochloride, nicotinic acid and histamine on basilar blood flow in anesthetized dogs. Stroke 2 (1971) 409

Andrews, J.C., L.A. Hoover, R.S. Lee, V. Honrubia: Vertigo in the hyperviscosity syndrome. Otolaryngol Head Neck Surg 98 (1988) 144–149

Andrews, J.C., G.A. Ator, V. Honrubia: The exacerbation of symptoms in Meniere's disease during the premenstrual period. Arch Otolaryngol Head Neck Surg 118 (1992) 74–78

Angelborg, C., I. Klockhoff, J. Stahle: The caloric response in Meniere's disease during spontaneous and glycerin-induced changes of the hearing loss. Acta Otolaryngol Stockh 71 (1971) 462–468

Angelborg, C., I. Klockhoff, J. Stahle: Serum osmolality in patients with Ménière's disease. Acta Otolaryngol (Stockh) 76 (1973) 450–454

Angelborg, C., I. Klockhoff, J. Stahle: Urea and hearing in patients with Ménière's disease. Scand Audiol 6 (1977) 143–146

Angelborg, C., I. Klockhoff, H.C. Larsen, J. Stahle: Hyperosmotic solutions and hearing Meniere's disease. Am J Otol 3 (1982) 200–202

Angell-James, J.: Erfahrungen bei der Behandlung der Meniereschen Krankheit mit Ultraschall. HNO 18 (1970) 202–205

Anniko, M.: Functional morphology of the vestibular system. In: Physiology of the Ear. (Hrg.: A.F. Jahn u. J. Santos-Sacchi) Raven Press, New York (1988) pp. 457–475

Anonym: Committee on Hearing and Equilibrium. Report of subcommittee on equilibrium and its measurement. Meniere's disease: criteria for diagnosis and evaluation of therapy for reporting. Trans Am Acad Ophthalmol Otolaryngol 76 (1972) 1462–1464

Anson, B.J., J.A. Donaldson, R.L. Warpeha, T.R. Winch: Symposium: Management of Meniere's disease. II. Anatomic considerations. Laryngoscope 75 (1965) 1497–1517

Anson, B.J. Endolymphatic hydrops. Anatomic aspects. Arch Otolaryngol 89 (1969) 70–84

Antoli-Candela, F.:The histopathology of Ménière's disease. Acta Otolaryngol (Stockh) Suppl 340 (1976) 5–42

Aoki, H., M. Walger, O. Michel, E. Stennert: Die dreidimensionale computergestützte Rekonstruktion des Ductus reuniens nach mikroskopischer Dissection. Eur. Arch. Otorhinolaryngol. Suppl. II (1992) 157

Aoki, M.: Electroencephalographic studies on Meniere's disease. Nippon Jibiinkoka Gakkai Kaiho 69 (1966) 606–630

Aoyagi, M., T. Suzuki, J. Yokoyama, M. Sakai, T. Kiren, Y. Koike: Cross-correlation function in the analysis of auditory brainstem response in spinocerebellar degeneration. Audiology 30 (1991) 266–274

Aoyagi, M.: Evaluation of therapy in Ménière's disease. Otolaryngol Head Neck Surg 64 (1992) 885–889

Aoyagi, M., T. Suzuki, T. Fuse, Y. Koike: Improvement of auditory-evoked brainstem response findings after acoustic neurinoma surgery. In: Skull Base Surgery. M. Samii (Hrg), Karger, Basel 1994, pp. 1143–1144

Arenberg, I.K., M.H. May, M.H. Stroud: Perilymphatic fistula: an unusual cause of of Meniere's syndrome in a prepubertal child. Laryngoscope 84 (1974) 243–246

Arenberg, I.K., G.J. Spector: Endolymphatic sac surgery for hearing conservation in Meniere disease. Arch Otolaryngol 103 (1977) 268–270

Arenberg, I.K., H. Rask-Andersen, H. Wilbrand, J. Stahle: The surgical anatomy of the endolymphatic sac. Arch Otolaryngol 103 (1977) 1–11

Arenberg, I.K.: Endolymphatic sac valve implant surgery. V. Experiences with reporting results of treatment in Meniere's disease. Laryngoscope 89 (1979) 48–53

Arenberg, I.K., T.L. Goodfriend: Indomethacin blocks acute audiologic effects of furosemide in Ménière's disease. Arch Otolaryngol 106 (1980) 383–386

Arenberg, I.K., J. Stahle: Staging Meniere's disease (or any inner ear dysfunction) and the use of the vertigogram. Otolaryngol Clin North Am 13 (1980) 643–656

Arenberg, I.K., I. Dupatrocinio, J.M. Dreisbach: Radiographic classification of the vestibular and cochlear aqueducts: The paired correlation between normal and abnormal vestibular aqueduct anatomy. Laryngoscope 94 (1984) 1325–1333

Arenberg, I.K., D.H. Norback, G.E. Jr. Shambaugh: Distribution and density of subepithelial collagen in the endolymphatic sac in patients with Menière's disease. Am J Otol (1985) 449–454

Arenberg, I.K., L.L. Countryman, L.H. Bernstein, G.E. Shambaugh jr.: Vincent's violent vertigo. An analysis of the original diagnosis of epilepsy vs. the current diagnosis of Meniere's disease. Acta Otolaryngol (Stockh) Suppl 485 (1991) 84–103

Arnold, W., C. v. Ilberg: Verbindungswege zwischen Liquor und Perilymphraum. Arch Klin Exp Ohr Nase Kehlkopfheilk 198 (1971) 247–261

Arnold, W., C. v. Ilberg: Neue Aspekte zur Morphologie und Funktion des runden Fensters. Laryngol Rhinol Otol (1972) 390

Arnold, W., C. Morgenstern, H. Miyamoto: Morphology and function of the endolymphatic sac. In: Ménière's Disease. Pathogenesis, Diagnosis and Treatment. K.H. Vosteen, H. Schuknecht, C.R. Pfaltz, J. Wersäll, R.S. Kimura, C. Morgenstern, S.K. Juhn (Hrsg). Thieme, Stuttgart (1981) 110–115

Arnold, W.: Zur Pathophysiologie und Klinik des Morbus Menière. Laryng Rhinol Otol 60 (1981) 601–608

Arnold, W., H. J. Altermatt, J.O. Gebbers, J.A. Laissue: Secretory immunglobulin A in the human endolymphatic sac. ORL 46 (1984) 286–288

Arnold, W., R. Pfaltz, H.J. Altermatt: Evidence of serum antibodies against inner ear tissues in the blood of patients with certain sensorineural hearing disorders. Acta Otolaryngol Stockh 99 (1985) 437–444

Arnold, W.: Anmerkungen zur Pathophysiologie und Klinik des M. Menière. TW Kopf Hals 1 (1991) 26–34

Arnold, W., H.P. Niedermeyer, H.J. Altermatt, W.J. Neubert: Zur Pathogenese der Otosklerose. „State of the Art". HNO 44 (1996) 121–129

Arnvig, J.: Histological findings in a case of Menière's disease, with remarks on the pathologic-anatomical basis of this lesion. Acta Otolaryngol (Stockh) 35 (1947) 453–466

Arrang, J.M., M. Garbarg, J.C. Schwartz: Auto-inhibition of brain histamine release mediated by a novel class (H_3) of histamine receptor. Nature 302 (1983) 832–837

Arslan, M.: Indikation, Technik und Resultate der Morbus-Meniere-Operation mit Ultraschall. Monatsschr Ohrenheilkd Laryngorhinol 101 (1967) 251–253

Arslan, M.: Choice of surgical procedure in Ménière's disease. Proposal for a new osmotic 'induction' method. J Laryngol Otol 84 (1970) 131–147

Arslan, M.: Erwägungen über die Wahl des chirurgischen Verfahrens bei der Menièreschen Krankheit. Die neue Methode der „osmotischen Induktion". HNO 19 (1971) 81–87

Arslan, M.: Treatment of Meniere's disease by apposition of sodium chloride crystals on the round window. Laryngoscope 82 (1972) 1736–1750

Arslan, M.: A new hypothesis on the plurifactorial etiology of Meniere's disease. Acta Otolaryngol (Stockh) Suppl 357 (1977) 1–19

Arweiler, D.J., K. Jahnke, H. Grosse-Wilde: Morbus Menière als autosomal dominant vererbte Erkrankung. Laryngol Rhinol Otol 74 (1995) 512–515

Asakura, M., I. Kato, K. Takahashi, T. Okada, S. Minami, I. Takeyama, T. Ohnuki: Increased platelet aggregability in patients with vertigo, sudden deafness and facial palsy. Acta Otolaryngol (Stockh) Suppl 520 (1995) 399–401

Aschan, G., J. Stahle: Nystagmus in Menière's disease during attacks. Acta Otolaryngol (Stockh) 47 (1957) 189–201

Aschoff, J.C.: Zur Differentialdiagnose und medikamentösen Therapie des Schwindels. Med Welt 25 (1974) 1360–1361

Aso, S., H. Kimura, S. Takeda, K. Mizukoshi, Y. Watanabe: The intravenously administered glycerol test. Acta Otolaryngol (Stockh) Suppl 504 (1993) 51–54

Atkinson, M.: Meniere's famous autopsy and its interpretation. Arch Otolaryngol 42 (1945) 186–187

Austin, D.F.: Use of polytomography in Meniere's disease. Arch Otolaryngol 106 (1980) 377–382

Austin, D.F.: Polytomography in Meniere's disease: an update. Laryngoscope 91 (1981) 1669–1675

Axelsson, A.: The vascular anatomy of the cochlea in the guinea pig and in man. Acta Otolaryngol (Stockh) Suppl 243 (1968) 1–134

Axelsson, A.: The blood supply of the inner ear of mammals. In: W.D. Keidel, W.D. Neff (Hrg) Handbook of Sensory Physiology, Vol. V/1, Auditory System. Springer, Berlin, (1974) pp. 213–260

Azzi, A., R. Giordano, O. Spelta: Does a vestibular recruitment exist? Acta Otolaryngol (Stockh) 43 (1953) 352–368

Babin, R.W., T.J. Balkany, W.E. Fee: Transdermal scopolamine in the treatment of acute vertigo. Ann Otol Rhinol Laryngol 93 (1984) 25–27

Bachor, E., C.S. Karmody: The utriculo-endolymphatic valve in children: a temporal bone histopathological study. In Filipo, R., M. Barbara (Hrg.): Proceedings of the 3rd International Symposium on Ménière's disease. Amsterdam/New York, Kugler Publications (1993) pp. 227–229

Bachor, E., C.S. Karmody: Endolymphatic hydrops in children. ORL Rel Spec 57 (1995) 129–134

Baer, H.U., H. Schenk, B. Freigang: Liquor-Eiweiß-Untersuchungen mittels Polyacrylamidgel-Disk-Elektrophorese bei Patienten mit Hörsturz, Neuronitis vestibularis und M. Ménière. HNO-Prax 9 (1984) 17–19

Baerthold, W., R. Steinert: Das Verhalten des Nervus facialis bei kryochirurgischen Eingriffen am Labyrinth. Eine tierexperimentelle Studie. Arch Klin Exp Ohren Nasen Kehlkopfheilkd 200 (1971) 64–73

Bagger-Sjöbäck, D., U. Friberg, H. Rask-Andersen: Human endolymphatic sac: an ultrastructural study. Arch Otolaryngol Head Neck Surg 112 (1986) 398–409

Bagger-Sjöbäck, D., J. Bergenius, A.M. Lundberg: Inner ear effects of topical gentamicin treatment in patients with Meniere's disease. Am J Otol 11 (1990) 406–410

Baloh, R.W., V. Honrubia, K. Jacobson: Benign positional vertigo: clinical and oculographic features in 240 cases. Neurol 37 (1987) 371–378.

Bance, M., J. Rutka: Speculation into the etiologic role of viruses in the development of Bell's palsy and disorders of inner ear dysfunction: a case history and review of the literature. J Otolaryngol 19 (1990) 46–49

Bance, M., M. Mai, D. Tomlinson, J. Rutka: The changing direction of nystagmus in acute Meniere's disease: pathophysiological implications. Laryngoscope 101 (1991) 197–201

Barag, B., K.E. Hagbarth, J. Stahle: EEG in Ménière's disease. Acta Otolaryngol (Stockh) 62 (1966) 333–340

Bárány, R.: Acta Otolaryngol (Stockh) 2 (1921a) 434

Bárány, R.: Diagnose von Krankheitserscheinungen im Bereiche des Otolithenapparates. Acta Otolaryngol (Stockh) 2 (1921b) 334–437

Bárány, R.: Die Beeinflussung des Ohrensausens durch intravenös injizierte Lokalanästhetica. Acta Otolaryngol (Stockh) 23 (1935) 201–203

Baringer, J.R., P. Swoveland: Recovery from Herpes – Simplex virus from human trigeminal ganglions. N Engl J Med 288 (1973) 648–650

Barolin, G.S., E. Scherzer, G. Schnaberth: Nicht-epileptische Anfälle im höheren Lebensalter aus nervenärztlicher Sicht. Münch Med Wochenschr 113 (1971) 792–800

Baron, F., F. Legent: Les fistules peri-lymphatiques post-traumatiques. Ann Otolaryngol Chir Cervicofac 87 (1970) 137–144

Bartoli, E., A. Satta, F. Melis: Volume receptors in guinea pig labyrinth: relevance with respect to ADH and Na control. Am J Physiol 257 (1989) F341–F346

Bartual, J., E. Magro: Craniocorpography in the diagnosis and therapeutic indication of endolymphatic hydrops. Acta Otolaryngol (Stockh) 103 (1987) 422–426

Baschek, V.: Zur Bedeutung des Glyzerintestes für die Diagnose und Behandlung des Morbus Ménière. Laryngol Rhinol Otol 57 (1978) 1008–1012

Basser, L.S.: Benign paroxysmal vertigo of the childhood. (A variety of vestibular neuronitis.) Brain 87 (1964) 141

Baumgarten, D., U. Reker, J. Müller-Deile: Entwicklung der audiologischen Symptomatik beim M. Ménière. HNO 32 (1984) 330–333

Baumgarten, D.: Zur medikamentösen Beeinflussung von Hörstörungen und Ohrgeräuschen durch Betahistindimesilat. Extr otorhinolaryngol 11 (1989) 276–278

Beal, D.D.: Effect of endolymphatic sac ablation in the rabbit and cat. Acta Otolaryngol (Stockh) 66 (1968) 333–346

Beard, G.M.: The treatment of sea-sickness: its relationship to medical etiquette on shipboard. Br Med J 2 (1880) 162

Beck, C., C.L. Schmidt: 10 years of experience with intratympanally applied streptomycin (gentamycin) in the therapy of Morbus Ménière . Arch Otorhinolaryngol 221 (1978) 149–152

Beck, C., W. Arnold, G. Lange, H. Rudert, H. Scherer: Behandlung des M. Menière: konservativ oder operativ. Laryng Rhinol Otol 64 (1985) 601–603

Beck, C.: Intratympanic application of gentamicin for treatment of Meniere's disease. Keio J Med 35 (1986) 36–41

Becker, B., W.H. Middleton: Long-term administration of acetazolamide (Diamox) in the treatment of glaucoma. Arch Ophthalmol 54 (1955) 187–192

Beckmann, G., W. Bader, J. Berendes: Zur medikamentösen Behandlung des Morbus Menière. HNO 18 (1970) 199–202

Beddoe, G.M.: Vertigo in childhood. Otolaryngol Clin North Am 10 (1977) 139–144

Beentjes, B.I.J.: The cochlear aqueduct and the pressure of cerebrospinal and endolabyrinthine fluids. Acta Otolaryng 73 (1972) 112–120

Belal jr., A., W.F. House: Histopathology of endolymphatic subarachnoid shunt surgery for Meniere's disease. Am J Otol 1 (1979) 37–44

Belal jr., A., J.C. Antunez: Pathology of endolymphatic hydrops. J Laryngol Otol 94 (1980) 1231–1240

Bellucci, R.J., B. Grobeisen, B.C. Sah: Bilateral sudden deafness in Cogan's syndrome. Bull NY Acad Med 50 (1974) 672–681

Benthem, van P.P.G., S.F.L. Klis, F.W.J. Albers, D.J. Wildt, J.E. Veldmann, E. H. Huizing, G. F. Smoorenburg: The effect of nimodipine on cochlear potentials and Na^+/K^+ ATPase activity in normal and hydropic cochleas of the albino guinea pig. Hear Res 77 (1994) 9–18

Berggren, S.: Histological investigation of three cases with „Meniere" syndrome. Acta Otolaryngol (Stockh) 37 (1949) 30–36

Bergström, T., S. Edström, A. Tjellström, A. Vahlne: Ménière's disease and antibody reactivity to herpes simplex virus type 1 polypeptides. Am J Otolaryngol 13 (1992) 295–300

Berman, J.M., J.M. Fredrickson: Vertigo after head injury – a five year follow-up. J Otolaryngol 7 (978) 237–244

Bernard, A, J.M. Goffart: A double-blind cross-over clinical evaluation of cinnarizine. Clin Trials J 5 (1968) 945

Bernstein, J.M.: Occurrence of episodic vertigo and hearing loss in families. Ann Otol Rhinol Laryngol 74 (1965) 1011–1021

Bertrand, R.A.: Modification of the vestibular function with betahistine HCl. Laryngoscope 81 (1971) 889–898

Bertrand, R.A.: Meniere's disease: subjective and objective evaluation of medical treatment with betahistine HCl. Acta Otolaryngol (Stockh) Suppl 305 (1972) 48–69

Bertrand, R.A.: Long-term evaluation of the treatment of Meniere's disease with betahistine HCl. Adv Otorhinolaryngol 28 (1982) 104–110

Betow, C., P.D. Reppel: Therapeutische Erfahrungen bei Menière und Hörsturz. Berl. Ärztebl 90 (1977) 937–938

Bickerstaff, E. R.: Basilar artery migraine. Lancet L (1961) 15–17

Bille, B.: Migraine in school children. Acta Paed 51 Suppl 136 (1962) 1–151

Birch, C.A.: Menière's disease. Practitioner 213 (1974) 391–392

Birgerson, L., K.H. Gustavson, J. Stahle: Familial Meniere's disease: a genetic investigation. Am J Otol 8 (1987) 323–326

Black, F.O., I. Sando, V.H. Hildyard, W.G. Hemenway: Bilateral multiple otosclerotic foci and endolymphatic hydrops, histopathological case report. Ann Otol Rhinol Laryngol 78 (1969) 1062–1073

Black, F.L., M.Z. Effron, D.S. Burns: Diagnosis and management of drop attacks of vestibular origins: Tumarkin's otolithic crisis. J Otolaryngol Head Neck Surg 90 (1982) 256–262

Black, R.J., W.P. Gibson, J.W. Capper: Fluctuating hearing loss in West African and West Indian racial groups: yaws, syphilis or Menière's disease? J Laryngol Otol 96 (1982) 847–855

Blattler, W., C. Northrop, A. Montandon: A case report of Menière's disease, emphazising the extent of endolymphatic hydrops. ORL 35 (1973) 90–95

Blessing, R., W. Mann, C. Beck: Differentialdiagnose des benignen paroxysmalen Lagerungsschwindels (BPLS) zum Morbus Menière. HNO 34 (1986) 372–375

Blessing, R.E., W.W. Schlenter: Langzeitergebnisse der Gentamicin-Therapie des Morbus Méniére. Laryngorhinootologie 68 (1989) 657–660

Boedts, D.A., P.T. Vandenhove: Droperidol-fentanyl citrate in equilibratory disturbances. Arch Otolaryngol 89 (1969) 715–719

Boenninghaus, H.G.: Die Beeinflussung des experimentell ausgelösten Nystagmus und Schwindels durch Vomex A. Z Laryng Rhinol 31 (1952) 558–564

Boenninghaus, H.G., H. Feldmann, G. Steimann: Ein Beitrag zur Entstehung von Schwindel und Hörstörung bei Menièrescher Krankheit und Lermoyezschem Syndrom. Z Laryngol Rhinol Otol 46 (1967) 709–727

Boette, G., H. Gastpar: Pathophysiologische Grundlagen der Heparinbehandlung des Morbus Menière. HNO 7 (1959) 279–281

Bohmer, A.: Hydrostatic pressure in the inner ear fluid compartments and its effects on inner ear function. Acta Otolaryngol Suppl Stockh 507 (1993) 3–24

Boles, R., D.H. Rice, R. Hybels, W.P. Work: Conservative management of Meniere's disease: Fürstenberg regimen revisited. Ann Otol Rhinol Laryngol 84 (1975) 513–517

Bomholt, A.: Hypofibrinolysis in Meniere's disease. Preliminary report. Arch Otorhinolaryngol 226 (1980) 101–105

Bomholt, A.: Fibrinolytic activity in patients with Menière's disease in activity. Acta Otolaryngol (Stockh) Suppl 386 (1982) 252–253

Bonaccorsi, P.: Il colore dell'iride come 'Test' di valutazione quantitativa, nell'uomo, della concentrazzione di melanina nella stria vascolare. Ann Laringol Otol Rinol Faringol 64 (1965) 725

Bonfils, P., A. Uziel, R. Pujol: Evoked otoacoustic emissions from adults and infants: clinical applications. Acta Otolaryngol Stockh 105 (1988) 445–449

Bosher, S.K., R.L. Warren: Very low calcium content of cochlear endolymph, an extracellular fluid. Nature 273 (1978) 377–378

Bosher, S.K.: The effects of inhibition of the strial Na^+K^+ activated ATPase by perilymphatic ouabain in the guinea pig. Acta Otolaryngol (Stockh) 90 (1980) 219–229

Böttcher, A.: Über den Aquaeductus vestibuli bei Katzen und Menschen. Arch Anat Physiol 36 (1869) 372–380

Bouche, J., C. Freche, R. Tronche: Etude statistique des données électronystagmographiques de 250 cas de maladie de Ménière, en période intercritique. Ann Otolaryngol Chir Cervicofac 94 (1977) 365–375

Boyle, C.A., G.S. Berkowitz, J.L. Kelsey: Epidemiology of premenstrual symptoms. Am J Publ Hlth 77 (1987) 349–350

Brandt, T., R.B. Daroff: Physical therapy for benign paroxysmal vertigo. Arch Otolaryngol 42 (1980) 290–293.

Brandt, T., S. Steddin: Is benign paroxysmal positioning vertigo caused by air-bubbles in the membranous labyrinth or by canalolithiasis? J Neurol Sci 111 (1992) 231–233

Brandt, T., S. Steddin: Current view of the mechanism of benign paroxysmal positioning vertigo; cupulolithiasis or canalolithiasis? J Vest Res 3 (1993) 373–382

Brandt, T., S. Steddin, D. Eng, R.B. Daroff: Therapy for benign paroxysmal positioning vertigo, revisited. Neurol 44 (1994) 796–800

Brayshaw, N.D., D.D. Brayshaw: Thyroid hypofunction in premenstrual syndrome. N Engl J Med 315 (1986) 1486–1487

Bremond, G., R. Bertoni, A. Vidal: Les facteurs psychopathologiques dans la maladie de Ménière. Therapeutique 47 (1971) 47–48

Brookes, G.B., A.W. Morrison, J.B. Booth: Acetazolamide in Meniere's disease: evaluation of a new diagnostic test for reversible endolymphatic hydrops. Otolaryngol Head Neck Surg 90 (1982) 358–366

Brookes, G.B., R.A. Hodge, J.B. Booth, A.W. Morrison: The immediate effects of acetazolamide in Meniere's disease. J Laryngol Otol 96 (1982) 57–72

Brookes, G.B., J.B. Booth: Oral acetazolamide in Meniere's disease. J Laryngol Otol 98 (1984) 1087–1095

Brookes, G.B.: Circulating immune complexes in Meniere's disease. Arch Otolaryngol Head Neck Surg 112 (1986) 536–540

Brookes, G.B.: Traumatic Ménière's syndrome. In Filipo, R., M. Barbara (Hrg.): Proceedings of the 3rd International Symposium on Ménière's Disease. Amsterdam/New York, Kugler Publications (1993) pp. 97–98

Brown, D.H., J.A. McClure, Z. Downar-Zapolski: The membrane rupture theory of Meniere's disease – is it valid? Laryngoscope 98 (1988) 599–601

Brown, M.R.: Menière's syndrome. Arch Neurol Psychiat 46 (1941) 561

Brunner, H.: Ménière's disease. J Laryngol Otol 62 (1948) 627

Brusis, T.: Die Lärmschwerhörigkeit und ihre Begutachtung. Demeter, Gräfelfing 1978

Buch, N.H.: Endolymphatic hydrops in the cochlea of a newborn. J Laryngol Otol 80 (1966) 1006–1015

Bumm, P.: Schwindel. In: Neurologische und psychiatrische Therapie. U. Flügel (Hrg). Perimed, Erlangen 1978, pp. 531–539

Bumm, P., G. Schlimok: Lymphozyten-subpopulationen- und HLA-DR-Bestimmungen bei Erkrankungen des Innenohres und Bellschen Paresen. HNO 34 (1986) 525–527

Bumm, P., E.C. Müller, U. Grimm-Müller, G. Schlimok: T-Lymphozytensubpopulationen und HLA-DR-Antigene beim Hörsturz, der Neuropathia vestibularis, dem Morbus Ménière und der Bellschen Parese. Laryng Rhinol Otol 70 (1991) 260–266

Burgert, P., R.L. Goode, F.B. Simmons, M.F. Smith: The Cody Tack operation – an evaluation. Laryngoscope 82 (1972) 2169–2173

Canty, P., J. Valentine, S.J. Papworth: Betahistine in peripheral vertigo. A double-blind, placebo-controlled, cross-over study of Serc versus placebo. J Laryngol Otol 95 (1981) 687–692

Carlborg, B., J. Farmer jr.: Effects of hyperosmolar solutions on the labyrinthine fluid pressures: I. Effects on mannitol tests. Ann Otol Rhinol Laryngol 92 (1983)10–16

Carlborg, B., J. Farmer jr., A. Carlborg: Effects of hypobaric pressure on the labyrinth. Cochlear aqueduct patent. Acta Otolaryngol Stockh 110 (1990) 386–393

Cawthorne, T.E., G. Fitzgerald, C.S. Hallpike: Studies in human vestibular function. III. Observations on the clinical features of Ménière's disease: With special reference to the results of the caloric tests. Brain 65 (1942) 161–180

Cawthorne, T.E., A.B. Hewlett: Ménière's disease. Proc Soc Med 47 (1954) 663–670

Celestino, D., G. Ralli: Plasmatic osmolarity in Meniere's disease. J Laryngol Otol 95 (1981) 273–277

Celestino, D., G. Ralli: Incidence of Ménière's disease in Italy. Am J Otol 12 (1991) 135–138

Chandler, J.R. Sodium fluoride for Ménière's disease? (Brief). Arch Otolaryngol 106 (1980) 445

Charachon, R., B. Gratacap, M. Barthez, F. Benoît-Gonin: Histoire naturelle de la maladie de Ménière. A propos de 92 cas inclus de 1971 à 1980. Rev Laryngol Otol Rhinol Bord 110 (1989) 453–456

Chüden, H.G.: Erfahrungsbericht über Betahistin-Anwendung bei Morbus Ménière. Laryng Rhinol Otol 57 (1978) 997–1007

Chüden, H., W. Arnold: Die Therapie des Morbus Menière. Dtsch Med Wochenschr 109 (1984) 1569–1570

Ciniglio Appiani, G., M. Gagliardi, L. Urbani, M. Lucertini: The Epley maneuver for the treatment of benign paroxysmal positional vertigo. Eur Arch Otorhinolaryngol 253 (1996) 31–34

Cinnamond, M.J.: Eustachian tube function in Menière's disease. J Laryngol Otol 89 (1975) 57–61

Claes, J., P.H. van de Heyning: Medical treatment of Menière's disease: A review of literature. Acta Otolaryngol (Stockh) Suppl 526 (1997) 37–42

Claremont, C.A.: The psychology of seasickness. Psyche 11 (1931) 86

Clark, S.K., T.S. Rees: Posttraumatic endolymphatic hydrops. Arch Otolaryngol 103 (1977) 725–726

Claussen, C.F.: Neurootologische Betrachtungen zum Morbus Menière. Z Laryngol Rhinol Otol 52 (1973) 196–200

Claussen, C.F.: Die Cranio-Corpo-Graphie. Arch Ohr Nas Kehlk Heilk 197 (1974)

Claussen, C.F.: Grundlagen einer alternativen Differentialtherapie mit Betahistindimesilat bzw. Centrophenoxin bei Schwindel durch Vestibularishemmung. Therapiewoche 31 (1981) 5677–5684

Clemis, J.D.: Allergy of the inner ear. Ann Allergy 25 (1967) 370–376

Clemis, J.D.: Medical management of Meniere's disease. Arch Otolaryngol 89 (1969) 90–94

Clemis, J.D., W.J. Balld, M.C. Killion: Clinical use of an insert earphone. Ann Otol Rhinol Laryngol 95 (1986) 520–524

Coats, A.C., B.R. Alford: Meniere's disease and the summating potential. III. Effect of glycerol administration. Arch Otolaryngol 107 (1981) 469–473

Coats, A.C.: The summating potential and Meniere's disease. I. Summating potential amplitude in Meniere and non-Meniere ears. Arch Otolaryngol 107 (1981) 199–208

Cobb, S., L.W. Coen, S.L. Gitomer, R. Iles: Effect of cinnarizine on nystagmus induced by rotation-deceleration. Eye Ear Nose Throat Mon 55 (1976) 48–30

Cody, D.T.: The tack operation for endolymphatic hydrops. Laryngoscope 79 (1969) 1737–1744

Cody, D.T.. The tack operation. Arch Otolaryngol 97 (1973) 109–111

Cogan, D.G.: Syndrome of nonsyphilitic interstitial keratitis and vestibuloauditory symptoms. Arch Ophthalmol 33 (1945) 144–149

Cohen, H.D.: Relief of vertigo by stapes mobilization in a patient with otosclerosis. Arch Otolaryngol 70 (1959) 371–372

Cohen, J., T. Morizono: Changes in EP and inner ear ionic concentrations in experimental endolymphatic hydrops. Acta Otolaryngol (Stockh) 98 (1984) 398–402

Cohen, H., L.R. Ewell, H.A. Jenkins: Disability in Meniere's disease. Arch Otolaryngol Head Neck Surg 121 (1995) 29–33

Coker, N.J., R.R. Coker, H.A. Jenkins, K.R. Vincent: Psychological profile of patients with Meniere's disease. Arch Otolaryngol Head Neck Surg 115 (1989) 1355–1357

Colletti, V., F.G. Fiorino, V. Sittoni, L. Carlisle: Chemical labyrinthectomy with NaCl. Meniere's disease treatment with deposition of NaCl in the vestibule. Acta Otolaryngol (Stockh) 104 (1987) 7–12

Conrad, B., J.C. Aschoff: Zur Therapie von Schwindel und Tinnitus mit Sulpirid. Nervenarzt 44 (1973) 41–43

Conrad, B., J.C. Aschoff: Zur Frage einer traumatischen Entstehung der Menierèschen Erkrankung. Nervenarzt 47 (1976) 49–50

Corti, A.: Recherches sur l'organe de l'ouïe des mammifères. Z wiss Zool 3 (1851) 109–169

Cortopassi, G., T. Hutchin: A molecular and cellular hypothesis for aminoglycoside-induced deafness. Hear Res 78 (1994) 27–30

Corvera, J.: Carbonic anhydrase and internal ear. Ann Otol 65 (1956) 351–355

Corvera, J., G. Corvera: Long-term effect of acetazolamide and Chlortalidone on the hearing loss of Meniere's disease. Am J Otol 10 (1989) 142–145

Cotugno, D.: De aqueductibus auris humanae internae anatomica dissertatio. Neapol (1760)

Cox, J.R.: Hormonal influence on auditory function. Ear Hearing 1 (1980) 219–222

Coyas, A., M. Bossinacou: Xylocaine and its effect on vertigo. J Laryngol Otol 83 (1969) 735–736

Crowe, S.J.: Ménière's disease: A study based on examinations made before and after an intracranial division of the vestibular nerve. Medicine 17 (1938) 1–36

Crowley, D.E., H. Davis, H.A. Beagley: Survey of the clinical use of electrocochleography. Ann Otol Rhinol Laryngol 84 (1976) 297–307

Curtin, H.D., W.L. Hirsch jr.: Imaging of acoustic neurinomas. Otolaryngol Clin North Am 25 (1992) 553–607

Czubalski, K., W. Bochenek, E. Zawisza: Psychological stress and personality in Meniere's disorder. J Psychosom Res 20 (1976) 187–191

Dale, H.H., P.P. Laidlaw: The physiological action of β-imidazolylethylamine. J Physiol (Lond) 41 (1910) 318–344

Dandy, W.E.: Menière's disease: its diagnosis and a method of treatment. Arch Surg 16 (1928) 1127–1152

Dandy, W.E.: Concering the cause of trigeminal neuralgia. Ann Surg 24 (1934) 447

Dandy, W.E.: The surgical treatment of Menière's disease. Surg Gynecol Obstet 72 (1941) 421–425

Dauman, R., J.M. Aran, R. Charlet de Sauvage, M. Portmann: Clinical significance of the summating potential in Meniere's disease. Am J Otol 9 (1988) 31–38

Dauphin, D., J. Laffont, G. Garand, J. Reynaud: Menière's disease, petrous bone tomography, a new radiographic sign? Neuroradiology 22 (1981) 15–18

Davies, D.G.: Biochemistry of the inner ear fluids – experimental and clinical observations. J Laryngol Otol 82 (1968) 301–311

Davis, L.E., R.T. Johnson: Experimental viral infections of the inner ear. I. Acute infections of the newborn hamster labyrinth. Lab Invest 34 (1976) 349–356

Davis, L.E.: Viruses and vestibular neuritis: Review of human and animal studies. Acta Otolaryngol (Stockh) Suppl 503 (1993) 70–73

De Vincentiis, I., L. Bozzi, V. Pizzichetta: Sulla terapia medica di alcune gravi ipoacusie. Valsalva 40 (1964) 65–79

De Vincentiis, I., G. Ralli: New pathogenetic and therapeutic aspects of Meniere's disease. Adv Otorhinolaryngol 37 (1987) 97–100

De Weeze, D.D.: An evaluation of postural vertigo. Laryngoscope 6 (1952) 262–270

Decher, H.: Zur Diagnostik der Menièreschen Krankheit. Z Laryngol Rhinol Otol 49 (1970) 66–74

Dederding, D.: Importance du rétrissement de la trompe d'Eustache dans la maladie de Ménière. Acta Otolaryngol (Stockh) 10 (1927) 556–561

Dederding, D.: Clinical and experimental examinations in patients suffering from Mb. Menière including a study of the problem of bone conduction. Acta Otolaryngol (Stockh) Suppl 10 (1929) 1

Dederding, D.: Our Menière treatment

(principles and results). Acta Otolaryngol (Stockh) 16 (1931) 404–415

Deelen, van G.W., J. Hulk, E.H. Huizing: The use of the underpressure chamber in the treatment of patients with Menière's disease. J Laryngol Otol 101 (1987) 229–235

DeGroot, J.A.M., E.H. Huizing: Computed tomography of the petrous bone in otosclerosis and Menière's disease. I–III. Acta Otolaryngol (Stockh) Suppl 434 (1986) 1

DeKleyn, A., Versteegh, C.: Some experimental remarks on Ménière's disease. Acta Otolaryngol (Stockh) 6 (1924) 38–44

Delb, W.: Moderne Möglichkeiten der Diagnostik des Morbus Menière und der Tieftonschwerhörigkeit. HNO Praxis Heute 14 (1994) 23–40

Densert, O., S. Ingelstedt, A. Ivarsson, K. Pedersen: Immediate restoration of basal sensorineural hearing (Mb. Meniere) using a pressure chamber. Acta Otolaryngol Stockh 80 (1975) 93–100

Densert B., O. Densert: Overpressure in treatment of Menière's disease. Laryngoscope 92 (1982) 1285–1290

Densert, B.: Effects of overpressure on hearing function in Meniere's disease. Acta Otolaryngol Stockh 103 (1987) 32–42

Derebery, M.J., V.S. Rao, T.J. Siglock, F.H. Linthicum, R.A. Nelson: Meniere's disease: an immune complex-mediated illness? Laryngoscope 101 (1991) 225–229

Derlacki, E.L.: Aural manifestations of allergy. Ann Otol Rhinol Laryngol 61 (1951) 179

Desloovere, C., R. Knecht: Infusionstherapie bei Hörsturz. Laryngo-Rhino-Otol 74 (1995) 468–472

Diehl, G.E., S. Holtmann: Die Lyme-Borreliose – eine Multisystemerkrankung, die auch der HNO-Arzt in seine differentialdiagnostischen Überlegungen einbeziehen sollte. Arch Otorhinolaryngol Suppl II (1988) 237–238

Dix, M.R., C.S. Hallpike: The pathology, symptomatology and diagnosis of certain common disorders of the vestibular system. Proc R Soc Med 45 (1952a) 341–354

Dix, M.R., C.S. Hallpike: The pathology, symptomatology and diagnosis of certain common disorders of the vestibular system. Ann Otol Rhinol Laryngol 6 (1952b) 987–1016

Dobie, R.A., J.M. Snyder, J.A. Donaldson: Electronystagmographic and audiologic findings in patients with Meniere's disease. Acta Otolaryngol (Stockh) 94 (1982) 19–27

Dohlmann, G.F.: Menièresche Krankheit auf allergischer Basis. Acta Otolaryngol (Stockh) 27 (1939) 245–248

Dohlman, G.F.: The mechanism of secretion and absorption of endolymph in vestibular apparatus. Acta Otolaryngol (Stockh) 59 (1965) 275–288

Dohlman, G.F.: Experiments on the mechanism of Ménière attacks. J Otolaryngol 6 (1976) 135–156

Dohlman, G.F.: Zur Ätiologie des Menièreschen Anfalls und die daraus folgenden physiologischen Aspekte. HNO 27 (1979) 371–372

Dohlman, G.F.: Mechanism of the Ménière attack. ORL J Otorhinolaryngol Relat Spec 42 (1980) 10–19

Doi, K., N. Mori, T. Matsunaga.: Effects of forskolin and 1,9-dideoxy-forskolin on cochlear potentials. Hear Res 45 (1990) 157–164

Doi, K., I. Kitano, N. Mori: Adenylate cyclase modulation of endocochlear potential during suppression of strial Na+-K+ ATPase. Hear Res 58 (1992a) 221–226

Doi, K., N. Mori, T. Matsunaga: Adenylate cyclase modulation of ion permeability in the guinea pig cochlea: A possible mechanism for the formation of endolymphatic hydrops. Acta Otolaryngol (Stockh) 112 (1992b) 667–673

Dolowitz, D.A.: Ménière's – an inner ear seizure. Laryngoscope 89 (1979) 67–77

Dornhoffer, J.L., M. Waner, I.K. Arenberg, D. Montague: Monoperoxidase study of the endolymphatic sac in Menière's disease. Laryngoscope 103 (1993) 1027–1034

Dose, M.: Blickpunkt Benzamide. Aesopus Verlag, 1994

Douglas, R.A.: Meniere's disease, serum cholesterol levels and atheroma. Med J Aust 1 (1966) 1104–1108

Dowdy, E.G., N. Goksen, G.E. Arnold, W.T. Moore, L.W. Fabian: A new treatment of Meniere's disease. Arch Otolaryngol 82 (1965) 494–497

Drescher, D.G.: Purification of a carbonic anhydrase from the inner ear of the guinea pig. Proc Natl Acad Sci 74 (1977) 892–896

Druss, J.: Aural manifestations of leukemia. Arch Otolaryngol 42 (1945) 267

Duchon, J., E. Miriszlai: Intravenöse Novocain-Therapie der Menièreschen Krankheit. Z Laryng Rhinol 38 (1959) 492–497

Duke, W.W.: Menière's syndrome caused by an allergy. JAMA 81 (1923) 2179–2181

Dumont, M.: On ne se coupe pas l'oreille pour rien. Rev Infirm 43 (1993) 66–70

Durrant, J.D., A. Burns, M.L. Ronis: Electrocochleographic studies in animals. Adv Oto Rhino Laryng 22 (1977) 14–23

Duvall, A.J., C.R. Sutherland: Cochlear transport of horseradish peroxidase. Ann Otol Rhinol Laryngol 81 (1972) 705–714

Eckardt, J., C.F. Claussen: Ein Beitrag zum Lermoyez-Syndrom. Arch Klin Exp Ohren Nasen Kehlkopfheilkd 201 (1972) 159–171

Eggermont, J.J.: Summating potentials in Menière's disease. Arch Otorhinolaryngol 222 (1979) 63–75

Eggermont, J.J., P.H. Schmidt: Menière's disease: a long-term follow-up study of hearing loss. Ann Otol Rhinol Laryngol 94 (1985) 1–9

Egmont, A.A.J. van, J.J. Groen, J. Hulk, L.B.W. Jongkees: The turning test with small regulable stimuli. VI. Deviations in the cupulogram. Preliminary note on the pathology of cupulometry. J Laryng Otol 63 (1949) 306–310

Ehrenberger, K.: Prinzipien einer konservativen Therapie peripherer und zentraler Gleichgewichtsstörungen. HNO 36 (1988) 301–304

Eichhorn, T., M. Roos: Grenzfälle zwischen Hörsturz und sogenanntem Vestibularisausfall. HNO 37 (1989) 504–510

Eichner, H., G. Kampik, J. Gleditsch: Treatment of Ménière's disease by natural remedies. In Pfaltz, C.R. (Hrg.): Controversial aspects of Ménière's disease. Thieme, Stuttgart, 1986, pp. 99–103

Elia, J.: A new approach to the treatment of vertigo associated with Menière's disease. Angiology 16 (1965) 464–469

Elia, J.: Long-term treatment of Ménière's disease. Int Surg 53 (1970) 24–27

Elia, J.C.: Double-blind evaluation of a new treatment for Meniere's syndrome. JAMA 196 (1966) 187–189

Elies, W.: Differentialdiagnostische Erwägungen zum Morbus Menière: Die basiläre Impression. Arch Otorhinolaryngol 219 (1978) 358–360

Elies, W., D. Plester: Basilar impression. A differential diagnosis of Menières disease. Arch Otolaryngol 106 (1980) 232–233

Elies, W.: HWS-bedingte Hör- und Gleichgewichtsstörungen. Neuere klinische Aspekte. HNO 32 (1984) 485–493

Ell, J., M. Gresty: The effects of the „vestibular sedative" drug flunarizine upon the vestibular and oculomotor systems. J Neurol Neurosurg Psych 46 (1983) 716–724

Enander, A., J. Stahle: Hearing in Menière's disease. A study of pure-tone audiograms in 334 patients. Acta Otolaryngol Stockh 64 (1967) 543–556

Enander, A., J. Stahle: Hearing loss and caloric response in Menière's disease. A comparative study. Acta Otolaryngol Stockh 67 (1969) 57–68

Engstrom, H.: Some thoughts on Meniere's syndrome. J Otolaryngol Soc Aust 3 (1972) 400–401

Epley, J.M.: The canalith repositioning procedure for treatment of benign paroxysmal positional vertigo. Otolaryngol Head Neck Surg 107 (1992) 399–404

Ernst, A., M. Bohndorf, K. Plinkert: Zur Korrelation von DPOAE- und TMD-Messungen in der Verlaufsbeurteilung des M. Menière. Eur Arch Oto Rhino Laryngol Suppl II (1993) 134

Ernst, A., M. Bohndorf, T. Lenarz: Nichtinvasive Beurteilung des intracochlearen Druckes und der Durchgängigkeit des Aquaeductus cochleae bei Normalpersonen mittels TMD- Analyse. Laryngorhinootologie 73 (1994) 545–550

Ernst, A., P.R. Issing, M. Bohndorf: The non-invasive assessment of intracochlear pressure – II. Findings in patients suffering from Menière's disease, fluctuating deep tone hearing and peripheral-vestibular attacks of vertigo. Laryngo Rhino Otol 74 (1995) 13–20

Erulkar, S.D., T.H. Maren: Carbonic anhydrase and the inner ear. Nature 189 (1961) 459–460

Esser, J., Th. Brandt: Pharmakologisch verursachte Augenbewegungsstörungen – Differentialdiagnose und Wirkungsmechanismen. Fortschr Neurol Psychiat 51 (1983) 41–56

Estrem, S.A., W.E. Davis: Meniere's disease. Recent advances. Mo Med 85 (1988) 151–154

Evans, K.L., D.L. Baldwin, D. Bainbridge, A.W. Morrison: Immune status in patients with Menière's disease. Arch Otolaryngol 245 (1988) 287–292

Eviatar, A., V. Goodhill: Dizziness as related to menstrual cycles and hormonal contraceptives. Arch Otolaryngol 90 (1969) 301–306

Fairbanks, D.N., H. Shimizu, D. Warfield: Unilateral vestibular ablation with streptomycin. A study in cats. Arch Otolaryngol 93 (1971) 590–596

Fattori, B., P.L. Ghilardi, A. Casani, P. Migliorini, L. Riente: Meniere's disease: role of antibodies against basement membrane antigens. Laryngoscope 104 (1994) 1290–1294

Federspil, P., W. Schätzle, E. Tiesler: Pharmacokinetics and ototoxicity of gentamicin, tobramycin and amikacin. J Infect Dis 134 (1976) 134–200

Feldbaum, J.S., H. Silverstein: Streptomycin drug fever during treatment of bilateral Meniere's disease. Arch Otolaryngol 110 (1984) 538–539

Feldman, A.M., S.W. Brusilow: Effects of cholera toxin on cochlear endolymph production: model for endolymphatic hydrops. Proc Nat Acad Sci USA (1973) 1761–1764

Feldmann, H.: Untersuchungen zur Verdeckung subjektiver Ohrgeräusche – Ein Beitrag zur Pathophysiologie des Ohrensausens. Laryngol Rhinol Otol 48 (1969) 528–545

Feldmann, H.: Die akute Hörstörung im frühen Stadium der akquirierten Lues. Laryngol Rhinol Otol 65 (1986) 16–20

Feldmann, H.: Spätfolgen nach laterobasalen Frakturen, therapeutische und gutachtliche Gesichtspunkte. Laryngol Rhinol Otol 66 (1987) 91–98

Feldmann, H.: Martin Luthers Anfallsleiden. Sudhoffs Arch Z Wissenschaftsgesch 73 (1989) 26–44

Feldmann, H.: Die Geburt einer Krankheit, dargestellt am Beispiel des Morbus Menière. Laryngol Rhinol Otol 72 (1993) 1–8

Felix, D., K. Ehrenberger: The action of putative neurotransmitter substances in the cat labyrinth. Acta Otolaryngol (Stockh) 93 (1981) 101–106

Fenton, R.S., J.S. Haight: Meniere's disease associated with serous retinopathy. J Otolaryngol 6 (1977) 314–319

Fernandez, C.: Dimensions of the cochlea (guinea pig). J Acoust Soc. Am. 24 (1952) 519–523

Ferraro, J., L.G. Best, I.K. Arenberg: The use of electrocochleography in the diagnosis, assessment, and monitoring of endolymphatic hydrops. Otolaryngol Clin North Am 16 (1983) 69–82

Ferrary, E., O. Sterkers, C. Amiel: Endolymph and perilymph production and circulation. In Filipo, R., M. Barbara (Hrg.): Proceedings of the 3rd International Symposium on Ménière's Disease. Amsterdam/New York, Kugler Publications (1993) pp. 147–149

Ferrary, E., C. Bernard, M. Teixeira, N. Julien, P. Bismuth, O. Sterkers, C. Amiel: Hormonal modulation of inner ear fluids. Acta Otolaryngol (Stockh) 116 (1996) 244–247

Fiebach, A., P. Plath: Differentialdiagnostische Überlegungen zum Hörsturz: Ruptur der runden Fenstermembran. HNO 31 (1983) 132–135

Filipo, R., G.A. Bertoli, M. Barbara: Electrocochleographic findings in Menière's disease. In: Menière's disease (Hrg: J.B. Nadol), Kugler & Ghedini, Amsterdam, S. 399–402

Filipo, R., M. Barbara: Juvenile Meniere's disease. J Laryngol Otol 99 (1985) 193–196

Filipo, R., M. Barbara: Natural course of Meniere's disease in surgically-selected patients. Ear Nose Throat J 73 (1994) 254–257

Fisch, U.: Die Neurektomie des Nervus vestibularis im inneren Gehörgang. HNO 18 (1970a) 210–214

Fisch, U.: Transtemporal surgery of the internal auditory canal. Report of 92 cases, technique, indications and results. Adv Otorhinolaryngol 17 (1970b) 203–240

Fisch, U.: The vestibular response following unilateral vestibular neurectomy. Acta Otolaryngol Stockh 76 (1973) 229–238

Fisch, U.: Die chirurgische Behandlung des Morbus Meniere. Arch Otorhinolaryngol 212 (1976a) 385–391

Fisch, U.: Menièresche Krankheit und Akustikusneurinom. Arch Otorhinolaryngol 212 (1976) 363–367

Fisch, U.: Vestibular nerve section for Meniere's disease. Am J Otol 5 (1984) 543–545

Fischer, A.J.E.M.: Histamine in the treatment of vertigo. Acta Otolaryngol (Stockh) 479 (1991) 24–28

Fitzgerald, D.C.: Glomus tympanicum presenting as Menière's disease [letter]. Ear Nose Throat J 64 (1985) 68

Flourens, M.J.P.: Expériences sur les canaux semicirculaires de l'oreille dans les mammifères. Acad Roy Sci Paris 9 (1830) 467

Flynn, S.B., D.A.A. Owen: Histamine receptors in peripheral vascular beds in the cat. Br J Pharmacol 55 (1975) 181–188

Forquer, B.D., D.E. Brackmann: Eustachian tube dysfunction and Meniere's disease: a report of 341 cases. Am J Otol 1 (1980) 160–162

Fowler, E.P.: The illusion of loudness of tinnitus – its etiology and treatment. Laryngoscope 52 (1942) 275–285

Fowler, E.P.: Streptomycin treatment in vertigo. Trans Am Acad Ophthalmol Otolaryngol 52 (1948a) 293

Fowler, E.P.: Streptomycin treatment of vertigo. Trans Am Acad Ophthal Otolaryngol 52 (1948b) 293–301

Fowler, E.P.: Sudden deafness. Ann Otol Rhinol Laryngol 59 (1950) 980–987

Fowler, E.P., A. Zeckel: Psychosomatic aspects of Ménière's disease. JAMA 148 (1952) 1265

Fradis, M., L. Podoshin, J. Ben David, B. Reiner: Treatment of Meniere's disease by intratympanic injection with lidocaine. Arch Otolaryngol 111 (1985) 491–493

Franklin, D.J., A. Pollak, U. Fisch: Meniere's symptoms resulting from bilateral otosclerotic occlusion of the endolymphatic duct: an analysis of a causal relationship between otosclerosis and Meniere's disease. Am J Otol 11 (1990) 135–140

Fraysse, B., J.P. Bebear, C. Dubreuil, C. Berges, R. Dauman: Betahistine dihydrochloride versus flunarizine. A double-blind study on recurrent vertigo with or without cochlear syndrome typical of Meniere's disease. Acta Otolaryngol (Stockh) Suppl 490 (1991) 1–10

Fraysse, B.G., A. Alonso, W.F. House: Meniere's disease and endolymphatic hydrops: clinical-histopathological correlations. Ann Otol Rhinol Laryngol Suppl 89 (1980) 2–22

Frenzel, H.: Das Fahnden nach Spontannystagmus: der wichtigste Teil der Vestibularisuntersuchung in der Praxis. Zbl Hals Nas Ohrenheilk 44 (1938) 347

Frenzel, H.: Zur Differenzierung vestibulärer Krankheitserscheinungen. Unter besonderer Berücksichtigung des Zusammenhanges: Ohrtrauma und Morbus Ménière. HNO 3 (1952) 193–197

Frenzel, H.: Zur Symptomatik, Klinik und Untersuchungsmethodik der Vestibularisuntersuchungen. Arch Klin Exp Ohren Nasen Kehlkopfheilkd 177 (1961) 353–395

Frew, I.J.C., G.N. Menon: Betahistine hydrochloride in Ménière's disease. Postgrad Med J 52 (1976) 501–503

Friberg, U., H. Rask-Andersen, D. Bagger-Sjöbäck: Human endolymphatic duct: an ultrastructural study. Arch. Otlaryngol. 110 (1984a) 421–428

Friberg, U., J. Stahle, A. Svedberg: The natural course of Meniere's disease. Acta Otolaryngol (Stockh) Suppl 406 (1984b) 72–77

Fried, R., W. Arnold: Der objektivierbare Rombergtest (Posturographie) mit der neuen „Luzerner Meßplatte". Laryngol Rhinol Otol 66 (1987) 433–436

Friedrich, G., E. Pilger: Lipoproteinmuster bei cochleovestibulären Störungen. Arch Otorhinolaryngol 232 (1981) 101–105

Fujita, S., I. Sando: Postnatal development of the vestibular aqueduct in relation to the internal auditory canal. Computer-aided three-dimensional reconstruction and measurement study. Ann Otol Rhinol Laryngol 103 (1994) 719–722

Fukaya, T., Y. Nomura: Audiological aspects of idiopathic perilymphatic fistula. Acta Otolaryngol (Stockh) Suppl 456 (1988) 68–73

Fukuda, S., E.M. Keithley, J.P. Harris: The development of endolymphatic

hydrops following CMV inoculation of the endolymphatic sac. Laryngoscope 98 (1988) 439–443

Furman, J.M., J.D. Durrant, R. Hyre, D.B. Kamerer: Vestibular recruitment in Meniere's disease. Ann Otol Rhinol Laryngol 99 (1990) 805–809

Fürstenberg, A.C., G. Richardson, E.D. Lathrop: Ménière's symptom-complex: medical treatment. Ann Otol Rhinol Laryngol 43 (1934) 1035–1047

Fürstenberg, A.C., G. Richardson, E.D. Lathrop.: Arch Otolaryng 34 (1944) 1083

Fürstenberg, A.C., F.H. Lashmet, F. Lathrop: Meniere's symptom complex: medical treatment. 1934 [classical article]. Ann Otol Rhinol Laryngol 101 (1992) 20–31

Futaki, T., M. Kitahara, M. Morimoto: The furosemid test for Meniere's disease. Acta Otolaryngol Stockh 79 (1975) 419–424

Futaki, T., M. Kitahara, M. Morimoto: A comparison of the furosemide and glycerol tests for Meniere's disease. With special reference to the bilateral lesion. Acta Otolaryngol Stockh 83 (1977) 272–278

Futaki, T., M. Yamane, A. Shirahata, T. Ohta, K. Hirai: Immunological analysis of IgG and other protein fractions in endolymph obtained from endolymphatic sac of Meniere patients and a control. Acta Otolaryngol (Stockh) Suppl 419 (1984a) 71–78

Futaki, T., M. Yamane, I. Kawabata, Y. Nomura: Detection of delayed endolymphatic hydrops by the furosemide test. Acta Otolaryngol (Stockh) Suppl 406 (1984b) 37–41

Futaki, T., T. Semba, Y. Kudo: Treatment of hydropic patients by immunoglobulin with methyl B12. Am J Otol 9 (1988) 131–135

Gacek, R.R.: Transsection of the posterior ampullary nerve for the relief of benign paroxysmal positional vertigo. Ann Otol Rhinol Laryngol 83 (1974) 596–605

Galey, F.R., F.H. Linthicum, T. Durko, S. Rosenblatt, G. Motta, M. Praterelli: Morphometric analysis of the human endolymphatic sac. Acta Otolaryngol (Stockh) Suppl 459 (1988) 1–46

Galic, M., J. Helms: Elektronenmikroskopische Befunde am Bindegewebe von

Nervus und Ganglion vestibuli bei Morbus Menière. Arch Otorhinolaryngol 236 (1982) 67–79

Gall, H., R. Kaufmann, M. von Ehr, K. Schumann, W. Sterry: Persistierender Pruritus nach Hydroxyäthylstärke-Infusionen. Hautarzt 44 (1993) 713–716

Ganança, M.M., P.L. Mangabeira Albernaz, H.H. Caovilla, Y.I. Ito: Controlled clinical trial of pentoxifylline versus cinnarizine in the treatment of labyrinthine disorders. Pharmather 5 (1988) 170–176

Ganz, H., F. Eichel-Streiber: Menieresche Erkrankung und Schläfenbeinpneumatisation; planimetrische Untersuchungen. Arch Klin Exp Ohren Nasen Kehlkopfheilkd 205 (1973) 171–174

Gejrot, T.: Intravenous xylocaine in the treatment of attacks of Menière's disease. Acta Otolaryngol (Stockh) Suppl 188 (1963) 190–195

Gejrot, T.: Intravenous xylocaine in the treatment of attacks on Menière's disease. Acta Otolaryngol (Stockh) 82 (1976) 301–302

Gell, P.G.H., R.R.A. Coombs, P.T. Lachman: Clinical Aspects of Immunology. Blackwell, Oxford 1975

Gentine, A.: Contribution à l' ètude de la maladie de Menière. Thèse Univ. de Strasbourg (1975) 79 ff.

Gibbin, K.P., S.M. Mason, C.B. Singh: Glycerol dehydration tests in Meniere's disorder using extratympanic electrocochleography. Clin Otolaryngol 6 (1981) 395–400

Gibson, W.P., D.A. Moffat, R.T. Ramsden: Clinical electrocochleography in the diagnosis and management of Menière's disorder. Audiology 16 (1977a) 389–401

Gibson, W.P., R.T. Ramsden, D.A. Moffat: The immediate effects of naftidrofuryl on the human electrocochleogram in Meniere's disorder. J Laryngol Otol 91 (1977b) 679–696

Gibson, W.P., D.K. Prasher: Electrocochleography and its role in the diagnosis and understanding of Meniere's disease. Otolaryngol Clin North Am 16 (1983) 59–68

Gibson, W.P.: The use of electrocochleography in the diagnosis of Meniere's disease. Acta Otolaryngol (Stockh) Suppl 485 (1991) 46–52

Giebel, W.: Das dynamische Verhalten der Innenohrflüssigkeiten. Laryngol Rhinol Otol 61 (1982) 481–488

Gilbert, G.J.: Cluster headache and cluster vertigo. Headache 9 (1970) 195–200

Glasscock, M.E., 3d, G.D. Johnson, D.S. Poe: Streptomycin in Meniere's disease: a case requiring multiple treatments. Otolaryngol Head Neck Surg 100 (1989) 237–241

Gleeson, M.J.: Resection of cystic lesions at the petrous apex. In: Skull Base Surgery. M. Samii (Hrg). Karger, Basel 1994, pp. 953–956

Godlowski, Z.: Pathogenesis and management of Meniere's syndrome in terms of microcirculation. Pharmacologic decompression of the endolymphatic hydrops. Angiology 16 (1965) 644–650

Godlowski, Z.Z.: The pathophysiology of fluctuant hearing loss. Otolaryngol Clin North Am 8 (1975) 405–416

Goebel, G., W. Keeser, M. Fichter, W. Rief: Neue Aspekte des komplexen chronischen Tinnitus. Teil II: Die verlorene Stille: Auswirkungen und psychotherapeutische Möglichkeiten beim komplexen chronischen Tinnitus. Psychother Psychosom med Psychol 41 (1991a) 115–122

Goebel, G., W. Keeser, M. Fichter, W. Rief: Neue Aspekte des komplexen chronischen Tinnitus Teil I: Überprüfung eines multimodalen verhaltensmedizinischen Behandlungskonzeptes. Psychother Psychosom med Psychol 41 (1991b) 123–133

Goebel, G., W. Hiller, W. Rief, M. Fichter: Integratives verhaltensmedizinisches stationäres Behandlungskonzept beim komplexen chronischen Tinnitus. In: Ohrgeräusche. G. Goebel (Hrg), Quintessenz, München (1992) pp. 117

Golding-Wood, P.H.: The role of sympathectomy in the treatment of Meniere's disease. J Laryngol Otol 83 (1969) 741–770

Goldstein, L.J., R. Verrastro: Meniere's disease: twenty years later. Eye Ear Nose Throat Mon 46 (1967) 746–752

Goodman, W.S.: Aural vertigo: its diagnosis and treatment – a survey of 268 cases. J Laryngol Otol 71 (1957) 339–355

Gopen, Q., J.J. Rosowski, S.N. Merchant: Anatomy of the normal human aqueduct with functional implications. Hear Res 107 (1997) 9–22

Gordon, N.: Post-traumatic vertigo with special reference to positional nystagmus. Lancet II (1954) 1216–1218

Gosepath, K., J. Maurer, H. Pelster, O. Thews, W. Mann: Pressure relation between intracranial and intracochlear fluids in patients with disease of the inner ear. Laryngo Rhino Otol 74 (1995) 145–149

Gottstein, U.: Zur Pathogenese und Therapie der cerebralen Zirkulationsstörungen insbesondere der hinteren Schädelgrube. HNO 17 (1969) 229–234

Gouliang, S.: Basilar impression: a report of 42 cases. In: Skull Base Surgery. M. Samii (Hrg). Karger, Basel 1994, pp. 1143–1144

Graham, M.D., R.T. Sataloff, J.L. Kemink: Titration streptomycin therapy for bilateral Meniere's disease: a preliminary report. Otolaryngol Head Neck Surg 92 (1984) 440–447

Grant, P., B. Condon, A. Lawrence, D.M. Hadley, J. Patterson, I. Bone, G.M. Teasdale: Is cranial CSF volume under hormonal influence? An MR study. J Comput Assist Tomogr 12 (1988) 36–39

Grawitz, P.: Beitrag zur Lehre von der basilären Impression des Schädels. Arch. Pathol. Physiol. R. Virchow 80 (1880) 449

Green jr., J.D., D.J. Blum, S.G. Harner: Longitudinal followup of patients with Ménière's disease. Otolaryngol Head Neck Surg 104 (1991) 783–788

Greiner, G.F., C. Conraux, P. Picart: Vestibularisuntersuchungen mittels rotatorischer Pendelbewegungen zur Analyse des M. Menière. HNO 11 (1963) 89

Groen, J.J.: Psychosomatic aspects of Menière's disease. Acta Otolaryngol Stockh 95 (1983) 407–416

Gross, M., H.A. Arndt: HLA-antigens and sensorineural deafness. Laryngol Rhinol Otol 61 (1982) 316–318

Gruber, J.: Ueber Morbus Ménièrei. Mschr Ohrenheilk Kehlk Nas Rachen Krkh 29 (1895) 181–184

Guild, S.R.: Observations upon the structure and normal contents of the ductus and saccus endolymphaticus in the guinea pig (Cavia cobaya). Am J Anat 39 (1927a) 1–56

Guild, S.R.: The circulation of endolymph. Am J Anat 39 (1927b) 57–81

Guild, S.R.: The width of the basilar membrane. Science 65 (1927c) 67–69

Guillemin, P., P. Montandon, R. Häusler: Prevention of vertigo in Meniere's syndrome by means of transtympanic ventilation tubes. ORL J Otorhinolaryngol Relat Spec 50 (1988) 377–381

Gulya, A.J., H.F. Schuknecht: Classification of endolymphatic hydrops. Am J Otolaryngol 3 (1982) 319–322

Gussen, R.: Pathology of Meniere's disease. Further studies. Ann Otol Rhinol Laryngol 82 (1973) 179–185

Gussen, R.: Endolymphatic hydrops with absence of vein in para-vestibular canaliculus. Ann Otol Rhinol Laryngol 89 (1980a) 157–161

Gussen, R.: Histological evidence of specialized microcirculation of the endolymphatic sac. Arch Otorhinolaryngol 228 (1980b) 7–16

Gussen, R.: Vascular mechanisms in Meniere's disease. Otolaryngol Head Neck Surg 91 (1983) 68–71

Gyo, K., N. Yanagihara: Endolymphatic-mastoid shunt operation: results of the 24 cases and revision surgery with the silastic sheet. Auris Nasus Larynx 9 (1982) 59–66

Haberman, J.: Über die Schwerhörigkeit der Kesselschmiede. Arch Ohrenheilk 30 (1890) 1–25

Haft, J.I., K. Fani: Stress and the induction of intravascular platelet aggregation in the heart. Circulation 48 (1973) 164–169

Haid, C.T., D. Watermeier, S.R. Wolf, M. Berg: Clinical survey of Ménière's disease: 574 cases. Acta Otolaryngol (Stockh) Suppl 520 (1995) 251–255

Haid, T.: Die Häufigkeit von Kieferhöhlenentzündunggen bei Patienten mit Ménière-Anfällen. Arch Klin Exp Ohren Nasen Kehlkopfheilkd 210 (1975) 354

Haid, T.: Evaluation of flunarizine in patients with Meniere's disease. Subjective and vestibular findings. Acta Otolaryngol (Stockh) Suppl 460 (1988) 149–153

Halama, P.: Vestibulärer Schwindel peripheren und/oder zentralen Ursprungs. Therapiewoche 36 (1986) 3391–3397

Hall, M., R. Hughes: Maximum compliance and the symptom of fullness in

Meniere disease. Arch Otolaryngol 101 (1975) 227–231

Hall, S.F., A.F. O'Connor, C.H. Thakkar, I.G. Wylie, A.W. Morrison: Significance of tomography in Menière's disease: periaqueductal pneumatization. Laryngoscope 93 (1983) 1551–1553

Hallgrimsson, O., D. Janz: Zum Verlauf der Menièreschen Krankheit. Nervenarzt 37 (1966) 285–290

Hallpike, C.S., H. Cairns: Observations on the pathology of Ménière's disease. J Laryngol Otol 53 (1938) 624–654

Hallpike, C.S.: The investigation on Menière's disease. J Laryngol 58 (1943) 349–362

Hamann, K.F., E. Holm, M. Wyrwoll, D. Lucman: Wirkungen einer antivertiginösen Substanz (Sulpirid) (Dogmatil®) auf Strukturen des vestibulären und des limbischen Systems der Katze. Laryng Rhinol Otol 53 (1974) 434–440

Hamann, K.F.: Rehabilitation von Patienten mit vestibulären Störungen. HNO 36 (1988) 305–307

Hamberger, C.A., H. Hydén, H. Koch: Streptomycin bei der Ménièreschen Krankheit. Arch Klin Exp Ohr Nase Kehlkheilk 155 (1949) 667–682

Handrock, M.: Diskussionsbemerkung zum Referat. Arch Oto-Rhino-Laryngol Suppl II (1985) 7

Hanicke, O.: Ätiologie und Pathogenese des Morbus Menière in Zusammenhang mit meteorotropen Vorgängen. HNO 10 (1968) 298–302

Hanner, P., U. Rosenhall, S. Edstrom, B. Kaijser: Hearing impairment in patients with antibody production against Borrelia burgdorferi antigen. Lancet 1 (1989) 13–15

Hansen, C.C.: Perceptive hearing loss and increased intracranial pressure. Arch Otolaryng 87 (1968) 45–47

Hansen, C.C.: Die Gefäße im inneren Gehörgang und ihre Verbindung zum Mittelohr-Gefäßnetz. Arch Klin Exp Ohr Nase Kehlkopfheilk 194 (1969) 229–232

Hansen, C.C.: Vascular anatomy of the human temporal bone. I–III. Arch Klin Exp Ohr Nase Kehlkopfheilk 200 (1971)83–124

Hansen, L., S.M. Sobol, T.I. Abelson: Otolaryngologic manifestations of pregnancy. J Fam Pract 23 (1986) 151–155

Hansen, S.: Postural hypotension – cochleo-vestibular hypoxia – deafness. Acta Otolaryngol (Stockh) 449 (1988) 165–169

Hara, A., A.N. Salt, R. Thalmann: Perilymph composition in scala tympani of the cochlea: influence of cerebrospinal fluid. Hear Res 42 (1989) 265–272

Harada, T.: Experimental studies of osmotic induction method on the endolymphatic hydrops. Nippon Jibiinkoka Gakkai Kaiho 78 (1975) 19–27

Harada, T.: Patterns of hearing recovery in idiopathic sudden sensorineural hearing loss. Br J Audiol 30 (1996) 363–367

Harbert F: Benign paroxysmal positional vertigo. Ann Otolaryngol 83 (1974) 596–605

Hargrove, J.T., G.E. Abraham: The incidence of premenstrual tension in a gynaecologic clinic. J Rep Med 27 (1982) 721–724

Harnicke, C.: Ätiologie und Pathogenese des Morbus Menière im Zusammenhang mit metereotropen Vorgängen. HNO 16 (1968) 298

Harris, F.P., R. Probst: Transiently evoked otoacoustic emissions in patients with Meniere's disease. Acta Otolaryngol Stockh 112 (1992) 36–44

Harris, J.P., N.K. Woolf, A.F. Ryan: A re-examination of experimental type II collagen autoimmunity: middle and inner ear morphology and function. Ann Otol Rhinol Laryngol 95 (1986) 176–180

Harrison, R.V., A. Orsulakova Meyer zum Gottesberge, J.P. Erre, N. Mori, J.M. Aran, C. Morgenstern, G.A. Tavartkiladze: Electrophysiological measures of cochlear function in guinea pigs with long-term endolymphatic hydrops. Hear Res 14 (1984) 85–91

Hartwein, J., H. Schöttke, M. Terrahe: Unsere Erfahrungen mit der Tympanoskopie beim Hörsturz. Laryngol Rhinol Otol 67 (1988)177–180

Hasegawa, T.: Diskussionsbemerkung zum Referat. Arch Oto-Rhino-Laryngol Suppl II (1985) 4

Hasse, C.: Die Lymphbahnen des inneren Ohres der Wirbeltiere. Anat Stud 1 (1873) 766–816

Hattori, T., H. Niwa, N. Yanagita: Transiently evoked otoacoustic emissions in ears with tinnitus after the recovery of acute hearing loss. Auris Nasus Larynx (Suppl I) 19 (1992) S75–S80

Häusler, R., M. Toupet, G. Guidetti, F. Basseres, P. Montandon: Meniere's disease in children. Am J Otolaryngol 8 (1987) 187–193

Häusler, R., E. Sabani, M. Rohr: L'effet de la Cinnarizine sur divers types de vertiges. Resultats cliniques et electronystagmographiques d'une etude en double aveugle. Acta Otorhinolaryngol Belg 43 (1989a) 177–185

Häusler, R., J. Pampurik: Die chirurgische und die physiotherapeutische Behandlung des benignen paroxysmalen Lagerungsschwindels. Laryngol Rhinol Otol 68 (1989b) 342–346

Haynes, B.F., M. Kaiser-Kupfer, P. Mason, A.S. Fauci: Cogan syndrome: Studies in thirteen patients, long-term follow-up, and a review of the literature. Medicine 59 (1980) 426–441

Haynes, B.F., A. Pikus, M. Kaiser-Kupfer, A.S. Fauci: Successful treatment of sudden hearing loss in Cogan's syndrome with corticosteroids. Arthritis Rheum 24 (1981) 501–503

Hebbar, G.K., H. Rask-Andersen, F.H. Linthicum jr.: Three-dimensional analysis of 61 human endolymphatic ducts and sacs in ears with and without Meniere's disease. Ann Otol Rhinol Laryngol 100 (1991) 219–225

Heermann, J.: Predominance of left ear in Meniére's disease, sudden deafness, inner ear damage, tinnitus and abnormally patent eustachian tube. Ear Nose Throat J 72 (1993) 205–208

Hegedus, S.A., R.T. Shackelford: Effect of cervical sympathectomy on obstructed cerebral blood flow. JAMA 183 (1963) 1091–1093

Helms, J.: Neurektomie beim Morbus Menière. Laryngol Rhinol Otol 56 (1977) 417–420

Helms, J., E. Steinbach, M. Galic: Vestibular nerve pathology and its impact on the therapy of Meniere's disease. Rev Laryngol Otol Rhinol Bord 102 (1981) 185–187

Helms, J., E. Steinbach: Der Stellenwert der Labyrinthektomie bei der Behandlung des Morbus Meniere. Laryngol Rhinol Otol Stuttg 61 (1982) 1–3

Helms, J., M.Y. Abdel Aziz, K. Maurer: Experiences with neuro-otological procedures in the diagnosis of intracranial pathology. Adv Oto-Rhino-Laryng 30 (1983) 131–137

Helms, J.: Die chirurgische Therapie des Morbus Meniere. Arch Otorhinolaryngol Suppl 1 (1985a) 67–118

Helms, J.: Schlußwort zum Referat. Arch Oto-Rhino-Laryngol Suppl II (1985b) 9

Hennebert, C.: A new syndrome in hereditary syphilis of the labyrinth. Press Med Belg Brux 63 (1911) 467–470

Hennebert, P. E.: Traitement par l'uree de la maladie de Menière et d'autres troubles labyrinthiques. Acta Otorhinolaryngol Belg 38 (1984) 42–50

Hensen, V.: Zur Morphologie der Schnecke des Menschen und der Säugetiere. Z wiss Zool 13 (1863)

Hensen, V.: Physiologie des Hörorgans. In: Handbuch der Physiologie der Sinnesorgane, Bd. III, (Hrg. Hermann), Leipzig 1880

Heppt, W., H. Wurzer, Th. Lenarz: Betahistindimesilat-Retard zur Therapie des Morbus Menière. Hals-Nasen-Ohrenakt 2 (1994) 290–296

Herbert, I., E. Norlte, Th. Eichhorn: Wetterlage und Häufigkeit von idiopathischen Fazialisparesen, Vestibularisausfällen, Ménière-Anfällen und Hörstürzen. Laryngol Rhinol Otol 66 (1987) 249–250

Herdman, S.J., R.J. Tusa, D.S. Zee, L.R. Proctor, B. E. Mattox: Single treatment approaches to benign paroxysmal vertigo. Phys Ther 70 (1990) 381–388

Hesch, R.D.: Therapeutische Überlegungen zu vaskulären Innenohrerkrankungen. HNO 30 (1982) 365–374

Hesse, G., R. Laszig: Cogan-Syndrom: Plötzliche, beidseitige, hochgradige Hörminderung. HNO 35 (1987) 376–380

Hibler, N.: Diskussionsbemerkung. Arch Otorhinolaryngol Suppl II (1989) 175

Hicks, J.J., J.N. Hicks, H.N. Cooley: Meniere's disease. Arch Otolaryngol 86 (1967a) 610–613

Hicks, J.J., J.N. Hicks, H.N. Cooley: Review of the present status of Meniere's disease. J Med Assoc State Ala 37 (1967b) 553–556

Hilger, J.A.: Autonomic dysfunction in the inner ear. Laryngoscope 59 (1949) 1

Hilger, J.A.: Vasomotor labyrinthine ischemia. Ann Otol Rhinol Laryngol 59 (1950) 1102–1116

Hinchcliffe, R.: Emotion as a precipitating factor in Menière's disease. J Laryngol Otol 81 (1967a) 471–475

Hinchcliffe, R.: Personal and family medical history in Meniére's disease. J Laryngol Otol 81 (1967b) 661–668

Hinchcliffe, R.: Personality profile in Menière's disease. J Laryngol Otol 81 (1967c) 477–481

Hinchcliffe, R.: Longitudinal study of hearing levels in Ménière's disease. J Laryng 81 (1970) 661

Hinchcliffe, R.: Review of treatment of Menière's syndrome. Acta Otolaryngol (Stockh) Suppl 305 (1972) 10–17

Hirata, Y., T. Sugita, K. Gyo, N. Yanagihara: Experimental vestibular neuritis induced by herpes simplex virus. Acta Otolaryngol Suppl Stockh 503 (1993) 79–81

Hitselberger, W.E., J.L. Pulec: Trigeminal nerve (posterior root) retrolabyrinthine section. Arch Otolaryngol 96 (1972) 412–415

Hofferberth, B., K.H. Grotemeyer: Flunarizin und Sulpirid – Ein Vergleich zweier gebräuchlicher Antivertiginosa bei vertebrobasilärbedingtem Schwindel. Nervenarzt 56 (1985) 553–559

Holtmann, S., H. Scherer: Häufige Fehler bei der neurootologischen Diagnostik. Laryng Rhinol Otol 64 (1985) 595–598

Holtmann, S., J. Seifert, H. Scherer: Ursachen und Behandlung der Seekrankheit. Laryng Rhinol Otol 66 (1987) 99–103

Holtmann, S.: Die Arbeitsunfähigkeit bei peripher-vestibulären Störungen. Laryng Rhinol Otol 66 (1987) 437–439

Hommerich, K.W.: Experimentelle Untersuchungen zum Stauungsohr. Arch klin exp Ohr Nas Kehlk Heilk 176 (1960) 684–688

Hommes, O.R.: A study of the efficacy of betahistine in Ménière's syndrome. Acta Otolaryngol (Stockh) Suppl 305 (1972) 70–79

Hörmann, K., W. Fritz, Th. Lemke: Viskosität des Blutes unter Hörsturztherapie. Arch Otorhinolaryngol 227 (1980) 383–385

Hörmann, K.: Rheological effects of pharmacological treatment of inner ear disorders. Scand Audiol Suppl 26 (1987) 47–48

Hörmann, K., L. Weh, W. Fritz, U. Borner:

Hörsturz und kraniozervikaler Übergang. Laryngol Rhino Otol 68 (1989) 456–461

Horner, K.C., C. Aurousseau, J.P. Erre, Y. Cazals: Long-term treatment with Chlortalidone reduces experimental hydrops but does not prevent the hearing loss. Acta Otolaryngol Stockh 108 (1989) 175–183

Horner, K.C., Y. Cazals: Distortion products in early stage experimental hydrops in the guinea pig. Hear Res 43 (1989) 71–80

Horner, K.C., Y. Cazals: Glycerol-induced changes in the cochlear responses of the guinea pig hydropic ear. Arch Otorhinolaryngol 244 (1987a) 49–54

Horner, K.C., Y. Cazals: Rapidly fluctuating thresholds at the onset of experimentally induced endolymphatic hydrops. Hear Res 26 (1987b) 319–325

Horner, K.C., A. Guilhaume, Y. Cazals: Atrophy of short and middle stereocilia on outer hair cells of guinea pig cochleas with experimentally induced hydrops. Hearing Res. 32 (1988) 41–48

Horner, K.C.: Comparison of compound action potential audiograms with distortion product otoacoustic emissions in experimentally induced hydrops. Eur Arch Otorhinolaryngol 248 (1991a) 302–307

Horner, K.C.: Old theme and new reflections: hearing impairment associated with endolymphatic hydrops. Hear Res 52 (1991b) 147–156

Horner, K.C.: Review: functional changes associated with experimentally induced endolymphatic hydrops. Hear Res 68 (1993a) 1–18

Horner, K.C.: The animal model of endolymphatic hydrops – not of Ménière's. In Filipo, R., M. Barbara (Hrg.): Proceedings of the 3rd International Symposium on Ménière's Disease. Amsterdam/New York, Kugler Publications (1993b) pp. 193–196

Horner, K.C.: Morphological changes associated with endolymphatic hydrops. Scanning Microscopy 7 (1993c) 223–238

Horner, K.C.: Some morpho-functional aspects of experimental endolymphatic hydrops in the guinea pig. In: Ménière's Disease. S. Verthauge, M. Katholm, P. Mikines (Hrsg). Scanticon, Kolding (1995) 23–33

Horton, B.T.: The clinical use of Beta-2-pyridylalkylamines. Part II. Treatment of histamine cephalgia (Horton's headache) with a note on angina pectoris. Proc Mayo Clin 37 (1962) 713–723

Hoth, S., S. Bönnhoff: Klinische Anwendung der transitorisch evozierten otoakustischen Emissionen zur therapiebegleitenden Verlaufskontrolle. HNO 41(1993) 135–145

House, W.F.: Surgical exposure of the internal auditory canal and its contents through the middle cranial fossa. Laryngoscope 71 (1961) 1363–1385

House, W.F.: Subarachnoid shunt for drainage of hydrops. A report of 63 cases. Arch Otolaryngol 79 (1964) 338–354

House, W.F.: Management of Meniere's disease: VII. Subarachnoid shunt for drainage of hydrops. A report of 146 cases. Laryngoscope 75 (1965) 1547–1551

House, W.F.: Cryosurgical treatment of Meniere's disease. Arch Otolaryngol 84 (1966) 616–629

House, W., A. Belal, F. Galey: Pressure sensation in Meniere's disease. Am J Otol 1 (1980) 233–235

Hughes, G.B., S.E. Kinney, B.P. Barna, L.H. Calabrese: Autoimmune reactivity in Meniere's disease: a preliminary report. Laryngoscope 93 (1983) 410–417

Hughes, G.B., B.P. Barna, S.E. Kinney, L.H. Calabrese, M.A. Hamid, N.J. Nalepa: Autoimmune endolymphatic hydrops: five-year review. Otolaryngol Head Neck Surg 98 (1988) 221–225

Hulshof, J.H., E.A. Baarsma: Follow-up vestibular examination in Meniere's disease. Acta Otolaryngol Stockh 92 (1981) 397–401

Hussl, B.: Der Hörsturz, seine differentialdiagnostische Abgrenzung und Behandlung. Wien Klin Wochenschr 82 (1970) 658–661

Igarashi, M., S. Jerger, T. O-Uchi: Fluctuating hearing loss and recurrent vertigo in otosclerosis: audiologic and temporal bone study. Arch Otorhinolaryngol 236 (1982) 161–171

Ikeda, M., I. Sando: Endolymphatic duct and sac in patients with Meniere's disease. A temporal bone histopathological study. Ann Otol Rhinol Laryngol 93 (1984) 540–546

Ikeda, M., I. Sando: Vascularity of endolymphatic sac in Meniere's disease. A histopathological study. Ann Otol Rhinol Laryngol Suppl 118 (1985) 6–10

Ikeda, K., J. Kusakari, T. Takasaka: The Ca^{++} activity of cochlear endolymph of the guinea pig and the effect of inhibitors. Hear Res 26 (1987) 117–125

Ikeda, K., T. Oshima, H. Hidaka, T. Takasaka: Molecular and clinical implications of loop diuretic ototoxicity. Hear Res 107 (1997) 1–8

Imoto, T., J. Stahle: The clinical picture of Meniere's disease in the light of glycerin and urea tests. Acta Otolaryngol Stockh 95 (1983) 247–256

Imoto, T., Y. Nakai, J. Stahle: Meniere's disease in Uppsala and Osaka. A comparative study. Acta Otolaryngol Stockh 98 (1984) 519–523

Ingelstedt, S., A. Ivarsson, O. Tjernström: Immediate relief of symptoms during acute attacks of Meniere's disease, using a pressure chamber. Acta Otolaryngol Stockh 82 (1976) 368–378

Inoue, H., Y. Uchi, K. Nogami, T. Uemura: Low-dose intratympanic gentamycin treatment of Meniere's disease. Eur Arch Otorhinolaryngol 251 Suppl 1 (1994) S12–S14

Irwin, J.A.: The pathology of sea-sickness. Lancet II (1881) 907

Ishikawa, S., N. Sperilakis: A novel class (H_3) of histamine receptors on perivascular nerve terminals. Nature 327 (1987) 158–160

Ishizaki, H., K. Umemura, H. Mineta, M. Nozue, I. Matsuoka: The analysis of body sway in patients with latent-phase Meniere's disease. Acta Otolaryngol (Stockh) Suppl 468 (1989) 93–98

Ishizaki, H., I. Pyykko, H. Aalto, J. Starck: Tullio phenomenon and postural stability: experimental study in normal subjects and patients with vertigo. Ann Otol Rhinol Laryngol 100 (1991) 976–983

Ishizaki, H., I. Pyykko, M. Nozue: Neuroborreliosis in the etiology of vestibular neuronitis. Acta Otolaryngol (Stockh) Suppl 503 (1993) 67–69

Ito, S., U. Fisch, N. Dillier, A. Pollak: Endolymphatic pressure in experimental hydrops. Arch Otolaryngol Head Neck Surg 113 (1987) 833–835

Iurato, D., M. Onofri: Long-term follow-up after middle fossa vestibular neurectomy for Menière's disease. ORL J Otorhinolaryngol Relat Spec 57 (1995) 141–147

Jackler, R.K., W.P. Dillon: Computed tomography and magnetic resonance imaging of the inner ear. Otolaryngol Head Neck Surg 99 (1988) 494–504

Jackson, H.: Attacks of giddiness and vomiting, with deafness and ear disease. Lancet II (1874) 727–728

Jackson, C.G., M.E. Glasscock III, W.E. Davis, G.B. Hughes, A. Sismanis: Medical management of Menière's disease. Ann Otol Rhinol Laryngol 90 (1981) 142–147

Jacobi, E., G. Krüskemper: Thrombocytenadhaesivität und thrombocytäres cAMP unter Streß. Med Welt 28 (1977) 888–889

Jaffe, B.F. The incidence of ear diseases in the Navajo Indians. Laryngoscope 79 (1969) 2126–2134

Jahnke, K.: The fine structure of freeze-fractured intercellular junctions of the guinea pig inner ear. Acta Otolaryngol (Stockh) Suppl 336 (1975b) 1

Jahnke, K.: Die Feinstruktur gefriergeätzter Zellmembran-Haftstellen der Stria vascularis. Anat Embryol 147 (1975a)189–20

Jahnke, K.: Zur Pathogenese der akuten Symptome des Morbus Menière. Laryng Rhinol Otol 56 (1977) 402–406

Jahnke, K., C. Morgenstern, N. Mori: Freeze-fracture studies on the perilymph-endolymph barrier in experimentally induced hydrops. Arch Otorhinolaryngol 241 (1985) 175–181

Jahnke, K.: Zur Feinstruktur des Vestibularapparates bei Meniere-Kranken. HNO 35 (1987) 43–50

Jahnke, K.: Zur Pathogenese, Diagnostik und Therapie der Menière'schen Krankheit. HNO-Leitlinien 12 (1992) 1–6

Jahnke, K.: Stadiengerechte Therapie der Menièreschen Krankheit. Dtsch Ärztebl 91 (1994) C304–C308/B340–B344

Jannetta, P.J.: Neurovascular compression in cranial nerve and systemic disease. Ann Surg 195 (1980) 518

Janssen, T., W. Arnold: Otoakustische Emissionen und Tinnitus: DPOAE, eine Meßmethode zum objektiven Nachweis des auf der Ebene der äußeren Haarzellen entstehenden Tinnitus? Otorhinolaryngol Nova 5 (1995) 127–141

Janzen, V.D., R.D. Russell: Conservative management of Tumarkin's otolithic crisis. J Otolaryngol 17 (1988) 359–361

Jatho, K.: Hals-Nasen-Ohrenärztliche Aufgaben in der Straßenverkehrsmedizin. Arch klin exp Ohr Nas Kehlk Heilk 199 (1971) 402–423

Javel, E., D.F. Mouney, J. McGee, E.J. Walsh: Auditory brainstem responses during systemic infusion of lidocaine. Arch Otolaryngol 108 (1982) 71–76

Jenkins, H.A., A.M. Pollack, U. Fisch: Polyarteriitis nodosa as a cause of sudden deafness. Am J Otolaryngol 2 (1981) 99–107

Jia, D.: Current applications of acupuncture by otorhinolaryngologists. J Tradit Chin Med 13 (1993) 59–64

Johnson, W.H., R.S. Fenton, A. Evans: Effects of droperidol in management of vestibular disorders. Laryngoscope 86 (1976) 946–954

Johnsson, L.G.: Vascular pathology in the human inner ear. Adv Oto Rhino Laryng 20 (1973) 197–220

Johnstone, B.M., D.R. Robertson: The physiology and biophysics of hydrops. In: Ménière's Disease. Pathogenesis, Diagnosis und Treatment. (Hrg. K.H. Vosteen u. Mitarb.) Thieme, Stuttgart, (1981) pp. 44–46

Jolk, A., S. Holtmann, M. Büttner: Die transkranielle Dopplersonographie bei Hörsturzpatienten. Arch Otorhinolaryngol Suppl II (1989) 34

Jongkees, L.B.W., A.J. Philipszoon: Some nystagmographical methods for the investigation as the effect of drugs upon the labyrinth. The influence of cinnarizine, hyoscine, largatyl and nembutal on the vestibular system. Acta Physiol Pharmacol Neerl 9 (1960) 240

Jongkees, L.B.W.: Medical treatment of Menière's disease. Acta Otolaryngol (Stockh) Suppl 192 (1964) 109–112

Jongkees, L.B.W.: Some remarks on the patient suffering from Ménière's disease. Trans Am Acad Ophthalmol Otolaryngol 75 (1971) 374–378

Jongkees, L.B.W.: The dizzy, the giddy and the vertiginous. ORL J Otorhinolaryngol Relat Spec 40 (1978) 293–302

Jongkees, L.B.W.: Some remarks on Ménière's disease. ORL J Otorhinolaryngol Relat Spec 42 (1980) 1–9

Juhn, S.K., L.P. Rybak: Labyrinthine barriers and cochlear homeostasis. Acta Otolaryngol Stockh 91 (1981) 529–534

Juhn, S.K., K. Ikeda, T. Morizono, M. Murphy: Pathophysiology of inner ear fluid imbalance. Acta Otolaryngol (Stockh) Suppl 485 (1991) 9–14

Kacker, S.K., R. Hinchcliffe: Unusual Tullio phenomena. J Laryngol Otol 84 (1970) 155–166

Kaga, K., S. Takemori, J. Suzuki: Recovery of vestibulospinal balance function after unilateral labyrinthectomy in patients with Meniere's disease. ORL J Otorhinolaryngol Relat Spec 47 (1985) 194–198

Kanda, K., Y. Watanabe, H. Shojaku, M. Ito, K. Mizukoshi: Effects of isosorbide in patients with Meniere's disease. Acta Otolaryngol (Stockh) Suppl 504 (1993) 79–81

Kane, R. J., A.F. O'Connor, A.W. Morrison: Primary basilar impression: an aetiological factor in Menière's disease. J Laryngol Otol 96 (1982) 931–936

Kanzaki, J. , T. Ouchi, H. Yokobori, T. Ino: Electrocochleographic study of summating potentials in Menière's disease. Audiology 21 (1982) 409–424

Kanzaki, J., E. Koyama: Vascular loops in internal auditory canal as possible cause of Ménière's disease. Auris Nasus Larynx 13 Suppl 2 (1986) 105–111

Kanzaki, J.: Idiopathic sudden progressive hearing loss and round window membrane rupture. Arch Otorhinolaryngol 243 (1986) 158–161

Kanzaki, J., K. Ogawa: Internal auditory canal vascular loops and sensorineural hearing loss. Acta Otolaryngol (Stockh) Suppl 447 (1988) 88–93

Kaplan, M.R., D.B. Mount, E. Delpire, G. Gamba, S.C. Hebert: Molecular mechanisms of NaCl cotransport. Ann Rev Physiol 58 (1996) 649–668

Karjalainen, S., J. Karja, J. Nuutinen: The limited value of the glycerol test in Meniere's disease. J Laryngol Otol 98 (1984a) 259–263

Karjalainen, S., J. Nuutinen, J. Kärjä, E. Vartiainen: Lack of utility of metabolic screening in Ménière's disease. Clin Otolaryngol 9 (1984b) 15–20

Karjalainen, S., H. Sarlund, E. Vartiainen, K. Pyorala: Plasma insulin response to oral glucose load in Ménière's disease. Am J Otolaryngol 7 (1986) 250–252

Karmody, C.S., H. Schuknecht: Deafness in congenital syphilis. Arch Otolaryngol 83 (1966) 18

Kaschke, O., E.D. Meyer, H.J. Gerhardt: Verlauf der Menièreschen Erkrankung. Eine Analyse klinischer Befunde. Laryng Rhinol Otol 69 (1990) 405–412

Kašpárek, L., J. Flusser, V. Mohelský: Die Pilocarpinkur als „Kaliumdrainage" der Innenohrflüssigkeiten durch den Speichel. HNO 18 (1970) 122–125

Katholm, M., S. Vesterhauge: Symptoms, associated phenomena and the course of Menière's disease in 112 patients. In: Filipo, R., M. Barbara (Hrg.): Proceedings of the 3rd International Symposium on Ménière's disease. Amsterdam/New York, Kugler Publications (1993) pp. 39–42

Katsarkas, A.: Hearing loss and vestibular dysfunction in Meniere's disease. Acta Otolaryngol (Stockh) 116 (1996) 185–188

Katzke, D.: Die intratympanale Gentamycinbehandlung bei Morbus Menière. Laryngol Rhinol Otol 61 (1982) 4–8

Kehaiov, A.N.: Der Cholesterinspiegel im Blutserum bei Vestibularisstörungen. Monatsschr Ohrenheilkd Laryngorhinol 105 (1971) 451–455

Keiner, S., U. Zimmermann: Glutathion-SH zur Protektion vor zelltoxischen Nebenwirkungen des Gentamycins. Untersuchungen an isolierten äußeren Haarzellen. HNO 43 (1995) 492–497

Kemp, D.T.: Stimulated acoustic emission from the human auditory system. J Acoust Soc Am 64 (1978) 1386–1391

Kemp, D.T.: Otoacoustic emissions, travelling waves and cochlear mechanisms. Hear Res 22 (1986) 95–104

Kempf, H.G., K. Jahnke: Lermoyez-Syndrom. HNO 37 (1989) 276–280

Kessler, L.: Die Stellatumanästhesie in der Hals-Nasen-Ohren-Heilkunde, ihre Anwendungsmoglichkeiten und Gefahren. Z ärztl Fortbild Jena 62 (1968) 106–108

Khetarpal, U., H.F. Schuknecht: Temporal bone findings in a case of bilateral Meniere's disease treated by parenteral streptomycin and endolymphatic shunt. Laryngoscope 100 (1990) 407–414

Kiang, N.Y.S.: An auditory physiologist's view of Menière's syndrom. In Nadol, J.B.J. Second International Symposium on Menière's disease. Kugler and Ghedini, Amsterdam (1989) 427–432

Kimura, R.S.: Extensive venous obstruction of the labyrinth. A. Cochlear changes. Ann Otol Rhinol Laryngol 65 (1956) 332–350

Kimura, R.S., H.F. Schuknecht: Membranous hydrops in the inner ear of the guinea pig after obliteration of the endolymphatic sac. Prac Otorhinolaryngol 27 (1965) 343–354

Kimura, R.S.: Experimental blockage of the endolymphatic duct and sac and its effect on the inner ear of the guinea pig. Ann Otol Rhino Laryngol 76 (1967) 664–687

Kimura, R.S.: Experimental production of endolymphatic hydrops. Otolaryngol Clin North Am 1 (1968) 457–471

Kimura, R.S.: Distribution, structure and function of the dark cells in the vestibular labyrinth. Ann Otol Rhinol Laryngol 78 (1969) 542–561

Kimura, R.S., H.F. Schuknecht: The ultrastructure of the human stria vascularis. Acta Otolaryngol (Stockh) 69 (1970) 415–427

Kimura, R.S., C.Y. Ota: Ultrastructure of the cochlear blood vessels. Acta Otolaryngol (Stockh) 77 (1974) 231–250

Kimura, R.S., H.F. Schuknecht, C.Y. Ota: Blockage of the cochlear aqueduct Acta Otolaryngol (Stockh) 77 (1974) 1–14

Kimura, R.S., C.Y. Ota, H. F. Schuknecht, T. Takahashi: Electron microscopic cochlear observations in bilateral Meniere's disease. Ann Otol Rhinol Laryngol 85 (1976) 791–801

Kimura, R.S.: Experimental pathogenesis of hydrops. Arch Otorhinolaryngol 212 (1976) 263–275

Kimura, R.S., H.F. Schuknecht, C. Y. Ota, D. D. Jones: Obliteration and ductus reuniens obstruction. Acta Otolaryngol Stockh 89 (1980) 295–309

Kimura, R.S.: Animal models of endolymphatic hydrops. Am J Otolaryngol 3 (1982) 447–451

Kimura, R.S.: Animal models of inner ear vascular disturbances. Am J Otolaryngol 7 (1986) 130–139

Kimura, R.S., H.F. Schuknecht, C.Y. Ota, D.D. Jones: Obliteration and ductus reuniens obstruction. Acta Otolaryngol 248 (1991) 209–217

Kimura, R.S.: Review on histopathology of Meniere's disease. In: Ménière's Disease. S. Verthauge, M. Katholm, P. Mikines (Hrsg). Scanticon, Kolding (1995) 93–105

Kimura, R.S.: Treatment for endolymphatic hydrops. Abstract book, 33rd Workshop on Inner Ear Biology (1996) O20

Kinney, S.E.: The metabolic evaluation in Meniere's disease. Otolaryngol Head Neck Surg 88 (1980) 594–598

Kirikae, J., Y. Nomura, F. Hiraide: The capillary in the human cochlea. Acta Otolaryngol (Stockh) 67 (1969) 1–8

Kitahara, M., T. Takeda, Y. Yazawa, H. Matsubara, H. Kitano: Treatment of Ménière's disease with isosorbide. ORL J Otorhinolaryngol Relat Spec 44 (1982) 232–238

Kitahara, M., T. Takeda, Y. Yazawa, H. Matsubara, H. Kitano: Pathophysiology of Meniere's disease and its subvarieties. Acta Otolaryngol (Stockh) Suppl 406 (1984) 52–55

Kitahara, M.: Bilateral aspects of Meniere's disease. Meniere's disease with bilateral fluctuant hearing loss. Acta Otolaryngol (Stockh) Suppl 485 (1991) 74–77

Kitahara, M., A. Kodama, H. Izukura, H. Ozawa: Effect of atmospheric pressure on hearing in patients with Meniere's disease. Acta Otolaryngol (Stockh) Suppl 510 (1994) 111–112

Kitahara, M., A. Kodama, H. Ozawa, H. Izukura: Pressure test for the diagnosis of Meniere's disease. Acta Otolaryngol (Stockh) Suppl 510 (1994) 107–110

Kitamura, K., C. Kaminaga, T. Ishida, H. Silverstein: Ultrastructural analysis of the vestibular nerve in Menière's disease. Auris Nasus Larynx 24 (1997) 27–30

Kitano, H., M. Kitahara: Serum osmolality in Meniere's disease. Am J Otol 8 (1987) 327–329

Klages, U., H. Hippius, F. Müller-Spahn: Atypische Neuroleptika. Pharmakologie und klinische Bedeutung. Fortschr Neurol Psychiat 61 (1993) 390–398

Klemm, E., W. Schaarschmidt: Epidemiologische Studie von Labyrinthstörungen. Z Ärztl Fortbild Jena 80 (1986) 905–907

Klemm, E., W. Schaarschmidt: Epidemiologische Erhebungen zu Hörsturz, Vestibularisstörungen und Morbus Menière. HNO-Prax 14 (1989) 295–299

Klemm, E.: Akuter Hörverlust und Syphilis – ein klinischer Beitrag. HNO-Prax 15 (1990) 143–147

Kley, E.: Über die Herkunft der Perilymphe. Z Laryng Rhinol 30 (1951) 486–489

Klis, S.F.L., G.F. Smorrenburg: Osmotically induced pressure difference in the cochlea and its effects on cochlear potentials. Hear Res 75 (1994) 114–120

Klockhoff, I., U. Lindblom: Endolymphatic hydrops revealed by glycerol test. Preliminary report. Acta Otolaryngol (Stockh) 61 (1966) 459–462

Klockhoff, I., U. Lindblom: Menière's disease and hydrochlorothiazide (Dichlortride) – a critical analysis of symptoms and therapeutic effects. Acta Otolaryngol (Stockh) 63 (1967) 347–365

Klockhoff, I., U. Lindblom, J. Stahle: Diuretic treatment of Meniere disease. Long-term results with Chlorthalidone. Arch Otolaryngol 100 (1974) 262–265

Klockhoff, I.: Diagnosis of Menière's disease. Arch Otorhinolaryngol 212 (1976) 309–314

Kluyskens, P., P. Lambert, D. D'Hooge: Trimetazidine contre betahistine dans les vertiges vestibulaires. Etude en double aveugle. Ann Otolaryngol Chir Cervicofac 107 Suppl 1 (1990) 11–19

Knapp, H.: Clinical analysis of inflammatory affections of the inner ear. Arch Ophthalmol Otol 2 (1871) 204–283

Knipper, M., U. Zimmermann, K. Rohbock, I. Köpschall, H.P. Zenner: Expression of neurotrophin receptor trkB in rat cochlear hair cells at time of rearrangement of innervation. Cell Tissue Res 283 (1996) 339–353

Knipper, M.: NT-3 und BNF zur potentiellen Innenohrtherapie. HNO 45 (1997) 181–183

Knudsen, V.O., G.E. Shambaugh: Sensibility of pathological ears to small differences of loudness and pitch, including a report on seven cases of diplakusis. Laryngoscope 33 (1923) 351–364

Kobayashi, H., I. Kaufmann Arenberg, J.A. Ferraro, G.D. Vanderark: Delayed endolymphatic hydrops following acoustic tumor removal with intraoperative and postoperative auditory brainstem response improvements. Acta Otolaryngol (Stockh) 504 (1993) 74–78

Kobrak, F.: Berl klin Wschr 57 (1920) 185

Koenigsberger, M.R., A.M. Chutorian, A.P. Gold: Benign paroxysmal vertigo in children. Neurology 20 (1970) 1108

Kohut, R.I., J.R. Lindsay: Pathologic changes in idiopathic labyrinthine hydrops. Correlations with previous findings. Acta Otolaryngol (Stockh) 73 (1972) 402–412

Konishi, T., A.M. Salt, R.S. Kimura: Electrophysiological studies of experimentally induced endolymphatic hydrops in guinea pigs. In. Menière's Disease. K.H. Vosteen, H. Schuknecht, C.R. Pfaltz, J. Wersäll, R.S. Kimura, C. Morgenstern, S. K. Juhn (Hrsg.), Thieme, Stuttgart 1981, pp. 47–58

Koyama, S., Y. Mitsuishi, K. Bibee, I. Watanabe, P.I. Terasaki: HLA associations with Meniere's disease. Acta Otolaryngol (Stockh) 113 (1993) 575–578

Krämer, G.: Posttraumatischer Schwindel. Akt Traumatol 13 (1983) 145–150

Kraus, E.M., P.J. Dubois: Tomography of the vestibular aqueduct in ear disease. Arch Otolaryngol 105 (1979) 91–98

Krejci, F.: Experimentelle Grundlagen einer extralabyrinthären chirurgischen Behandlungsmethode der Ménièreschen Erkrankung. Pract otorhino-laryng 14 (1952) 18–37

Kudrow, L.: Cluster headache: Mechanisms and management. Oxford Medical Publications, 1980

Kumagami, H., H. Nishida: Diagnostic significance of summating potential in sensorineural deafness. J Otorhinolaryngol Relat Spec 39 (1977) 139–147

Kumagami, H., H. Nishida, M. Baba: Electrocochleographic study of Meniere's disease. Arch Otolaryngol 108 (1982) 284–288

Kumagami, H., H. Osawa: Electrocochleographic studies of recruitment phenomenon. Auris Nasus Larynx (Tokyo) 11 (1984) 61–72

Kumagami, H., H. Osawa: Electrocochleographic study of low-tone hearing loss without vertigo. ORL J Otorhino-laryngol Relat Spec 48 (1986) 16–23

Küppers, P., E. Gehrking, R. Siegert, P. Vieregge: Die Liquoruntersuchung in der otoneurologischen Diagnostik. Otorhinolaryngol Nova 3 (1993) 243–247

Küppers, P., H. Ahrens, R. Blessing: Die kontunuierliche intratympanale Gentamycininfusion beim Morbus Ménière. HNO 42 (1994) 429–433

Kusakari, J., T. Kobayashi, E. Arakawa, M. Rokugo, K. Ohyama, N. Inamura: Saccular and cochlear endolymphatic potentials in experimentally induced endolymphatic hydrops of guinea pigs. Acta Otolaryngol Stockh 101 (1986) 27–33

Kusakari, J., T. Kobayashi, E. Arakawa, M. Rokugo, K. Ohyama: Time-related changes in cochlear potentials in guinea pigs with experimentally induced endolymphatic hydrops. Acta Otolaryngol (Stockh) Suppl 435 (1987) 27–32

Kwee, H.L.: A case of Tullio-phenomenon with congenital middle-ear abnormalities. J Oto Rhino Laryngol 34 (1972) 145–152

Kwee, H.L.: The occurrence of the Tullio-phenomenon in congenitally deaf children. J Laryngol Otol 90 (1976) 501–507

Lall, M.: Meniere's disease and the grommet (a survey of its therapeutic effects). J Laryngol Otol 83 (1969) 787–791

Lamm, K., C. Lamm, H. Lamm, K. Schumann: The effect of hyperbaric oxygen on noise-induced hearing loss: an experimental study using simultaneous measurements of oxygen partial pressure in the inner ear, hearing potentials, arterial blood pressure and blood gas analysis. In: Proceedings of the Joint Meeting: Second Swiss Symposium on Hyperbaric Medicine and Second European Conference on European Hyperbaric Medicine. J. Schmutz, D. Bakker (Hrg), Basel, Schweiz (1989)

Lamm, K.: Experimentelle Rundfenstermembrandefekte. HNO 40 (1992) 374–380

Lamm, K., G. Zajic, J. Schacht: Living isolated cells from inner ear vessels: a new approach for studying the regulation of cochlear microcirculation and vascular permeability. Hear Res 81 (1994) 83–90

Lamprecht, J., A.M. Meyer zum Gottesberge: The presence and localization of receptors for atrial natriuretic peptide in the inner ear of the guinea pig. Arch Otolaryngol 245 (1988) 300–301

Lamprecht, J., J. Plum: Plasmaspiegel des atrialen natriuretischen Peptids (ANP) nach oraler Glycerolbelastung. Laryngorhinootologie 69 (1190) 31–34

Lange, R.: Über Erfahrungen bei der Behandlung von Kopfschmerzen, Schwindel und Ohrgeräuschen mit einem Aminosäurekomplex. Landarzt 41 (1965) 1226–1228

Lange, G.: Das Tullio-Phänomen und eine Möglichkeit seiner Behandlung. Arch Klin Exp Ohren Nasen Kehlkopfheilkd 187 (1966) 643–649

Lange, G.: Isolierte medikamentose Ausschaltung eines Gleichgewichtsorgans beim Morbus Meniere mit Streptomycin-Ozothin. Arch Klin Exp Ohren Nasen Kehlkopfheilkd 191 (1968) 545–551

Lange, G.: Intratympanale Streptomycin-Therapie des M. Ménière. Forsch Med 14 (1971) 609

Lange, G.: Ergebnisse der Streptomycin-Ozothin-Behandlung beim Morbus Ménière. Arch Klin Exp Ohren Nasen Kehlkopfheilkd 203 (1972) 16–22

Lange, G.: Ototoxische Antibiotika in der Behandlung des Morbus Ménière. Therapiewoche 26 (1976) 3366

Lange, G.: Die intratympanale Behandlung des Morbus Menière mit ototoxischen Antibiotika. Langzeitbeobachtung von 55 Fällen. Laryng Rhinol Otol 56 (1977) 409–414

Lange, G.: Die Indikation zur intratympanalen Gentamycin-Behandlung der Menièreschen Krankheit. HNO 29 (1981) 49–51

Lange, G.: Transtympanic treatment for Menière's disease with gentamicin sulfate. In: Ménière's Disease. Pathogenesis, Diagnosis and Treatment. K. H. Vosteen, H. Schuknecht, C.R. Pfaltz, J. Wersäll, R.S. Kimura, C. Morgenstern, S. K. Juhn (Hrsg). Thieme, Stuttgart (1981) 208–211

Lange, G.: Technische Schwierigkeiten bei der intratympanalen Gentamycin-Therapie des Morbus Menière. Laryng Rhinol Otol 64 (1985) 174

Lange, G.: Gentamicin and other ototoxic antibiotics for the transtympanic treatment of Ménière's disease. Arch Otorhinolaryngol 246 (1989) 269–270

Lange, G.: 27 Jahre Erfahrung mit der transtympanalen Aminoglykosid-Behandlung des Morbus Menière. Laryngol Rhinol Otol 74 (1995) 720–723

Langman, A.W., J.L. Kemink, M.D. Graham: Titration streptomycin therapy for bilateral Meniere's disease. Followup report. Ann Otol Rhinol Laryngol 99 (1990) 923–926

Langnickel, R., P. Held: Wertigkeit der MRT in der Diagnostik von Tumoren im Bereich des Schläfenbeins, des Nasopharynx, der Nase, der Nebenhöhlen und der kranialen Abschnitte des Parapharyngealraumes. Laryngol Rhino Otol 71 (1992) 283–292

Larsen, H.C.: The effect of intracranial hypertension on cochlear blood flow. Acta Otolaryngol (Stockh) 93 (1982) 415–419

Larsen, H.C., C. Angelborg, E. Hultcrantz: The effect of urea and mannitol on cochlear blood flow. Acta Otolaryngol (Stockh) 94 (1982) 249–252

Laurikainen, E.A., J.M. Miller, W.S. Quirk, J. Kallinen, T. Ren, A.L. Nuttall, R. Grenman, E. Virolainen: Betahistine-induced vascular effects in the rat cochlea. Am J Otol 14 (1993) 24–30

Laville, C., J. Margarit: Activité antiémétique du sulpiride vis-à-vis des divers poisons émétisants chez le chien. C R Soc Biol 162 (1968) 869–870

Lawrence, M., B.F. McCabe: Inner ear mechanics and deafness. Special consideration of Menière's syndrome. JAMA 171 (1959) 1927–1931

Lawrence, M.: Circulation of the inner ear fluids. Ann Otol Rhinol Laryng 70 (1961) 753–776

Lawrence, M: Effects of interference with terminal blood supply on organ of Corti. Laryngoscope 76 (1966a) 1318–1337

Lawrence, M.: Histological evidence for localized radial flow of endolymph. Arch Otolaryng 83 (1966b) 406

Lawrence, M.: The flow of endolymph – a unified concept. Otolaryngol Clin North Am 13 (1980) 577–583

Laxenaire, M.C., C. Charpentier, L. Feldman: Réactions anaphylactoïdes aux substituts colloïdaux du plasma: incidence, facteurs du risque, mécanismes. Ann franç Anesth Réanim 13 (1994) 301–310

Lee, K.S., R.S. Kimura: Effect of ototoxic drug administration to the endolymphatic sac. Ann Otol Rhinol Laryngol 100 (1991) 355–360

Lee, K.S., R.S. Kimura: Ischemia of the endolymphatic sac. Acta Otolaryngol Stockh 112 (1992) 658–666

Lehnhardt, E.: Ménière-Krankheit und Hörsturz. Arch Otorhinolaryngol 212 (1976) 351–362

Lehnhardt, E., R.D. Hesch: Über verschiedene Typen der Innenohrschwerhörigkeit. Kritisches zur Therapie. HNO 28 (1980) 73–79

Lehnhardt, E.: Klinik der Innenohrschwerhörigkeiten. Arch Otorhinolaryngol Suppl 1 (1984) 58–218

Lehnhardt, E.: Hörprüfungen beim Säugling und Kleinkind. In: Praxis der Audiometrie, 7. Aufl. Thieme, Stuttgart 1996 (S. 26)

Lehrer, J.F., D.C. Poole, B. Sigal: Use of the glycerin test in the diagnosis of posttraumatic perilymphatic fistulas. Am J Otolaryngol 1 (1980) 207–210

Lemoine, P.: Sulpiride in the management of vertigo. Contemp Pharmacother 7 (1996) 319–324

Leone, C.A., J.G. Feghali, F.H. Linthicum: Endolymphatic sac: possible role in auto-immune sensorineural hearing loss. Ann Otol Rhinol Laryngol 93 (1984) 208–209

Lermoyez, M.: Le vertige qui fait entendre (Angiospasme labyrinthique). Presse médicale 27 (1919) 1–3

Lesser, T.H.J., J.C. Dort, D.P.B. Simmen: Ear, nose, throat manifestations of Lyme disease. J Laryngol Otol 104 (1990) 301–304

Leuwer, R., M. Westhofen, G. Siepmann: Zum Stellenwert der ultrahochauflösenden Computertomographie in der präoperativen Diagnostik des M. Ménière. Laryng Rhinol Otol 71 (1992) 217–220

Leuwer, R., U. Koch, F. Zanella: Erkrankungen des Felsenbeins – Forderungen an die radiologische Diagnostik aus otochirurgischer Sicht. Aktuelle Radiol 4 (1994) 79–82

Leuwer, R., M. Westhofen: Surgical anatomy of the singular nerve. Acta Otolaryngol (Stockh) 116 (1996) 576–580

Levin, N.A.: Die Vaskularisation des Ohr-labyrinthes beim Menschen. Anat Anz 114 (1964) 337–345

Lewy, R.B.: Treatment of tinnitus aurium by the intravenous use of local anesthetic agents. Arch Otolaryngol Head Neck Surg 25 (1937) 179–183

Lindsay, J.R.: Labyrinthine dropsy and Ménière's disease. Arch Otolaryngol 35 (1942) 853–867

Lindsay, J.R.: Effect of obliteration of the endolymphatic sac and duct in the monkey. Arch Otolaryngol 45 (1947) 1–13

Lindsay, J.R.: Labyrinthine dropsy. Laryngoscope 56 (1946) 235

Lindsay, J.R., H.F. Schuknecht, W.D. Neff, R.S. Kimura: Obliteration of the endolymphatic sac and the cochlear aqueduct. Ann Otol 61 (1952) 697–716

Lindsay, J.R., G. van Schulthess: An unusual case of labyrinthine hydrops. Acta Otolaryngol (Stockh) 49 (1958) 315–322

Lindsay, J.R.: Paroxysmal postural vertigo and vestibular neuronitis. Arch Otolaryngol 85 (1967) 544–547

Linthicum jr., F.H., J.G. Neely: Unrelated sensorineural hearing loss in patients with otosclerosis. A report of three cases. Laryngoscope 87 (1977) 1746–1752

Liston, S.L., M.M. Paparella, F. Mancini, J.H. Anderson: Otosclerosis and endolymphatic hydrops. Laryngoscope 94 (1984) 1003–1007

Löchen, E.A.: Morbus Ménière. A complexity of pathological manifestations. A neuropsychological study. Acta Neurol Scand Suppl 46 (1970) 5–31

Long, C.H., T. Morizono: Hydrostatic pressure measurements of endolymph and perilymph in a guinea pig model of endolymphatic hydrops. Otolaryngol Head Neck Surg 96 (1987) 83–95

Longridge, N.S.: The value of sodium chloride crystal application to the round window for Meniere's disease. J Otolaryngol 11 (1982) 265–266

Lundquist, P.G., R. Kimura, J. Wersäll: Ultrastructural organization of the epithelial lining in the endolymphatic duct and sac in the guinea pig. Acta Otolaryngol (Stockh) 57 (1964) 65–80

Lundquist, P.G.: The endolymphatic duct and sac in the guinea pig. An electron microscopic and experimental investigation. Acta Otolaryngol (Stockh) Suppl 201 (1965) 1–103

Lundquist, P.G.: Aspects on endolymphatic sac morphology and function. Arch Otorhinolaryng 212 (1976) 231–243

Lüscher, E.: Psychische Faktoren bei der Ménièreschen Krankheit. Mschr Ohrenheilk 87 (1953) 3–10

Maass, B.: Zur Bedeutung der Thrombozytenadhäsivität und freien Fettsäuren bei einigen Funktionsstörungen des Innenohres. In: Cochleafunktion. Hrg: Jakobi H, Lotz P., Wiss. Beiträge der Martin Luther Universität Halle, (1976), pp. 109–115

Maass, B.: Innenohrdurchblutung. Anatomisch-funktionelle Betrachtungen. HNO 30 (1982) 355–364

Magliulo, G., C. Della Rocca, C. Ungari, M. Muscatello: The effect of glycerol on short-term experimental endolymphatic hydrops. J Otolaryngol 20 (1991) 188–192

Magliulo, G., G.M. Vingolo, R. Petti, P. Cristofari: Experimental endolymphatic hydrops and glycerol. Electrophysiologic study. Ann Otol Rhinol Laryngol 102 (1993) 596–599

Magnusson, M., S. Padoan: Delayed onset of ototoxic effects of gentamicin in treatment of Meniere's disease. Rationale for extremely low dose therapy. Acta Otolaryngol (Stockh) 111 (1991) 671–676

Maier, W., N. Marangos, A. Aschendorff: Das Lermoyez-Syndrom – Elektrocochleographische Beobachtungen. Laryngol Rhinol Otol 75 (1996) 372–376

Maire, R., R. Häusler: Le signe de Hennebert dans la maladie de Ménière. Rev Laryngol Otol Rhinol Bord 112 (1991) 99–101

Manni, J.J., W. Kuijpers, P. van Wichem: Experimental endolymphatic hydrops in the rat. Arch Otolaryngol Head Neck Surg 112 (1986) 423–427

Manni, J.J.: The endolymphatic duct and sac of the rat. A histopathological study. Dissertation, Nijmegen: SSN (1987)

Marchbanks, R.: Why monitor perilymphatic pressure in Menière's disease? Acta Otolaryngol (Stockh) Suppl 526 (1997) 27–29

Mark, A.S., S. Seltzer, J. Nelson-Drake, J.C. Chapman, D.C. Fitzgerald, A.J. Gulya: Labyrinthine enhancement on gadolinium-enhanced magnetic resonance imaging in sudden deafness and vertigo: correlation with audiologic and electronystagmographic studies. Ann Otol Rhinol Laryngol 101 (1992) 459–464

Martin, C., H. Martin, J. Carre, J.M. Prades, F. Giraud: Le facteur psychologique dans la maladie de Ménière. Ann Oto-Laryng 107 (1990) 526–531

Martin, G.K., D.W. Shaw, R.A. Dobie, B.L. Lonsbury Martin: Endolymphatic hydrops in the rabbit: auditory brainstem responses and cochlear morphology. Hear Res 12 (1983) 65–87

Martinez, D.M.: The effect of Serc (betahistine hydrochloride) on the circulation of the inner ear in experimental animals. Acta Otolaryngol (Stockh) 305 (1972) 29–47

Martini, A.: Hereditary Menière's disease: report of two families. Am J Otolaryngol 3 (1982) 163–167

Masutani, H., H. Takahashi, I. Sando: Dark cell pathology in Meniere's disease. Acta Otolaryngol Stockh 112 (1992a) 479–485

Masutani, H., H. Takahashi, I. Sando: Stria vascularis in Ménière's disease: a quantitative histopathological study. Auris Nasus Larynx 19 (1992b) 145–152

Materna, F.: Erfahrungen mit Flunarizin. Med Welt 32 (1981) 1157–1161

Matschke, R.G.: Allergische Reaktion bei Therapie mit Naftidrofuryl (Dusodril). HNO 35 (1987) 219–221

Matsubara, H., M. Kitahara, T. Takeda, Y. Yazawa: Rebound phenomenon in glycerol test. Acta Otolaryngol (Stockh) Suppl 419 (1984) 115–122

Matsunaga, T., S. Okumura, T. Naito: A new method of detecting endolymphatic hydrops in the inner ear of guinea pigs – a furosemide test. Med J Osaka Univ 29 (1978) 169–179

Matsuoka, I., K. Kurata, N. Kazama, T. Nakamura, T. Sugimaru, M. Satoh: The beginning of Meniere's disease. Acta Otolaryngol (Stockh) Suppl 481 (1991) 505–509

Mattox, D.E., R.L. Goode: Temporary loss of hearing after a glycerin test. Arch Otolaryngol 104 (1978) 359–361

Mazzoni, A.: Internal auditory canal arterial relations at the porus acusticus. Ann Otol Rhinol Laryngol 78 (1969) 797–814

Mazzoni, A.: Vein of the cochlear aqueduct. Ann Otol Rhinol Laryngol 88 (1979) 759–767

McCabe, B.F., M. Lawrence: The effects of intense sound on the non-auditory labyrinth. Acta Otolaryngol (Stockh) 49 (1958) 147–157

McCabe, B.F.: Otosclerosis and vertigo. Trans Pacific Coast Otoophthalmol Soc 47 (1966) 37–42

McCabe, B.F., T. Sekitani, J.H. Ryu: Drug effects on postlabyrinthectomy nystagmus. Arch Otolaryng 209 (1973) 310–313

McCabe, B.F., J.D. Clemeis, W. Rubin, J.J. Shea, W.H. Williams: Medical management of Menière's disease. Arch Otolaryngol 97 (1973) 142–146

McCabe, B.F.: Autoimmune sensorineural hearing loss. Ann Otol Rhinol Laryngol 88 (1979) 585–589

McCabe, B.F.: Autoimmune inner ear disease: therapy. Am J Otol 10 (1989) 196–197

McClure, J.A., P. Lycett: Recovery nystagmus. J Otolaryngol 7 (1978) 141–148

McClure, J.A., J.C. Copp, P. Lycett: Recovery nystagmus in Meniere's disease. Laryngoscope 91 (1981) 1727–1737

McClure, J.A.: ENG monitoring in Menière's disease and other vestibular disorders. Adv Otorhinolaryngol 28 (1982) 39–48

McKenzie, H.F.: Meniere's original case. J Laryngol Otol 39 (1924) 446–449

McKenzie, K.G.: Intracranial division of the vestibular portion of the auditory nerve for intractable vertigo, with report of two cases. Trans Acad Med Toronto 1932

McKenzie, H.F.: Intracranial division of the vestibular portion of the auditory nerve for Menière's disease: Canad med Assoc J 34 (1936) 369–381

McNally, W.J.: Some remarks about dizziness. Ann Otol Rhinol Laryng 62 (1953) 607

Mees, K., T. Vogl: Kernspintomographische Diagnostik von Tumoren des inneren Gehörganges und des Kleinhirnbrückenwinkels. Laryngo Rhino Otol 65 (1986) 549–554

Ménière, E.: Manuel d'otologie clinique. Rueff et Cie, Paris 1895, pp. 159–161, 250

Menière, P.: Congestions cérébrales apoplectiformes. Gaz méd Paris 16 (1861) 55–57

Menière, P.: Maladie de l'oreille interne offrant les symptômes de la congestion cérébrale apoplectiforme. Gaz méd Paris 16 (1861) 88–89

Menière, P.: Mémoire sur les lésions de l'oreille interne donnant lieu à des symptômes de congestion cérébrale apoplectiforme. Gaz méd Paris 16 (1861) 597–601

Menière, P.: Nouveaux documents relatifs au lésions de l'oreille interne caractérisées par des symptômes de la congestion cérébrale apoplectiforme. Gaz méd Paris 16 (1861) 239–240

Menière, P.: Observations des maladies de l'oreille interne caractérisées par des symptômes de la congestion cérébrale apoplectiforme. Gaz méd Paris 16 (1861) 379–380

Menière, P.: Sur une forme de surdité grave dèpendant d'une lésion de l'oreille interne. Gaz méd Paris 16 (1861) 29

Merchant, S.N., S.D. Rauch, J.B.J. Nadol: Menière's disease. Eur Arch Otolaryngol 252 (1995) 63–75

Meulenbroeks, A.A.W.M., H. Kingma, J.J. Manni: Paroxysmaler Lagerungsschwindel: Über die Bedeutung des Semontschen Manövers zur Therapie. Otorhinolaryngol Nova 6 (1996) 92–95

Meuser, W., E. Dirlich: Stellatumblockaden und gefäßerweiternde Mittel in der Behandlung der Innenohrschwerhörigkeit. Laryngo Rhino 55 (1976) 66–69

Meuser, W.: Stellatumblockade – stationär, ambulant, überhaupt? Arch Otorhinolaryngol Suppl II (1989) 174–176

Meyer, E.D.: Zur Behandlung des Morbus Menière mit Betahistindimesilat (Aequamen) – Doppelblindstudie gegen Plazebo (crossover). Laryngol Rhinol Otol 64 (1985) 269–272

Meyer, P., R. Schmidt, W. Grützmacher, G. Gehrig: Die Innenohrdurchblutung unter Betahistin. Eine tierexperimentelle Studie. Laryngol Rhinol Otol 3 (1994) 153–156

Meyer zum Gottesberge, A.M., S. Rauch, E. Koburg: Unterschiede im Metabolismus der einzelnen Schneckenwindungen. Acta Otolaryngol (Stockh) 59 (1965) 116–123

Meyer zum Gottesberge, A.M., R. Kaufmann: Is an imbalanced calcium-homeostasis responsible for the experimentally induced endolymphatic hydrops ? Acta Otolaryngol (Stockh) 102 (1986) 93–98

Meyer zum Gottesberge, A.M., O. Ninoyu: A new aspect in pathogenesis of experimental hydrops: role of calcium. Aviat Space Environ Med 58 (1987) A240–A246

Meyer zum Gottesberge, A.M.: Imbalanced calcium homeostasis and endolymphatic hydrops. Acta Otolaryngol (Stockh) Suppl 460 (1988a) 18–27

Meyer zum Gottesberge, A.M.: Modulation of melanocytes during experimentally induced endolymphatic hydrops. Acta Histochem Suppl 36 (1988b) 331–339

Meyer zum Gottesberge, A.M., J. Lamprecht: Localization of the atrial natriuretic peptide binding sites in the inner ear tissue-possibly an additional regulating system. Acta Otolaryngol (Stockh) Suppl 468 (1989) 53–57

Meyerhoff, W.L., M.M. Paparella, D. Shea: Ménière's disease in children. Laryngoscope 88 (1978) 1504–1511

Meyerhoff, W.L., D.A.: Shea, G. S. Giebink: Experimental pneumococcal otitis media: a histopathologic study. Otolaryngol Head Neck Surg 88 (1980) 606–612

Meyerhoff, W.L., M.M. Paparella, F.K. Gudbrandsson: Clinical evaluation of Ménière's disease. Laryngoscope 91 (1981) 1663–1668

Meynaud, A., M. Grand, L. Fontaine: Wirkung von Naftidrofuryl auf den energieliefernden Stoffwechsel des Gehirns. Arzneim Forsch 23: (1973) 1431

Michel, J., J. Fouillet, A. Trovero: Recherches concernant l'évolution spontanée de 135 cas de maladie de Ménière. Etude critique des indications opératoires. Ann Otolaryngol Chir Cervicofac 94 (1977) 377–385

Michel, O., T. Brusis, I. Loennecken, R. Matthias: Innenohrschwerhörigkeit nach Liquorpunktion: Eine zuwenig beachtete Komplikation? HNO 38 (1990) 71–76

Michel, O., T. Brusis: Hörstörungen nach Spinalanästhesie. Anaesth Regional 14 (1991) 92–95

Michel, O., T. Brusis: Hearing loss as a sequel of lumbar puncture. Ann Otol Rhinol Laryngol 101 (1992) 390–395

Michel, O., R. Matthias: Effects of prostaglandin E_2 on the fluctuating hearing loss in Menière's disease. Auris Nasus Larynx 19 (1992) 7–16

Michel, O., R. Steinmann, M. Walger, E. Stennert: Die medikamentöse Beeinflussung der Innenohrfunktion in einem neuen Lärmschädigungsmodell. Otorhinolaryngol Nova 3 (1993) 292–295

Michel, O.: Schall aus dem Ohr: Hörstörungen im Licht der neuen Hörtheorie. Med Welt 44 (1993) 472–476

Michel, O., A. Hess, W. Bloch, K. Addicks: Nachweis von Stickstoffmonoxyd – (NO) – Bildung im Innenohr des Meerschweinchens. HNO-Informationen 20 (1995) 96–97

Michel, O., A. Heß, W. Bloch, A. Schrott-Fischer: Expresssion of nitric-oxide-synthase in the human cochlea in comparison to the cochlea of the guinea pig. Abstract book 33rd Workshop on Inner Ear Biology, 1996, 115

Miehlke, A.: Spontansymptome des Vestibularsystems. Stud Gen Berl 18 (1965) 646–660

Miller, J.M., T.Y. Ren, A.L. Nuttall: Studies of inner ear blood flow in animals and human beings. Otolaryngol Head Neck Surg 112 (1995) 101–113

Miller, M.H., F.J. Gould: Fluctuating sensorineural hearing impairment associated with the menstrual cycle. J Aud Res 7 (1967) 373–385

Minnigerode, B.: Bemerkung zu dem Aufsatz von B. Conrad und J.C. Aschoff: „Zur Frage einer traumatischen Entstehung der Menièreschen Erkrankung". Nervenarzt 49 (1978) 738–739

Misrahy, G.A., E.W. Shinabarger, J.E. Arnold: Changes in cochlear endolymphatic oxygen availibility, action potential and microphonics during and following asphyxia, hypoxia and exposure to sounds. J Acoust Soc Amer 30 (1958) 701–704

Mitchell, T., K. Cambon: Vestibular response in the neonate and the infant. Arch Otolaryngol 90 (1969) 40–41

Mizukoshi, K., H. Ino, K. Ishikawa, Y. Watanabe, H. Yamazaki, I. Kato, J. Okubo, I. Watanabe: Epidemiological survey of definite cases of Meniere's disease collected by the seventeen members of the Meniere's Disease Research Committee of Japan in 1975–1976. Adv Otorhinolaryngol 25 (1979) 106–111

Mizukoshi, K., Y. Watanabe, T. Matsunaga, M. Hinoki, A. Komatsuzaki, S. Takayasu, T. Tokita, I. Matsuoka, T. Tanaka: Clinical evaluation of medical treatment for Meniere's disease, using a double-blind controlled study. Am J Otol 9 (1988) 418–422

Mizukoshi, K., Y. Watanabe, H. Shojaku, M. Ito, Y. Naruse, S. Kagamimori: Epidemiological studies on Ménière's disease in Toyama, Japan. In Filipo, R., M. Barbara (Hrg.): Proceedings of the 3rd International Symposium on Ménière's Disease. Amsterdam/New York, Kugler Publications (1994) pp. 21–25

Mizukoshi, K., Y. Watanabe, H. Shojaku, M. Ito, M. Ishikawa, S. Aso, M. Asai, H. Motoshima: Influence of a cold front upon the onset of Ménière's disease in Toyama, Japan. Acta Otolaryngol (Stockh) Suppl 520 (1995a) 412–414

Mizukoshi, K., Y. Watanabe, H. Shojaku, S. Aso: Vertigo after head and inner ear injuries – with special reference to neurootological findings. In: Vertigo, Nausea, Tinnitus and Hearing Loss in Central and Peripheral Vestibular Diseases. Hrg.: C.F. Claussen, E. Sakata, E. Itoh. Elsevier Science, Amsterdam 1995b

Mizukoshi, K., Y. Watanabe, H. Shojaku, T. Matsunaga, K. Tokumasu: Preliminary guidelines for reporting treatment results in Menière's disease conducted by the committee of the Japanese Society for equilibrium research, 1993. Acta Otolaryngol (Stockh) Suppl 519 (1995c) 211–215

Moffat, D.A., W.P. Gibson, R.T. Ramsden, A.W. Morrison, J.B. Booth: Transtympanic electrocochleography during glycerol dehydration. Acta Otolaryngol (Stockh) 85 (1978) 158–166

Moffat, D.A., J.B. Booth, A.W. Morrison: Metabolic investigations in Meniere's disease. J Laryngol Otol 95 (1981) 905–913

Moffat, D.A.: Endolymphatic sac surgery: analysis of 100 operations. Clin Otolaryngol 19 (1994) 261–266

Mogan, R.F., C.J. Baumgartner: Menière's disease complicated by recurrent interstitial keratitis: excellent result following cervical ganglionectomy: report of case. West J Surg 42 (1934) 628–631

Mollison, W.W.: Surgical treatment of vertigo by opening the external semicircular canal and injecting alcohol. Acta Otolaryngol (Stockh) 27 (1939) 222–229

Monday, L.A.: Migraine basilaire. J Otolaryngol 6 (1977) 320–326

Monsell, E.M., C. Shelton: Labyrinthotomy with streptomycin infusion: early results of a multicenter study. The LSI Multicenter Study Group. Am J Otol 13 (1992) 416–422

Montandon, A.: Etude électronystagmographique du syndrome de Menière. Acta Otolaryngol (Stockh) 53 (1961) 285

Montandon, P.B.: Clinical application of auditory nerve responses recorded from the ear canal. Acta Otolaryngol (Stockh) 81 (1976) 283–290

Montandon, P., P. Guillemin, R. Hausler: Prevention of vertigo in Menière's syndrome by means of transtympanic ventilation tubes. ORL Rel Spec 50 (1988) 377–381

Morawiec-Bajda, A., M. Lukomski, B. Latkowski: The clinical effect of vertigoheel in the treatment of vertigo of various etiology. Panminerva Med 35 (1993) 101–104

Moretz jr., W.H., J.J. Shea jr., D.J. Orchik, J.R. Emmett, J.J. Shea, 3d: Streptomycin treatment in Meniere's disease. Otolaryngol Head Neck Surg 96 (1987) 256–259

Morgenstern, C., A. Zabel, J. Lamprecht: Zur Pathogenese und Klinik des Morbus Ménière. Eine Studie an 739 Patienten. HNO 31 (1983) 140–143

Morgenstern, C., N. Mori, H. Amano: Pathogenesis of experimental endolymphatic hydrops. Acta Otolaryngol Suppl Stockh 406 (1984) 56–58

Morgenstern, C., N. Mori: The effect of kanamycin on experimentally induced endolymphatic hydrops. Arch Otorhinolaryngol 240 (1984) 63–64

Morgenstern, C., C. Lemp, J. Lamprecht: Die Bedeutung des Glycerol-Testes für die Diagnostik von Schallempfindungsschwerhörigkeiten. Laryngol Rhinol Otol 64 (1985) 9–12

Morgenstern, C.: Pathophysiologie, Klinik und konservative Therapie der Menièreschen Erkrankung. Arch Otorhinolaryngol Suppl 1 (1985) 1–66

Morgenstern, C.: Pathophysiologie der Ménière-Erkrankung. HNO 43 (1995) 523–524

Morgon, A.: Vertiges de l'enfant. Ann Pediatr Paris 39 (1992) 519–522

Mori, N., H. Asai, Y. Suizu, K. Ohta, T. Matsunaga: Comparison between electrocochleography and glycerol test in the diagnosis of Meniere's disease. Scand Audiol 14 (1985) 209–213

Mori, N., H. Asai, K. Doi, T. Matsunaga: Diagnostic value of extratympanic electrocochleography in Meniere's disease. Audiology 26 (1987) 103–110

Mori, N., H. Asai, M. Sakagami: The relationship of SP and AP findings to hearing level in Meniere's disease. Scand Audiol 17 (1988) 237–240

Morrison, A.W., D.A. Moffat, A.F. O'Connor: Clinical usefulness of electrocochleography in Meniere's disease: an analysis of dehydrating agents. Otolaryngol Clin North Am 13 (1980) 703–721

Morrison, A.W.: Predictive tests for Meniere's disease. Am J Otol 7 (1986) 5–10

Morrison, G., M. Hawken, C. Kennard, G. Kenyon: Dynamic platform sway measurement in Meniere's disease. J Vestib Res 4 (1994) 409–419

Moser, M., H. Simon: Der Cervikalnystagmus als objektiver Befund beim HWS-Syndrom und seine Beeinflußbarkeit durch Manualtherapie. HNO 25 (1977) 265–268

Moser, M., R. Jakse, G. Friedrich: Ergebnisse der stationären Durchuntersuchung zur Abklärung neurootologischer Symptome. HNO 28 (1980a) 177–182

Moser, M., R. Schmid, W. Wolf: Zentrale Gleichgewichtsstörung bei Boxern. Laryng Rhinol 59 (1980b) 467–471

Moser, M., G. Ranacher, T.J. Wilmot, G.J. Golden: A double-blind clinical trial of hydroxyethylrutosides in Menière's disease. J Laryngol Otol 98 (1984) 265–272

Moser, M.: Zu vestibulärer Kompensationsleistung und Drehempfindung. Laryng Rhinol Otol 64 (1985) 73–75

Mulch, G.: Ergebnisse einer Doppelblindstudie über die Wirksamkeit des neues Antivertiginosum Sulpirid (Dogmatil). Laryng Rhinol 53 (1974) 765–768

Mulch, G., U. Trincker: Physiologischer Spontan- und Lagenystagmus. Laryng Rhinol 54 (1975) 841–853

Mulch, G.: Wirkungsvergleich von Antivertiginosa im Doppelblindverfahren. Laryng Rhinol 55 (1976) 392–399

Mulch, G., B. Leonardy: Zur Tauglichkeit absoluter „Normwerte" bei der Beurteilung der thermischen Vestibularisprüfung. Laryng Rhinol 56 (1977) 376–383

Müller, D.: Schwerhörigkeit und Schwindel als Folge schädeltraumatischer Labyrinthschädigung. HNO 13 (1965) 161–165

Müller, H., R. Buttkus: Klinische Erfahrungen mit Betahistin. Laryngol Rhinol Otol Stuttg 62 (1983) 151–153

Muskat, I.: Urea in Menière's disease, migraine, and allied conditions. Preliminary report. Arch Otolaryng 64 (1956) 241–242

Mygind, S.H.: Affections labyrinthiques d'origine endocrânienne. Acta Otolaryngol (Stockh) 10 (1927) 561–567

Mygind, S.H.: Experimental-histological studies on the labyrinth: XI correlation of our histological and clinical experiments and observation. Conclusive review. Acta Otolaryngol (Stockh) 35 (1947) 108–127

Nadol jr., J.B.: Positive „fistula sign" with an intact tympanic membrane. Clinical report of three cases and histopathological description of vestibulofibrosis as the probable cause. Arch Otolaryngol 100 (1974) 273–278

Nadol jr., J.B.: Positive „fistula sign" with an intact tympanic membrane. Arch Otolaryngol 100 (1974) 273–278

Nadol jr., J.B., A.D. Weiss, S.W. Parker: Vertigo of delayed onset after sudden deafness. Ann Otol Rhinol Laryngol 84 (1975) 841–846

Nadol jr., J.B.: Positive Hennebert's sign in Ménière's disease. Arch Otolaryngol 103 (1977a) 524–530

Naftalin, L., M.S. Harrison: Circulation of labyrinthine fluids. J Laryng 72 (1958) 118

Naftalin, L.: Potassium in therapy of post-surgical intestinal paralysis (ileus) and in Meniere's disease. Physiol Chem Phys 11 (1979) 95

Naftalin L., K.I.H. Mallett: Case report of hormonal vertigo. J Laryngol Otol 94 (1980) 311–316

Naito, T.: Experimental studies on Ménière's disease. J Otorhinolaryngol Soc Jpn 53 (1950) 19–20

Naito, T., S. Sakai, H. Hazama: An observation on the conjunctival vessels in Ménière's disease. J Otorhinolaryng Soc Jap 62 (1959) 275–279

Naito, T.: Clinical and pathological studies in Ménière's disease . Proc Otorhinolaryngol Soc Jap (1959) 1–19

Naito, T.: Clinical studies on Menière's disease. Rev Laryng (Bordeaux) 83 (1962) 361–39

Naito, T.: Recent studies on Menière's disease. Practica otol (Kyoto) 66 (1973) 1–48

Nakae, K., A. Komatsuzaki: Epidemiological study of Menière's disease. Practica otol (Kyoto) 69 (1976) 1783–1788

Nakai, Y., Y.D. Hilding: Vestibular-endolymph-producing epithelium; electron microscopic study of the development and histochemistry of the dark cells of the crista ampullaris. Acta Otolaryngol (Stockh) 66 (1968) 369–385

Nakai, Y., H. Masutani, M. Moriguchi, K. Matsunaga, M. Sugita: The influence of noise exposure on endolymphatic hydrops. An experimental study. Acta Otolaryngol Suppl Stockh 486 (1991) 7–12

Nakai, Y., H. Masutani, M. Moriguchi, K. Matsunaga, A. Kato, H. Maeda: Microvasculature of normal and hydropic labyrinth. Scanning Microsc 6 (1992) 1097–1103

Nakamura, M., T. Yokoyama, T. Shirasawa, K. Hirai, N. Sano: Effects of adenosine triphosphate on the postrotatory nystagmus and disorders of vestibular function. Jpn J Pharmacol 75 (1979) 487–494

Nakamura, T.: Experimental obliteration of the endolymphatic sac and the perilymphatic duct. Jpn J Otol Tokyo 70 (1967) 932–941

Naumann, W.H.: Die Behandlung des Morbus Meniere. Münch Med Wochenschr 116 (1974) 433–438

Nedzelski, J.M., D.A. Schessel, G.E. Bryce, A.G. Pfleiderer: Chemical labyrinthectomy: local application of gentamicin for the treatment of unilateral Meniere's disease. Am J Otol 13 (1992) 18–22

Neumann, H.J.: Martin Luther – Reformator und Psychopath? HNO Inform 19 (1994) 19–25

Neveling, R.: Zervikalsyndrom und HNO-Heilkunde. Schweiz Rundsch Med Prax 65 (1976) 1073–1077

Nidecker, A., C.R. Pfaltz, L. Matéfi, U.F. Benz: Computed tomographic findings in Meniere's disease. ORL J Otorhinolaryngol Relat Spec 47 (1985) 66–75

Ninoyu, O., A.M. Meyer zum Gottesberge: Changes in Ca^{++} activity and DC potential in experimentally induced endolymphatic hydrops. Arch Otorhinolaryngol 243 (1986) 106–107

Nishikawa, K., M. Nishikawa: Nystagmus during attack in Ménière's disease. Auris Nasus Larynx 13 Suppl 2 (1986) S147–51

Nonaka, M., S. Tomiyama, Y. Gotoh, Y. Ikezono, T. Yagi: Vestibular disorder following immune response of the endolymphatic sac in the guinea pig. Ann Otol Rhinol Laryngol 157 (1992) 54–57

Norré, M.E.: Posture in otoneurology. Acta Oto-Rhino-Laryngol Belg 44 (1990) 277–307

Norré, M.E.: Contribution of a posturographic six-test set to the evaluation of patients with peripheral vestibular disorders. J Vestib Res 2 (1992) 159–166

Norré, M. E.: Sensory interaction platform posturography in patients with Ménière's syndrome. Am J Otolaryngol 14 (1993) 404–409

Nozawa, I., H. Nakayama, K. Hashimoto, S.I. Imamura, K.I. Hisamotu, Y. Murakami: Efficacy of long-term administration of isosorbide for Ménière's disease. ORL J Otorhinolaryngol Relat Spec 57 (1995) 135–140

Nsamba, C.: A comparative study of the aetiology of vertigo in the African. J Laryngol Otol 86 (1972) 917–925

Nubel, K., E. Kabudwand, G. Scolz, D. Mrowinski: Diagnostik des endolymphatischen Hydrops mit tieftonmaskierten otoakustischen Emissionen. Laryngol Rhinol Otol 74 (1995) 651–656

Nuti, D., C. Biagini, D. Passàli: Incidence and prevalence of Menière's disease in Tuscany. In Filipo, R., M. Barbara (Hrg.): Proceedings of the 3rd International Symposium on Ménière's Disease. Amsterdam/New York, Kugler Publications (1993) pp. 47–49

Nuttall, A.L., M.J. LaRouere, M. Lawrence: Acute perilymphatic perfusion of the guinea pig cochlea. Hear Res 6 (1982) 207–221

Nylén, C.O.: Positional nystagmus. A review and future prospects. J Laryngol Otol 64 (1950) 295–318

Oberascher, G.: Otoneurologische Untersuchungsmöglichkeiten bei der Multiplen Sklerose. Wien Med Wochenschr 135 (1985) 31–33

Ödkvist, L.M., J. Berenius: Drop attacks in Menière's disease. Acta Otolaryngol (Stockh) 455 (1987) 82–85

Ödkvist, L.M.: Middle ear ototoxic treatment for inner ear disease. Acta Otolaryngol (Stockh) Suppl 457 (1989) 83–86

Ohashi, T., I. Takeyama: Clinical significance of SP/AP ratio in inner ear diseases. ORL J Otorhinolaryngol Relat Spec 51 (1989) 235–245

Ohashi, T., K. Ochi, T. Okada, I. Takeyama: Long-term follow-up of electrocochleogram in Meniere's disease. ORL J Otorhinolaryngol Relat Spec 53 (1991) 131–136

Ohlsén, K.A., A. Didier, D. Baldwin, J.M. Miller, A.L. Nuttall, E. Hultcrantz: Cochlear blood flow in response to dilating agents. Hear Res 58 (1992) 19–25

Ohresser, P., C. Jean, G. Alessandrini: Treatment by hyperbaric oxygen of sudden deafness: study of 160 cases. Aero Sport Med Subaq Hyperb 19 (1980) 58–60

Øigaard, A., J. Thomsen, J. Jensen, S. Dorph: The vestibular aqueduct in Meniere's disease. Acta Otolaryngol Stockh 82 (1976) 279–281

Okafor, B.C.: Incidence of Menière's disease. J Laryngol Otol 98 (1984) 775–779

Oku, T., M. Hasegawa, I. Watanabe: Meniere's disease and the mastoid pneumatization. Acta Otolaryngol Stockh 89 (1980) 118–120

Okuno T., I. Sando: Localization, frequency, and severity of endolymphatic hydrops and the pathology of the labyrinthine membrane in Menière's disease. Ann Otol Rhinol Laryngol 96 (1987) 438–445

Olson, J., J. Wolfe: Comparison of subjective symptomatology and responses to harmonic acceleration in patients with Ménière's disease. Ann Otol Rhinol Laryngol Suppl 90 (1981) 15–17

Oman, C.M., L.R. Young: The physiological range of pressure difference and cupula deflections in the human semicircular canal. Acta Otolaryngol (Stockh) 74 (1972) 324–331

Ombredanne, M., M. Audry: Syndrome de Menière chez un enfant de 12 ans. Bull Soc Ped Paris 38 (1941) 193

Oosterveld, W.J.: Pilot evaluation of Flunarizine in vertigo. A double-blind trial. Can J Otolaryngol 3 (1974) 284–289

Oosterveld, W.J.: Ménière's disease, a survey of 408 patients. Acta Otorhinolaryngol Belg 33 (1979) 428–431

Oosterveld, W.J.: Ménière's disease, signs and symptoms. J Laryngol Otol 94 (1980a) 885–892

Oosterveld, W.J.: The efficacy of piracetam in vertigo. A double-blind study in patients with vertigo of central origin. Drug Res 30 (1980b) 1947–1949

Oosterveld, W.J.: Betahistine dihydrochloride in the treatment of vertigo of peripheral vestibular origin. A double-blind placebo-controlled study. J Laryngol Otol 98 (1984) 37–41

Oosterveld, W.J., W. Blijleven, L. W. M. van Elferen: Betahistine versus placebo in paroxysmal vertigo: a double-blind trial. JDR 14 (1989) 4

Oosterveld, W.J.: Current diagnostic techniques in vestibular disorders. Acta Otolaryngol (Stockh) 479 (1991) 29–34

Oppel, F., M. Handrock: Endoscopic section of the vestibular nerve by transpyramidal retrolabyrinthine approach in Meniere's disease. Adv Otorhinolaryngol 34 (1984) 234–241

Orma E.J., M. Koskenoja: Postural dizziness in the aged. Geriatrics 12 (1957) 49–59

Oshiro, E.M., C. Shelton, H.S. Lusted: Role of perilymphatic fistula in sudden hearing loss: an animal model. Ann Otol Rhinol Laryngol 98 (1989) 491–495

Pace-Balzan, A., J.A. Rutka: Non-ampullary plugging of the posterior semicircular canal for benign paroxysmal positional vertigo. J Laryngol Otol 105 (1991) 901–906

Palva, T., L. Hortling, J. Ylikoski, Y. Collan: Viral culture and electron microscopy of ganglion cells in Meniere's disease and Bell's palsy. Acta Otolaryngol Stockh 86 (1978) 269–275

Pan, M., R.A. Janis: Simulation of Na^+/K^+-ATPase of isolated smooth muscle membranes by the Ca^{2+} channel inhibitors, nimodipine and nitrendipine. Biochem Pharmacol 33 (1984) 787–791

Panning, B., E. Lehnhardt, D. Mehler: Zur passageren Tieftonschwerhörigkeit nach Spinalanästhesie. Anästhesist 33 (1984) 593–596

Paparella, M.M., W.D. Chasin: Otosclerosis and vertigo. J Laryngol Otol 80 (1966) 511–519

Paparella, M.M., N.T. Berlinger, M. Oda, F. El Fiky: Otological manifestations of leukemia. Laryngoscope 83 (1973) 1510–1526

Paparella, M.M., M. Goycoolea, W.L. Meyerhoff, D. Shea: Endolymphatic hydrops and otitis media. Laryngoscope 81 (1979) 43–54

Paparella, M.M., F. Mancini: Trauma and Meniere's syndrome. Laryngoscope 93 (1983) 1004–1012

Paparella, M.M., L.C. de Sousa, F. Mancini: Meniere's syndrome and otitis media. Laryngoscope 93 (1983) 1408–1415

Paparella, M.M., F. Mancini, S.L. Liston: Otosclerosis and Meniere's syndrome: diagnosis and treatment. Laryngoscope 94 (1984) 1414–1417

Paparella, M.M., M.S. Griebie: Bilaterality of Meniere's disease. Acta Otolaryngol (Stockh) 97 (1984) 233–237

Paparella, M.M.: Pathology of Meniere's disease. Ann Otol Rhinol Laryngol Suppl 112 (1984) 31–35

Paparella, M.M., F. Mancini: Vestibular Meniere's disease. Otolaryngol Head Neck Surg 93 (1985) 148–151

Paparella, M.M.: The cause (multifactorial inheritance) and pathogenesis (endolymphatic malabsorption) of Meniere's disease and its symptoms (mechanical and chemical). Acta Oto-laryngol (Stockh) 99 (1985) 445–451

Paparella, M.M., H. Sajjadi: The significance of the lateral sinus. In Nadol, J.B. (Hrg.): Proceedings of the 2nd International Symposium on Ménière's Disease: Pathogenesis, Pathophysiology, Diagnosis and Treatment. Amsterdam/Berkeley/Milan: Kugler & Ghedini Publications (1989)

Paparella, M.M.: Methods of diagnosis and treatment of Meniere's disease. Acta Otolaryngol (Stockh) Suppl 485 (1991) 108–119

Paparella, M.M., T. Morizono, T. Matsunaga: Kyoshiro Yamakawa, MD, and temporal bone histopathology of Meniere's patient reported in 1938. Commemoration of the centennial of his birth. Arch Otolaryngol Head Neck Surg 118 (1992) 66

Pappas, D.G., A.N. Galanos: Prosper Meniere: beyond the controversial autopsy report. South Med J 75 (1982) 470–472

Pappas, D.G., J. B. Banyas: A newly recognized etiology of Ménière's syndrome. Acta Otolaryngol (Stockh) Suppl 485 (1991) 104–107

Pappas, D.G., M.G. McGuinn: Unpublished letters from Prosper Meniere: a personal silhouette. Am J Otol 14 (1993) 318–325

Parker, W.: Ménière's disease: etiologic considerations. Arch Otolaryng Head Neck Surg 121 (1995) 377–382

Parkin, J.L., R. Tice: Hypoglycemia and fluctuating hearing loss. Ann Otol Rhinol Laryngol 79 (1970) 992–997

Parnes, L.S., J.A. McClure: Rotatory recovery nystagmus: an important localizing sign in endolymphatic hydrops. J Otolaryngol 19 (199a) 96–99

Parnes, L.S., J.A. McClure: Posterior semicircular canal occlusion for intractable benign paroxysmal positional vertigo. Ann Otol Rhinol Laryngol 99 (1990b) 330–334

Parnes, L.S., J.A. McClure: Posterior semicircular canal occlusion in the normal hearing ear. Otolaryngol Head Neck Surg 104 (1991) 52–57

Parnes, S.M., Z. Spektor, N. Strominger: Effects of lidocaine infusion in cats after unilateral labyrinthectomy. Arch Otolaryngol Head Neck Surg 114 (1988) 653–656

Parrisius, W.: Anomalien des periphersten Gefäßsystems als Krankheitsursache speziell bei Menière und Glaukom. Münch med Wschr 71 (1924) 224–225

Parry, R.H.: A case of tinnitus and vertigo treated by division of the auditory nerve. J Laryngol Otol 19 (1904) 402–403

Parving, A.: Ménière's disease in childhood. J Laryngol Otol 90 (1976) 817–821

Pau, H.W.: Das Cogan-Syndrom. Laryng Rhinol 57 (1978) 907–910

Paulsrud, J.R., O.N. Miller: Inhibition of 15-OH prostaglandin-dehydrogenase by several diuretic drugs. Fed Proc 33 (1974) 590

Pearson, B.W., H.O. Barber: Head injury. Some otoneurologic sequelae. Arch Otolaryngol 97 (1973) 81–84

Pearson, B.W., D.E. Brackman: Committee on hearing and equilibrium guidelines for reporting treatment results in Ménière's disease. Otolaryngol Head Neck Surg 93 (1983) 579–581

Peitersen, E.: Vestibulospinal reflexes: VII. Alterations in stepping test in various disorders of the inner ear and vestibular nerve. Arch Otolaryngol 79 (1964) 481–486

Pender, D.J.: Gentamicin tympanoclysis: effects on the vestibular secretory cells. Am J Otolaryngol 6 (1985) 358–367

Perlman, H.B., J.H. Leek: Late congenital syphilis of the ear. Laryngoscope 62 (1952) 1175–1196

Perlman, H.B., J.N. Goldinger, I.A. Cales: Electrolytes studies in Ménière's disease. Laryngoscope 63 (1953) 640–651

Perlman, H.B., R.S. Kimura: Experimental obstruction of venous drainage and arterial blood supply of the inner ear. Ann Otol 66 (1957) 358

Perlman, H.B., R.S. Kimura, C. Fernandez: Experiments on temporary obstruction of the internal auditory artery. Laryngoscope 69 (1959) 591–613

Petermann, W., G. Mulch: Zur Langzeittherapie des Morbus Ménière. Betahistin-dihydrochlorid und Hydrochlorothiazid im Wirkungsvergleich. Fortschr Med 100 (1982) 431–435

Pfaltz, C.R., L. Matéfi: Meniere's disease or syndrome ? A review of diagnostic criteria. In: Ménière's Disease. Pathogenesis, Diagnosis und Treatment.

(Hrg. K.H. Vosteen u. Mitarb.) Thieme, Stuttgart (1981) pp. 1–10

Pfaltz, C.R., J. Thomsen: Symptomatology and definition of Ménière's disease. In Pfaltz, C.R. (Hrg.): Controversial aspects of Ménière's disease. Thieme, Stuttgart 1986, pp. 2–7

Philipszoon, A.J.: Influence of cinnarizine on the labyrinth and on vertigo. Clin Pharmacol Ther 3 (1962) 184

Phillips, A.J., R.J. Marchbanks: Effects of posture and age on tympanic membrane displacement measurements. Br J Audiol 23 (1989) 279–284

Pickard, B.H.: The prognosis in Ménière's disease. Proc R Soc Med 60 (1967) 968–969

Pilgramm, M., M. Roth, B. Fischer: Der Einfluß der hyperbaren Oxygenation auf rheologische Parameter. Perfusion 2 (1988) 79–82

Pirsig, W.: Zur Differentialdiagnose von cochleärer, retrocochleärer und zentraler Schwerhörigkeit: Grenzen der Topodiagnostik mit konventioneller Audiometrie. HNO 25 (1977) 179–186

Pitovski, D.Z., M.J. Drescher, D.G. Drescher: High affinity aldosterone binding sites (Type I receptors) in the mammalian inner ear. Hear Res 69 (1993) 10–13

Plath, P.: Surgery of the round window. Am J Otol 9 (1988) 142–143

Plester, D.: Die chirurgische Behandlung des Morbus Meniere. HNO 18 (1970) 205–210

Plester, D.: Surgery of endolymphatic hydrops. J Otolaryngol Soc Aust 3 (1972) 393–395

Plinkert, P.K., F.P. Harris, R. Probst: Der Einsatz akustischer Distorsionsprodukte zur klinischen Diagnostik. HNO 41(1993) 339–344

Plinkert, P.K.: Physiologie und Pathophysiologie des Corti-Organs. Eur Arch Oto Rhino Laryngol Suppl I (1995) 53–115

Politzer, A.: Ueber Läsion des Labyrinthes. Arch Ohrenheilk 2 (1867) 88–99

Politzer, A.: Pathologische Veränderungen im Labyrinth bei leukämischer Taubheit. Congr Internat d'Otol, Compt rend 3 (1885) 139

Politzer, A.: Lehrbuch der Ohrenheilkunde für practische Ärzte und Studierende. Enke, Stuttgart 1887

Portmann, G.: Le sac et le canal endolymphatiques. Considérations sur leur importance anatomique et leur valeur fonctionelle. Xe Congrès International d'Otologie, Paris 1922. Zbl Hals Nas Ohrenheilk 3 (1923) 431

Portmann, G.: Récherches sur le sac endolymphatique: résultats et surgicales. Acta Otolaryngol (Stockh) 11 (1926) 110–137

Portmann, G.: Vertigo: surgical treatment by opening the saccus endolymphaticus. Arch Otolaryngol 6 (1927) 309

Portmann, M., G. le Bert, J.M. Aran: Potentiels cochléaires obtenues chez l'homme en dehors de toute interventions chirurgicale. Rev Laryngol Otol Rhinol 88 (1967) 157–168

Portmann, M.: Endolymphatic sac surgery. Arch Otolaryng 89 (1969) 101–103

Powers, W.H.: Metabolic aspects of Meniere's disease. Laryngoscope 82 (1972) 1716–1725

Powers, W.H.: Allergic factors in Meniere's disease. Trans Am Acad Ophthalmol Otolaryngol 77 (1973) ORL 22–29

Powers, W.H.: Metabolic aspects of Meniere's disease. Laryngoscope 88 (1978) 122–129

Probst, R., M. Aoyagi, C.R. Pfaltz: Diagnosis of peripheral and central vestibular lesions by the harmonic acceleration test. Adv Oto Rhino Laryng 30 (1983) 159–164

Proctor, B., C. Proctor: Metabolic management in Ménière's disease. Ann Otol Rhinol Laryngol 90 (1981) 615–618

Pulec, J.L.: Meniere's disease: results of a two and one-half-year study of etiology, natural history and results of treatment. Laryngoscope 82 (1972) 1703–1715

Quijano, M.L., H.F. Schuknecht, D.H. Bradley D.H.: The incidence of fibrosis in the vestibular ganglia in Ménière's disease. Arch Otolaryngol 245 (1988) 133–135

Quix, F.H.: Evenwicht. In Bowman u. Bouwer: Leerbock der Zenuwziekten, Vol. 1 Erwen u. Bohn, Haarlem (1923) p. 303

Rahko, T., P. Karma: Transdermal scopolamine for peripheral vertigo (a double-blind study). J Laryngol Otol 99 (1985) 653–656

Rask-Anderson, H., I. Stahle: Immunodefence of the inner ear? Lymphocyte-macrophage interaction in the endolymphatic sac. Acta Otolaryngol (Stockh) 89 (1980) 283–294

Rask-Andersen, H., G. Bredberg, L. Lyttkens, G. Lööf: The function of the endolymphatic duct. An experimental study using ionic lanthanum as a tracer: a preliminary report. Ann NY Acad Sci 374 (1981) 9–11

Rask-Andersen H., U. Friberg, D. Bagger-Sjöbäck: The ultrastructure of the human endolymphatic duct. Acta Otolaryngol (Stockh) 406 (1984) 61–66

Rauch, S., I. Rauch: Physico-chemical properties of the inner ear especially ionic transport. In: Handbook of Sensory Physiology, Vol. V/1. W.D. Keidel, W.D. Neff (Hrg). Springer, Berlin 1974, pp. 647–682

Rauch, S.D., S.N. Merchant, B.A. Thedinger: Meniere's syndrome and endolymphatic hydrops. Double-blind temporal bone study. Ann Otol Rhinol Laryngol 98 (1989) 873–883

Reicke, N.: Die differentialdiagnostischen Möglichkeiten der Luzerner Meßplatte. HNO 39 (1991) 156–161

Reißner, E.: De auris internae formatione. H. Laakmann, Dorpati, Livonorum 1851

Reker, U., H. Rudert, U. Heimke: Untersuchungen zum „vestibulären Recruitment". Laryng Rhinol Otol 54 (1975) 248–256

Reker, U.: Neuronopathia Vestibularis und ihre Differentialdiagnose. HNO 29 (1981) 349–356

Reker, U.: Therapie des peripher-vestibulären Schwindels mit Betahistindimesilat (Aequamen®). Münch Med Wochenschr 125 (1983) 915–918

Reker, U., D. Baumgarten: Langzeittherapie der Meniéreschen Erkrankung mit Betahistindimesilat. Münch Med Wochenschr 129 (1987) 818–820

Retzius, G.: Das Gehörorgan der Vögel und Säugetiere. Acta Otolaryngol (Stockh) (1884)

Richards, S.H.: Meniére's syndrome in otosclerosis. Br Med J 2 (1964) 1227–1229

Ristow, W.: Zur Behandlung des vestibulären Schwindels. HNO-Wegweiser 8 (1959) 155

Ristow, W.: Zur Behandlung der Meniére-Krankheit mittels temporärer Labyrinthanaesthesie. Z Laryngol Rhinol Otol 47 (1968) 442–448

Ristow, W., H.K. Breddin: Blutgerinnungssystem und Thrombocytenfunktion bei der akuten Innenohrschwerhörigkeit und der Meniéreschen Krankheit. Arch Klin Exp Ohren Nasen Kehlkopfheilkd 205 (1973) 186–187

Ritter, J., H. Behrbohm, H.J. Gerhardt: Quantitative Befunde zur Morphologie des Nervus Vestibularis beim Morbus Meniere. Acta Otolaryngol (Stockh) 92 (1981) 385–396

Ritter, J., H.J. Gerhardt, I. Marx: Licht- und elektronenmikroskopische Befunde am Nervus Vestibularis und Ganglion Scarpae beim Morbus Meniére. Acta Otolaryngol (Stockh) 92 (1981) 293–305

Ritter, K., C. Veit: Die Labyrinthapoplexie. Laryng Rhinol 56 (1977) 346–350

Ritter, K.: Die Gefäße des Innenohres. Arch Otorhinolaryngol 219 (1978) 155–177

Ríus, M.: Los coriticosteroides en el tratamiento de la enfermedad de Meniére. An Oto-rino-laring Uru 28 (1958) 52–65

Rizvi, S.S., K.P. Gibbin: Effect of transverse temporal bone fracture on the fluid compartment of the inner ear. Ann Otol Rhinol Laryngol 88 (1979) 741–748

Rizvi, S.S.: Investigations into the cause of canal paresis in Meniere's disease. Laryngoscope 96 (1986) 1258–1271

Roitman, R., Y.P. Talmi, Y. Finkelstein, S. Silver, R. Sadov, Y. Zohar: Acoustic trauma-induced Meniere's syndrome. ORL J Otorhinolaryngol Relat Spec 51 (1989) 246–250

Rollin, W.: Zur Kenntnis des Labyrinthhydrops und des durch ihn bedingten Méniére. Hals-Nasen-Ohren-Arzt 31 (1940) 73–109

Rosenhall, U., W. Deberdt, U. Friberg, A. Kerr, W. Oosterveld: Piracetom in patients with chronic vertigo. Clin Drug Invest 11 (1996) 251–260

Ross, M.D.: Reissner's membrane and the spiral ligament in normal rats and those treated with ethacrynic acid. In: Méniére's Disease. Pathogenesis, Diagnosis and Treatment. K.H. Vosteen, H. Schuknecht, C.R. Pfaltz, J. Wersäll, R.S. Kimura, C. Morgenstern, S.K. Juhn (Hrsg). Thieme, Stuttgart (1981) 76–86

Ross, M.D., S.A. Ernst, T.P. Kerr: Possible functional roles of Na+,K+-ATPase in the inner ear and their relevance to Ménière's disease. Am J Otolaryngol 3 (1982) 353–360

Rossberg, G., H. Schiffarth, K. Hennig, L.K.L. Beck: Zur Diagnose, Therapie, und Prognose der Menière'schen Krankheit. Z. Laryng Rhinol 42 (1963) 316–339

Rossberg, G., E.C. Krüger: Zur Therapie von Hörsturz und M. Menière mit Papaverin und niedermolekularem Dextran. Laryng Otol 56 (1977) 160–166

Roth, Y., J. Kronenberg, M. Wolf: Decompression of the endolymphatic sac. Harefuah 119 (1990) 304–306

Roydhouse, N.: Vertigo and its treatment. Drugs 7 (1974) 297

Ruben, R.J., J. Sekula, J.E. Bordley, G.G. Knickerbocker, G.T. Nager, U. Fisch: Human cochlear responses to sound stimuli. Ann Otol Rhinol Laryngol 69 (1960) 459–476

Ruben, R.J., A.E. Walker: The VIIIth nerve action potential in Ménière's disease. Laryngoscope 73 (1963) 1456–1464

Ruckenstein, M.J., J.A. Rutka, M. Hawke: The treatment of Meniere's disease: Torok revisited. Laryngoscope 101 (1991) 211–218

Rudd, M.J., M.L.I. Harries, C.A. Lynch, D.A. Moffat: Hearing loss fluctuating with blood sugar levels in Ménière's disease. J Laryngol Otol 107 (1993) 620–622

Rudert, H., U. Reker: Saccus endolymphaticus-Drainage bei Morbus Meniere. HNO 22 (1974) 1317–1319

Rudert, H., U. Reker: Gibt es eine Korrelation zwischen vestibulärer und kochleärer Unterfunktion beim Morbus Menière? Laryng Rhinol Otol 54 (1975) 257–263

Rudert, H., U. Reker: Der Unterbergersche Tretversuch bei kompensierten vestibulären Schädigungen. HNO 25 (1977) 246–248

Rudert, H.: Ergebnisse der Sakkotomie beim Morbus Menière (Überblick über 69 Fälle). Laryng Rhinol Otol 56 (1977) 415–416

Rumbaugh, C.L., Th. Bergeron, R.L. Scanlan: Vestibular aqueduct in Ménière's disease. Otolaryngol Clin North Am 12 (1974) 517–525

Ruth, R.A., T.J. Gal, C.A. DiFazio, J.C. Moscicki: Brain-stem auditory-evoked potentials during lidocaine infusion in humans. Arch Otolaryngol 111 (1985) 799–802

Ruth, R.A., P.R. Lambert: Comparison of tympanic membrane to promontory electrode recordings of electrocochleographic responses in patients with Ménière's disease. Otolaryngol Head Neck Surg 100 (1989) 546–452

Rutka, J.A., H.O. Barber: Recurrent vestibulopathy: third review. J Otolaryngol 15 (1986) 105–107

Rydmarker, S., K.C. Horner: Atrophy of outer hair cell stereocilia and hearing loss in hydropic cochleae. Hear Res 53 (1991) 113–122

Saadah, H.A.: Vestibular vertigo associated with hyperlipidemia response to antilipidemic therapy. Arch Intern Med 153 (1993) 1846–1849

Sackett, J.F., J.A. Kozarek, I. Kaufman Arenberg: The clinical significance of tomographic visualization or nonvisualization of the vestibular aqueduct. Otolaryngol Clin North Am 13 (1980) 657–670

Sade, J.: Meniere's disease. J Laryngol Otol 95 (1981) 261–271

Sade, J., E. Yaniv: Unrecognized infantile Ménière's disease. Am J Otol 2 (1981) 196–198

Sade, J., E. Yaniv: Meniere's disease in infants. Acta Otolaryngol Stockh 97 (1984) 33–37

Safarova, K.G., V.A. Bystrenin: Dve operatsii alkogolizatsii ushnogo labirinta. Zh Ushn Nos Gorl Bolezn (1975) 93–94

Sakata, E., Y. Umeda: Treatment of tinnitus by transtympanic infusions of lidocaine. Auris Nasus Larynx 3 (1976) 133–138

Sakata, E., Y. Kitago, Y. Murata, K. Teramoto: Behandlung der Ménièreschen Krankheit. Paukenhöhleninfusion von Lidocain- und Steroidlosung. Auris Nasus Larynx 13 (1986) 79–89

Salas, J.R.: Metoclopramide for vertigo. Z med J 66 (1967) 871–872

Salt, A.N., R. Thalmann, D.C. Marcus, B.A. Bohne: Direct measurement of longitudinal endolymph flow rate in the guinea pig cochlea. Hearing Res 23 (1986) 141–151

Salt, A.N., T. Konishi: The cochlear fluids: perilymph and endolymph. In: Neurobiology of Hearing – The Cochlea. R.A. Altschuler, D.W. Hoffman, R.P. Bobbin (Hrg), Raven Press, New York (1986) pp. 109–122

Salt, A.N., N. Inamura, R. Thalmann, A. Vora: Calcium gradients in inner ear endolymph. Am J Otolaryngol 10 (1989) 371–375

Salt, A.N., J. DeMott: Longitudinal endolymph flow associated with acute volume increase in the guinea pig cochlea. Hear Res 107 (1997) 29–40

Sando, I., M. Ikeda: The vestibular aqueduct in patients with Meniere's disease. A temporal bone histopathological investigation. Acta Otolaryngol (Stockh) 97 (1984) 558–570

Sanna, M., M. Portmann, J.P. Bebear, C. Zini, A. Mazzoni, A. Gandolfi, E. Pasanisi, S. Bacciu, G. Bortesi: La chirurgie fonctionnelle du vertige. Rev Laryngol Otol Rhinol Bord 107 (1986) 233–244

Sano, M., M. Sakagami, T. Harada, T. Matsunaga: Histopathologic findings of the temporal bones of professor emeritus Kyoshiro Yamakawa. Equilibrium Res 45 (1986) 302–305

Santos, P.M., R.A. Hall, J.M. Snyder, L.F. Hughes, R.A. Dobie: Diuretic and diet effect on Meniere's disease evaluated by the 1985 Committee on Hearing and Equilibrium guidelines. Otolaryngol Head Neck Surg 109 (1993) 680–689

Sarter, P.M.: Vertigo in children [letter]. Br Med J 2 (1977) 1416

Sauer, R.C., A.W. Kaemmerle, I.K. Arenberg: The prognostic value of the glycerol test: a review of 60 ears with unidirectional inner ear valve implants. Otolaryngol Clin North Am 13 (1980) 693–701

Saxén, A.: Histological studies of endolymph secretion and resorption in the inner ear. Acta Otolaryngol (Stockh) 40 (1951) 23–31

Schacht, J.: Molecular mechanisms of drug-induced hearing loss. Hear Res 22 (1986) 297–304

Schätzle, W., J. Haubrich: Pathologie des Ohres. In: Spezielle pathologische Anatomie. Hrg.: Doerr, Seifert, Uehlinger, Bd. 9. Springer, Berlin (1975) pp. 207

Scherer, H., J. Bschorr: Betrachtungen zur Wirksamkeitsmessung antivertiginöser Medikamente anhand zweier Standardpräparate und eines neu entwickelten Psychopharmakons. Laryng Rhinol 59 (1980) 477–484

Scherer, H.: Die räumliche Orientierung. MMW 11 (1982) 261–267

Scherer, H.: Nebenwirkungen von Medikamenten auf das Gleichgewicht. Laryngol Rhinol Otol Stuttg 65 (1986) 467–469

Scherer, K., K. Helling, S. Hausmann, A.H. Clarke: On the origin of interindividual susceptibility to motion sickness. Acta Otolaryngol (Stockh) 117 (1997) 149–153

Schlöndorff, G., R. Mösges, D. Meyer-Ebrecht, W. Krybus, L. Adams: CAS (computer assisted surgery) Ein neuartiges Verfahren in der Kopf- und Halschirurgie. HNO 37 (1987) 187

Schmidt, C.L.: Aktuelle medikamentöse Therapie beim Morbus Menière. Laryng Rhinol Otol 56 (1977) 407–409

Schmidt, P.H., R.C. Brunsting, J.B. Antvelink: Meniere's disease: etiology and natural history. Acta Otolaryngol (Stockh) 87 (1979) 410–412

Schorn, K.: Difference limen for intensity in patients with sudden deafness and other inner ear disorders. Adv Otorhinolaryngol 27 (1981) 100–109

Schorn, K., E. Zwicker: Frequency selectivity and temporal resolution in patients with various inner ear disorders. Audiology 29 (1990) 8–20

Schrader, B., R. Laskawi, M. Schröder, R. Chilla, J. Brauneis: Zur Therapie der Fazialisparese bei Zoster oticus mit Aciclovir. Laryngorhinootologie 68 (1989) 141–143

Schrader, M., M. Lenz, G. Schroth, H. König: Kernspintomographie: Eine neue bildgebende Diagnostik im Bereich des Felsenbeins und Kleinhirnbrückenwinkels. Laryngo Rhino Otol 66 4 (1987) 5–53

Schröder, M., H.W. Prange, J. Bartels: Hör- und Gleichgewichtsstörungen bei Patienten mit Neurosyphilis. HNO 31 (1983) 117–122

Schubert, K.: Zur Diagnostik und Therapie des M. Ménière. Ärztl Forsch 3 (1949) 45–48

Schuknecht, H.F., R.S. Kimura: Functional and histological findings after obliteration of the periotic duct and endolymphatic sac in sound conditioned cats. Laryngoscope 63 (1953) 1170–1192

Schuknecht, H.F.: Ablation therapy in the management of Menière's disease. Acta Otolaryngol (Stockh) 132 (1957) 1–42

Schuknecht, H.F., J.T. Benitez, J. Beekhuis: Further observations on the pathology of Menière's disease. Ann Otol Rhinol Laryngol 71 (1962) 1039–1053

Schuknecht, H.F., A. El Seifi: Experimental observations on the fluid pathology of the inner ear. Ann Otol Rhinol Laryngol 72 (1963) 687–712

Schuknecht, H.F.: Menière's disease: A correlation of symptomatology and pathology. Laryngoscope 73 (1963) 651–665

Schuknecht, H.F., M. Igarashi, W.D. Chasin: Inner ear hemorrhage in leukemia. Laryngoscope 75 (1965) 662–668

Schuknecht, H.F., C. Northrop, M. Igarashi: Cochlear pathology after destruction of the endolymphatic sac in the cat. Acta Otolaryngol (Stockh) 65 (1968) 479–587

Schuknecht, H.F.: Cupulolithiasis. Arch Otolaryngol 90 (1969) 765–778

Schuknecht, H.F.: Pathophysiology of the fluid systems of the inner ear. Contrib Sens Physiol 4 (1970) 75–93

Schuknecht, H.F., J.C. Kirchner: Cochlear otosclerosis: fact or fantasy. Laryngoscope 84 (1974) 766–782

Schuknecht, H.F., A.A. Belal: The utriculo-endolymphatic valve: its functional significance. J Laryngol Otol 89 (1975) 985–996

Schuknecht, H.F.: Pathophysiology of endolymphatic hydrops. Arch Otorhinolaryngol 212 (1976) 253–262

Schuknecht, H.F., A.J. Gulya: Endolymphatic hydrops. An overview and classification. Ann Otol Rhinol Laryngol Suppl 106 (1983) 1–20

Schuknecht, H.F.: The pathophysiology of Meniere's disease. Am J Otol 5 (1984) 526–527

Schuknecht, H.F.: Classification of endolymphatic hydrops. Am J Otol 5 (1984) 528

Schuknecht, H.F., M. Igarashi: Pathophysiology of Ménière's disease. In Pfaltz, C.R. (Hrg.): Controversial aspects of Ménière's disease. Thieme Inc., New York 1986

Schuknecht, H.F., C. Reisser: The morphologic basis for perilymphatic gushers and oozers. Adv Oto-Rhino-Laryng 39 (1988) 1–12

Schuknecht, H.F.,Y. Suzuka, C. Zimmermann: Delayed endolymphatic hydrops and its relationship to Menière's disease. Ann Otol Rhinol Laryngol 99 (1990) 843–853

Schuknecht, H.F., A. Rüther: Blockage of longitudinal flow in endolymphatic hydrops. Eur Arch Otorhinolaryngol 248 (1991) 209–217

Schüssler, U., M. Handrock, R. Matthias: Die Ruptur der runden Fenstermembran – eine Ursache des akuten Hörsturzes. Laryng Rhinol Otol 61 (1982) 207–210

Schweizer, J., E. Klemm, R. Kaulen, E. Altmann: Farbkodierte Duplex-Sonografie-Befunde und transkraniell-farbduplexsonographische Befunde bei Patienten mit akuten Innenohrstörungen – eine vorläufige Beobachtung. VASA 24 (1995) 238–240

Schwerdtfeger, P., J. Gosepath: Ergebnisse der transtemporalen Vestibularisneurektomie bei der Behandlung des Morbus Menière. Laryngol Rhinol Otol Stuttg 62 (1983) 306–311

Secrétan, J.P.: De l'histologie normale du sac endolymphatique chez l'homme. Acta Otolaryngol (Stockh) 32 (1944) 119–163

Secrétan, J.P.: Le syndrome de Ménière peut-il être d'origine traumatique? Confinia Neurol 9 (1949) 438–443

Segers, J.M., D. Boedts: Clinical trials of betahistine hydrochloride in the treatment of Ménière's disease. Acta Otorhinolaryngol Belg 29 (1975) 814–821

Seifert, K.: Peripher-vestibulärer Schwindel und funktionelle Kopfgelenksstörung. HNO 35 (1987) 363–371

Seiferth, L.B., R. Gastmann: Behandlung der Menièreschen Erkrankung durch intravenöse Sauerstoffinsufflation. HNO 12 (1964) 74–78

Seipel, J.H., J.E. Floam: Rheoencephalographic and other studies of betahistine in humans. I. The cerebral and peripheral circulatory effects of single doses in normal subjects. J Clin Pharmacol 15 (1975) 144–154

Sémont, A., G. Freyss, E. Vitte : Curing the BPPV with a liberatory maneuver. Adv Otorhinolaryngol 42 (1988) 290–293.

Shah, K.U., A. Shah: Labyrinthine vertigo treatment with ephedrine nasal douche. J Assoc Physicians India 29 (1981) 819–823

Shambaugh, G.E., V. O. Knudsen: Report of an investigation of ten cases of diplacusis. Trans Am Otol Soc 16 (1923) 397

Shambaugh, G.E.: Allergic therapy for Meniere's disease. Am J Otol 5 (1984) 556–557

Shapiro, S.L.: Meniere's autopsy report. Eye Ear Nose Throat Mon 49 (1970) 199–202

Shaver, E.F.: Allergic management of Meniere disease. Arch Otolaryngol 101 (1975) 96–99

Shea, J.J.: Teflon film drainage of the endolymphatic sac. Arch Otolaryngol 83 (1966) 316–319

Shea, J.J., A.E. Kitabchi: Management of fluctuant hearing loss. Arch Otolaryngol 97 (1973) 118–124

Shea, J.J., C.H. Norris: Streptomycin perfusion of the labyrinth. Acta Otolaryngol (Stockh) Suppl 485 (1991) 123–130

Shea, J.J.: The classification and treatment of Ménière's disease. Acta Otorhinolaryngol belg 47 (1993) 303–310

Shea, J.J., Jr.: Classification of Meniere's disease. Am J Otol 14 (1993) 224–229

Shea, J.J., X. Ge, D.J. Orchik: Traumatic endolymphatic hydrops. Am J Otol 16 (1995) 235–240

Sheehy, J.L., J.V. Robinson, J.E. Bush: Intravenous histamine in otologic practice. Side effects in 2, 347 administrations. Arch Otolaryngol 106 (1980) 159–160

Shennawy, M.E.: Posterior fossa vestibular nerve section with simultaneous decompression of the endolymphatic sac: a preliminary report. In: Skull Base Surgery. M. Samii (Hrg). Karger, Basel 1994, pp. 960–961

Shinkawa, H., R.S. Kimura: Effect of diuretics on endolymphatic hydrops. Acta Otolaryngol (Stockh) 101 (1986) 43–52

Shojaku, H., Y. Watanabe, K. Mizukoshi, M. Kitahara, Y. Yazawa, I. Watanabe, J. Ohkubo: Epidemiological study of severe cases of Ménière's disease in Japan. Acta Otolaryngol (Stockh) Suppl 520 (1995) 415–418

Shulman, A.: Vasodilator-antihistamine therapy and tinnitus control. J Laryngol Otol Suppl 4 (1981) 132–129

Siebenmann, F.: Multiple spongiosis der Labyrinthkapsel als Sectionsbefund bei einem Fall von progressiver Schwerhörigkeit. Ohrenheilk 34 (1899) 356–374

Siebenmann, F.: Anatomische Untersuchungen über den Saccus und Ductus endolymphaticus beim Menschen. Passow u. Schaefer Beitr Anat Ohr 13 (1919) 59

Sieluzycki, C.: Beitrag über die allergischen Hintergründe der Menière-Krankheit. HNO 18 (1970) 214–216

Siirla, U.: Über den Bau und die Funktion des Ductus und Saccus endolymphaticus bei alten Menschen. Z Anat Entwicklungsgesch 3 (1941) 246–265

Siirala, U., K. Gelhar: Further studies on the relationship between Meniere, psychosomatic constitution and stress. Acta Otolaryngol (Stockh) 70 (1970) 142–147

Silverstein, H., H.F. Schuknecht: Biochemical studies of inner ear fluid in man. Changes in otosclerosis, Meniere's disease, and acoustic neuroma. Arch Otolaryngol 84 (1966) 395–402

Silverstein, H.: The effects of perfusing the perilymphatic space with artificial endolymph. Ann Otol Rhinol Laryngol 79 (1970) 754–765

Silverstein, H., W.L. Griffin jr.: Diagnostic labyrinthotomy in otologic disorders. Arch Otolaryngol 91 (1970) 414–423

Silverstein, H.: The inner ear fluids in man. Laryngoscope 83 (1973) 79–107

Silverstein, H., T. Takeda: Sodium loading of inner ear fluids. Ann Otol Rhinol Laryngol 85 (1976) 769–775

Silverstein, H., H. Norrell, T. Haberkamp: A comparison of retrosigmoid IAC, retrolabyrinthine, and middle fossa vestibular neurectomy for treatment of vertigo. Laryngoscope 97 (1987) 165–173

Simmons, F.B.: Theory of membrane breaks in sudden hearing loss. Arch Otolaryngol 88 (1968) 41–48

Simmons, F.B., T.J. Glattke, D.B. Downie: Lidocaine in the middle ear: a unique cause of vertigo. Arch Otolaryngol 98 (1973) 41–43

Simmons, F.B.: The double-membrane break syndrome in sudden hearing loss. Laryngoscope 89 (1979) 59–64

Simmons, F.B.: Perilymph fistula: some diagnostic problems. Adv Otorhinolaryngol 28 (1982) 68–72

Simmons, F.B.: Lidocaine in the treatment of Meniere's disease [Brief]. Arch Otolaryngol 111 (1985) 829

Simon, H., K. Niederkorn, S. Horner, M. Duft, M. Schrockenfuchs: Einfluß der Halsdrehung auf das vertebrobasiläre System. Ein transkraniell-dopplersonographischer Beitrag zur Physiologie. HNO 42 (1994) 614–618

Simonton, K.M.: Menière's symptom complex. Ann Otol Rhinol Laryngol 49 (1940) 80

Simpson, L.O.: The etiopathogenesis of premenstrual syndrome as a consequence of altered blood rheology. Med Hypothesis 25 (1988) 189–195

Sismanis, A., G.B. Hughes, E. Abedi: Coexisting otosclerosis and Meniere's disease: a diagnostic and therapeutic dilemma. Laryngoscope 96 (1986) 9–13

Sjaak, F., L. Klis, G.F. Smorrenburg: A comparison of several experimental animal models for Menière's disease. In: Ménière's Disease. S. Verthauge, M. Katholm, P. Mikines (Hrsg). Scanticon, Kolding (1995) 123–141

Smith, C.A.: Capillary areas of the cochlea in the guinea pig. Laryngoscope 61 (1951) 1073–1095

Smyth, G.D., A.G. Kerr, D.S. Gordon: Vestibular nerve section for Meniere's disease. J Laryngol Otol 90 (1976) 823–831

Snively jr., W.D., D.R. Beshear, K.T. Roberts: Sodium-restricted diet: review and current status. Nurs Forum 13 (1974) 59–86

Snyder, J.M.: Changes in hearing associated with glycerol test. Arch Otolaryng 93 (1971) 155–160

Snyder, J.M.: Predictability of the glycerin test in the diagnosis of Ménière's disease. Clin Otolaryngol 7 (1982) 389–397

Soliman, A.M. : Immune-mediated inner ear disease. Am J Otol 13 (1992) 575–579

Sørensen, H.: Menière's syndrome in a seven-year-old-girl. J Laryngol Otol 73 (1959) 346

Spaulding, A.J.: Tinnitus with a plea for its more accurate musical notation. Arch Otolaryngol 32 (1903) 263–272

Spencer jr., J.T.: Hyperlipoproteinemia and inner ear disease. Otolaryngol Clin North Am 8 (1975) 483–492

Spencer jr., J.T.: Hyperlipoproteinemia, hyperinsulinism, and Meniere's disease. South Med J 74 (1981) 1194–7,1200

Spoendlin, H., W. Lichtensteiger: The adrenergic innervation of the labyrinth. Acta Otolaryngol (Stockh) 61 (1966) 423–434

Spoendlin, H.: Vascular stria. In: Submicroscopic Structure of the Inner Ear. (Hrg. S. Iurato), Pergamon Press, Oxford (1967) pp. 131–149

Spoendlin, H., V. Balle, G. Bock, G. Bredberg, N. Danckwardt Lilliestrom, H. Felix, M. Gleeson, L.G. Johnsson, L. Luciano, H. Rask-Andersen, et al: Multicentre evaluation of the temporal bones obtained from a patient with suspected Meniere's disease. Acta Otolaryngol (Stockh) Suppl 499 (1992) 1–21

Stahle, J., B. Bergman: The caloric reaction in Meniere's disease. An electronystagmographical study in 300 patients. Laryngoscope 77 (1967) 1629–1643

Stahle, J., H.F. Wilbrand: The vestibular aqueduct in patients with Meniere's disease. A tomographic and clinical investigation. Acta Otolaryngol (Stockh) 78 (1974) 36–48

Stahle, J., H. Deuschl, S.G. Johansson: Meniere's disease and allergy, with special reference to immunoglobulin E and IgE antibody (reagin) in serum. Int J Equilib Res 4 (1974) 22–27

Stahle, J.: Menière's disease: allergy, immunology, psychosomatic, hypo- and hypertonus. Arch Otorhinolaryngol 212 (1976) 287–292

Stahle, J.: Advanced Meniere's disease. A study of 356 severely disabled patients. Acta Otolaryngol (Stockh) 81 (1976) 113–119

Stahle, J.: Medical treatment of fluctuant hearing loss in Meniere's disease. Am J Otol 5 (1984) 529–533

Stahle, J., C. Stahle, I.K. Arenberg: Incidence of Meniere's disease. Arch Otolaryngol 104 (1978) 99–102

Stahle, J., H.F. Wilbrand, H. Rask-Andersen: Temporal bone characteristics in Meniere's disease. Ann N Y Acad Sci 374 (1981) 794–807

Stahle, J., I.K. Arenberg, G. Goldman: Staging Meniere's disease: description of a vertigo-disability profile. Am J Otol 2 (1981) 357–364

Stahle, J., H.F. Wilbrand: The temporal bone in patients with Meniere's disease. Acta Otolaryngol (Stockh) 95 (1983) 81–94

Stahle, J., I. Klockhoff: Diagnostic procedures, differential diagnosis, and general conclusions. In: Controversial Aspects of Menière's Disease. C.R. Pfaltz (Hrsg.). Thieme, Stuttgart (1986) pp. 71–86

Stahle, J.: Ultrasonic treatment of Meniere's disease. Acta Otolaryngol (Stockh) Suppl 449 (1988) 11–12

Stahle, J.: Some historical notes on Meniere's disease. In: Ménière's Disease. S. Verthauge, M. Katholm, P. Mikines (Hrsg). Scanticon, Kolding (1995) 13–23

Stange, G., C.L. Schmidt, H. Orthenberger: Schädigung gleich- und gegenseitiger Hörpotentiale des Meerschweinchens nach intratympanaler Applikation von Streptomycinsulfat. Arch Otorhinolaryngol 217 (1977) 361–368

Steinberger, A., M. Pansini: The treatment of Meniere's disease by acupuncture. Am J Chin Med 11 (1983) 102–105

Steinbusch, H.W.M: Distribution of histaminergic neurons and fibers in rat brain. Comparison with noradrenergic and serotonergic innervation of the vestibular system. Acta Otolaryngol (Stockh) 479 (1991) 12–23

Steinhausen, W.: On the proof of the movement of the cupula in the complete arcade-ampulla of the labyrinth under rotary and caloric stimulation. Pflügers Arch Ges Physiol 228 (1931) 322–328

Stenglein, C., K. Cidlinsky: Neurovaskuläre Kontakte im inneren Gehörgang und Kleinhirnbrückenwinkel. Ein methodischer Vergleich zwischen CT mit Luftzisternomeatographie und MR Angiographie. HNO 40 (1992) 381–385

Stephens, S.D.: Personality tests in Ménière's disorder. J Laryngol Otol 89 (1975) 479–490

Sterkers, J.M.: Deux indications nouvelles de la micro-chirurgie: le vertige et Meniere et le neurinome de l'acousti-que. Cah Coll Med Hop Paris 7 (1966) 715–720

Sterkers, J.M.: Le shunt de W. House dans le vertige de Menière. Probl Actuels Otorhinolaryngol (1969) 65–73

Sterkers, J.M., F. Jobert: Vertiges de Menière traités par neurectomie vestibulaire. Principe, technique, resultats (30 cas). Rev Neurol Paris 127 (1972) 384–387

Sterkers, J.M., J. Pietruski: Neurotomie vestibulaire par voie trans-temporale. A propos de 23 observations. Ann Otolaryngol Chir Cervicofac 89 (1972) 93–110

Sterkers, J.M.: Removal of bilateral and unilateral acoustic tumors with-preservation of hearing: a comparison of the retrosigmoid and the translabyrinthine approach. In: Neurological surgery of the ear II. Aesculapius, Birmingham, Alabama, (1980), pp 269–277

Sterkers, O., G. Saumon, P. Tran Ba Huy, C. Amiel: Evidence for a perilymphatic origin of the endolymph: application to the pathophysiology of Meniere's disease. Am J Otolaryngol 3 (1982) 367–375

Sterkers, O., E. Ferrary, C. Amiel: Inter- and intracompartimental osmotic gradients within the rat cochlea. Am J Physiol 247 (1984) F602–F606

Sterkers, O., P. Leriche, E. Ferrary, F. Paquelin: Effets du mannitol sur les liquides de l'oreille interne. Ann otolaryng (Paris) 104 (1987) 127–135

Sterkers, O., E. Ferrary, C. Amiel: Production of inner ear fluids. Physiol Rev 68 (1988) 1083–1127

Sterkers, O., E. Ferrary: Formation of the inner ear fluids. In: Ménière's Disease. S. Verthauge, M. Katholm, P. Mikines (Hrsg). Scanticon, Kolding (1995) 105–113

Stoiber, L., G. Stanek: Lyme-Borreliose – häufige Ursache ein- und beidseitiger peripherer Fazialisparesen, Hörsturz und Vestibularisstörungen. Arch Otorhinolaryngol Suppl II (1988) 236–237

Stoll, W.: Die Begutachtung vestibulärer Störungen. Eine Orientierungshilfe zur Bemessung der MdE. Laryng Rhinol 58 (1979) 509–515

Stoll, W.: Postraumatische Schwindelbeschwerden aus der Sicht des Gutachters. Laryng Rhinol Otol 60 (1981) 500–503

Stoll, W.: Behandlung peripher-vestibulärer Störungen mit Aequamen (Betahistindimesilat). Der Kassenarzt 22 (1982) 1915–1918

Stoll, W.: Barotraumen des Ohres – Kasuistik eines Tauchunfalles. Notfallmed 10 (1984) 708–718

Stoll, W.: Posturographie in der Vestibularisdiagnostik. Prinzip, Interpretation und klinische Erfahrung. Laryng Rhinol Otol 64 (1985a) 590–594

Stoll, W.: Diskussionsbemerkung zum Referat. Arch Oto-Rhino-Laryngol Suppl II (1985b) 6–7

Stoll, W.: Die Begutachtung des Morbus Menière. Laryng Rhinol Otol 67 (1988) 465–468

Stoll, W.: Der alte Mensch im Straßenverkehr aus Sicht des HNO-Arztes. Fortschr Med 111 (1993) 255–257

Stoll, W.: Otogener Schwindel. Differenzierung und Therapie. Laryng Rhinol Otol 72 (1993) 311–315

Straub, D. u. d. Walroß-Crew: Nichts wie hinterher – mit Walross III im Whitbread-Rennen um die Welt. Verlag Delius Klasing, Bielefeld 1983

Strutz, J.: Otorhinolaryngologische Aspekte zum Sporttauchen. HNO 41 (1993) 401–411

Stupp, H.: Die medikamentöse Therapie der Menièreschen Krankheit. Arch Otorhinolaryngol 212 (1976) 375–384

Stupp, H., S. Kahl: Menière-Therapie mit Betahistin. HNO 24 (1976) 320–325

Suga, F., J.B. Snow: Cochlear blood flow in response to vasodilating drugs and some related agents. Laryngoscope 79 (1969) 1956–1979

Sugita, M., H. Matsutani, M. Moriguchi, A. Matsunaga, Y. Nakai: Distribution of arteries from brain stem to inner ear around the auditory canal. Acta Otolaryngol (Stockh) Suppl 486 (1991) 45–52

Suh, K.W., D.T.R. Cody: Obliteration of vestibular and cochlear aqueducts in animals. Trans Amer Acad Ophthalmol Otolaryngol 84 (1977) 359–367

Suzuki, T., T. Nakashima, S. Naganawa, N. Yanagita: Magnetic resonance imaging of the endolymphatic duct and sac in Ménière's disease. Auris Nasus Larynx (Tokyo) 19 Suppl I (1992) S81–S87

Swanson, S.J. , H.A. Dengerink: Changes in pure-tone thresholds and temporary shifts as a function of menstrual cycle and oral contraceptives. J Speech Hearing Res 31 (1988) 569–574

Syková, E., J. Syka, B.M. Johnstone, G.K. Yates: Longitudinal flow of endolymph measured by distribution of tetraethylammonium and choline in scala media. Hear Res 28 (1987) 161–171

Sziklai, I.: Human otosclerotic bone-derived peptide decreases the gain of the electromotility in isolated outer hair cells. Hear Res 95 (1996) 100–107

Tahara, T., T. Sekitani, Y. Imate, K. Kanesada, M. Okami: Vestibular neuronitis in children. Acta Otolaryngol (Stockh) Suppl 503 (1993) 49–52

Taillens, J.P.: Cortisone in clinical otorhinolaryngology. Its action mechanisms; its indications; its contraindications. Adv Oto-Rhino-Laryng 15 (1968) 32–63

Takahashi, T., R.S. Kimura: The ultrastructure of the spiral ligament in the rhesus monkey. Acta Otolaryngol (Stockh) 69 (1970) 40–60

Takeda, T., A. Kakigi, H Saito: Antidiuretic hormone (ADH) and endolymphatic hydrops. Acta Otolaryngol (Stockh) Suppl 519 (1994) 219–222

Takeda, T., A. Kakigi, H. Saito: Antidiuretic hormone (ADH) and endolymphatic hydrops. Acta Otolaryngol (Stockh) Suppl 519 (1995) 219–222

Takumida, M., D. Bagger-Sjöbäck, H. Rask-Andersen: The endolymphatic sac with or without colchicine pretreatment. Hear Res 40 (1989) 1–16

Takumida, M., D. Bagger-Sjöbäck, H. Rask-Andersen: The endolymphatic sac and inner ear homeostasis. II: Effect of glycerol on the sensory end organs with or without colchicine pretreatment. Hear Res 40 (1989) 17–28

Tanioka, H., H. Zusho, T. Machida, Y. Sasaki, T. Shirakawa: High-resolution MR imaging of the inner ear: findings in Meniere's disease. Eur J Radiol 15 (1992) 83–88

Tanyeri, H., I. Lopez, V. Honrubia: Histological evidence for hair cell regeneration after ototoxic cell destruction with local application of gentamicin in the chinchilla crista ampullaris. Hear Res 89 (1995) 194–202

Tarlé, Y.: Prosper Menière et la naissance de la Menièrologie. VIIe Congrès International d'oto-rhino-laryngologie Paris 1961

Tasaki, I., C. Fernandez: Modification of cochlear microphonics and action potentials by KCl solution and by direct currents. J Neurophysiol 15 (1952) 497–507

Temkin, J.: Die Schädigung des Ohres durch Lärm und Erschütterung. Mschr Ohrenheilk 67 (1933) 705–736

Terayama, Y., E. Holz, C. Beck: Adrenergic innervation of the cochlea. Ann Otol Rhinol Laryngol 75 (1966) 69–86

Thalmann, R., T. Miyoshi, I. Thalmann: The influence of ischemia upon the energy reserves of inner ear tissues. Laryngoscope 82 (1972) 2249–2272

Thalmann, R.: Recent refinements of quantitative chemicals analysis of tissues and cells of the inner ear. Acta Otolaryngol (Stockh) 73 (1972) 160–174

Thoenen, H.: Neurotrophins and neuronal plasticity. Science 270 (1995) 593–598

Thomas, K., M.S. Harrison: Long-term follow up of 610 cases of Meniere's disease. Proc R Soc Med 64 (1971) 853–856

Thomsen, J., P. Bech, A. Geisler, S. Prytz, O.J. Rafaelsen, P. Vendsborg, K. Zilstorff: Lithium treatment of Meniere's disease. Results of a double-blind cross-over trial. Acta Otolaryngol (Stockh) 82 (1976) 294–296

Thomsen, J., P. Bech, S. Prytz, P. Vendsborg, K. Zilstorff: Meniere's disease: lithium treatment (demonstration of placebo effect in a doubleblind crossover trial). Clin Otolaryngol 4 (1979) 119–123

Thomsen, J., S. Vesterhauge: A critical evaluation of the glycerol test in Ménière's disease. J Otolaryngol 8 (1979) 145–150

Thomsen, J., P. Bretlau, M. Tos, N.J. Johnsen: Meniere's disease: endolymphatic sac decompression compared with sham (placebo) decompression. Ann N Y Acad Sci 374 (1981) 820–830

Thomsen, J., P. Bretlau, M. Tos, N.J. Johnsen: Placebo effect in surgery for Meniere's disease. A double-blind, placebo-controlled study on endolymphatic sac shunt surgery. Arch Otolaryngol 107 (1981) 271–277

Thomsen, J., P. Bretlau, M. Tos, N.J. Johnsen: Placebo effect in surgery for

Meniere's disease: three-year follow-up. Otolaryngol Head Neck Surg 91 (1983) 183–186

Thomsen J.: Defining valid approaches to the therapy for Menière's disease. Ear Nose Throat J 65 (1986) 396–402

Thomsen, J., P. Bretlau, M. Tos, N.J. Johnsen: Endolymphatic sac-mastoid shunt surgery. A nonspecific treatment modality? Ann Otol Rhinol Laryngol 95 (1986) 32–35

Thomsen, J., A. Kerr, P. Bretlau, J. Olsson, M. Tos: Endolymphatic sac surgery: why we do not do it. The non-specific effect of sac surgery. Clin Otolaryngol 21 (1996) 208–211

Thronton, A.R.D., G. Farrell, N.P. Haacke: A non-invasive, objective test of endolymphatic hydrops. Acta Otolaryngol (Stockh) 479 (1991) 35–43

Timmermann, H.: Histamine receptors in the central nervous system. Pharm Weekbl (Sci) 11 (1989) 146–150F

Timmermann, H.: Histamine agonists and antagonists. Acta Otolaryngol (Stockh) Suppl 479 (1991) 5–11

Tjernstrom, O., M. Casselbrant, S. Harris, A. Ivarsson: Hearing improvement in attacks of Meniere's disease treated with pressure chamber. Adv Otorhinolaryngol 25 (1979) 54–60

Tjernstrom, O., M. Casselbrant, S. Harris, A. Ivarsson: Current status of pressure chamber treatment. Otolaryngol Clin North Am 13 (1980) 723–729

Tjernström, O. , M. Casselbrant: Pressure chamber treatment in acute attacks of Menière's disease. In: Ménière's Disease. Pathogenesis, Diagnosis and Treatment. K.H. Vosteen, H. Schuknecht, C.R. Pfaltz, J. Wersäll, R.S. Kimura, C. Morgenstern, S. K. Juhn (Hrsg). Thieme, Stuttgart (1981) 211–215

Tomiyama, S., J.P. Harris: The endolymphatic sac: its importance in inner ear immune response. Laryngoscope 96 (1986) 685–691

Tomiyama, S., J.P. Harris: The role of endolymphatic sac in inner ear immunity. Acta Otolaryngol (Stockh) 103 (1987) 182–188

Tomiyama, S.: Endolymphatic hydrops induced by immune response of the endolymphatic sac: relation to perilymph antibody levels. Ann Otol Rhinol Laryngol Suppl 157 (1992) 48–53

Tomiyama, S.: Development of endolymphatic hydrops following immune response in the endolymphatic sac of the guinea pig. Acta Otolaryngol (Stockh) (1992) 470–478

Tomiyama, S., T. Yagi, M. Skagami, K. Fukazawa: Immunological pathogenesis of endolymphatic hydrops and its relation to Menière's disease. Scanning Microsc 7 (1993) 907–920

Tomiyama, S., M. Nonaka, T. Yagi: Vestibular immune injury following immune reaction of the endolymphatic sac. ORL 56 (1994) 11–18

Tomiyama S., T. Kinoshita, K. Jinnouchi, T. Ikezono, T. Gotoh, Y. Pawanker, R. Yagi: Fluctuating hearing loss following immune reaction in the endolymphatic sac of guinea pigs. ORL 57 (1995) 122–128

Tomoda, K., Y. Suzuka, H. Iwai, T. Yamashita, T. Kumazawa: Menière's disease and autoimmunity: clinical study and survey. Acta Otolaryngol (Stockh) Suppl 500 (1993) 31–34

Tonkin, J.P.: A new theory of hearing. Am J Otol 10 (1989) 312–313

Tonndorf, J.: Mechanism of hearing loss in early cases of hearing loss. Ann Otol Rhinol Laryngol 66 (1957) 766–784

Tonndorf, J.: The hydrodynamic origin of aural harmonics in the cochlea. Ann Otol Rhinol Laryngol 67 (1958) 754

Tonndorf, J.: Mechanical causes of fluctuant hearing loss. Otolaryng Clin North Am 8 (1975) 303–313

Tonndorf, J.: Endolymphatic hydrops: Mechanical causes of hearing loss. Arch Klin Exp Ohren Nasen Kehlkopfheilkd 212 (1976) 293

Tozok, N.: Old and new in Meniere disease. Laryngoscope 87 (1977) 1870–1877

Touma, J.B.: Prosper Meniere: a glimpse at his personality and time from his introduction of Kramer's book, „Diseases of the Ear". Am J Otol 7 (1986) 305–308

Tran Ba Huy, P.: Electrophysiological and biochemical findings in four cases of Meniere's disease. Acta Otolaryngol (Stockh) 97 (1984) 571–579

Tran Ba Huy, P.: Physiopathology of peripheral non-Meniere's vestibular disorders. Acta Otolaryngol (Stockh) Suppl 513 (1994) 5–10

Trincker, D.: Histologische Darstellung der Cupula durch Gelatine Einbettung. Z Laryng Rhinol 31 (1952) 463

Tullio, P.: I rapporti tr il riflesso sonoro labyrinthico oculare: sulla funzione die canali semicircolari IV. Arch Fisiol 17 (1919) 176–232

Tullio, P.: Forschung und Betrachtungen zur experimentellen Otologie und Phonetik. Mschr Ohrenheilk 64 (1930) 160–186

Tumarkin, A.: The otolithic catastrophe: a new syndrome. Br Med J 1 (1936) 175–177

Tumarkin, A.: On Ménière's syndrome. Proc roy Soc Med 54 (1961) 907–912

Tumarkin, A.: Thoughts on the treatment of labyrinthopathy. J Laryngol Otol 80 (1966) 1041–1053

Uemura, T., H. Inoue, K. Matsunaga: Pupillary dynamics in patients with Meniere's disease. Am J Otolaryngol 6 (1985) 223–225

Unger, E., J. Ehrig, H. Eger: Die basiläre Impression als Ursache cochleovestibulärer Störungen. Z Laryngol Rhinol Otol 52 (1973) 11

Ungerecht, K.: Zur Symptomatologie und Therapie des Liquordrucklabyrinthes. Arch klin exp Ohr Nas Kehlk Heilk 183 (1965) 345–353

Unterberger, S.: Neue objektive registrierbare Vestibularis-Drehreaktion, erhalten durch Treten auf der Stelle. Der „Tretversuch". Arch Ohr Nas Kehlk Heilk 145 (1938) 478–492

Valvassori, G.E., J.D. Clemis: The large vestibular aqueduct syndrome. Laryngoscope 88 (1978) 723–728

Valvassori, G.E., G.D. Dobben: Multidirectional and computerized tomography of the vestibular aqueduct in Meniere's disease. Ann Otol Rhinol Laryngol 93 (1984) 547–550

van Benthem, P.P.G., S.F.L. Klis, F.W.J. Albers, D.J. Wildt, J.E. Veldmann, E.H. Huizing, G.-F. Smorrenburg: The effect of nimodipine on cochlear potentials and Na^+/K^+ ATPase activity in normal and hydropic cochleas of the albino guinea pig. Hear Res 77 (1994) 9–18

Van de Water, T.R.: The effect of the removal of the endolymphatic duct and the sac anlage upon organogenesis of the mammalian inner ear „in vitro". A preliminary report. Arch Otolaryngol 217 (1977) 297–311

Van Deelen, G.W., E.H. Huizing: Use of a diuretic (dyazide) in the treatment of Menière's disease. A double-blind cross-over placebo-controlled study. ORL Rel Spec 48 (1986) 287–292

Van Fick, I.A.: Decompression of the labyrinth: a new surgical procedure for Ménière's disease. Arch Otolaryngol 79 (1964) 447–458

Vassella, F. : Der Schwindel im Kindesalter. Ther Umsch 41 (1984) 709–714

Verheggen, R., K. Schrör: Effect of naftidrofuryl on platelet induced vasospasm in vitro. Role of antiserotoninergic actions. Arzneimittelforschung 43 (1993) 330–334

Vernon, J., R. Johnson, A. Schleuning: The characteristics and natural history of tinnitus in Meniere's disease. Otolaryngol Clin North Am 13 (1980) 611–619

Verschuur, H.P., J.P. Richalet, C. Rathat, B. Frachet: Mal aigu des Montagnes et crise de Meniere. Ann Otolaryngol Chir Cervicofac 110 (1993) 296–298

Vick, H.P., U. Vick, U. Heine: Beitrag zur Frage der funktionellen und regulatorischen Beeinflussung des Auges beim Morbus Menière. Acta Ophthalmol Copenh 52 (1974) 718–723

Vijayan, N.: Cluster headache and vertigo. Cephalalgia 10 (1990) 67–70

Virno, M., P.C. Antore, C. Bietti, M.C. Bucci: Oral glycerol in ophthalmology. Am J Ophthal 55 (1963) 1133

Vogel, P., W. Tackmann, F.J. Schmidt: Observations on the Tullio phenomenon. J Neurol 233 (1986) 136–139

von Volkmann, R.: Betrachtungen über Zwischenfälle bei fast 78000 Grenzstrangblockaden. Bruns'Beiträge 185 (1952) 288

Vosteen, K.H.: Die Produktion von Endolymphe und Perilymphe und die Durchlässigkeit der Innenohrmembranen. Arch Ohr Nase Kehlkheilk 212 (1976) 219–229

Wackym, P.A., U. Friberg, D. Bagger-Sjöbäck, F.H. Linthicum, I. Friedmann, H. Rask-Andersen: Human endolymphatic sac: possible mechanisms of pressure regulation. J Laryngol Otol 101 (1987) 768–779

Wackym, P.A., I.S. Storper, Y.S. Fu, W.F. House, P.H. Ward: Differential diagnosis of virus-like particles in the human inner ear. Am J Otol 13 (1992) 431–437

Walter, T., Hunt, Fosbinder: Beta-(-2- and 4-pyridylalkyl)-amines. J Amer Chem Soc 63 (1941) 2771

Wang, S.C., H.I. Chinn: Experimentell motion sickness in dogs. Importance of labyrinth and cerebellum. Am J Physiol 185 (1956) 617

Wangemann, P.: Comparison of ion transport mechanisms between vestibular dark cells and strial marginal cells. Hear Res 90 (1996) 149–157

Wangemann, P.: Kaliumsekretion und Entstehung des endokochleären Potentials in der Stria vascularis. HNO 45 (1997) 205–209

Watanabe, I.: Meniere's disease with special emphasis on epidemiology, diagnosis and prognosis. J Otorhinolaryngol Relat Spec 42 (1980) 20–45

Watanabe, I.: Ménière's disease in males and females. Acta Otolaryngol (Stockh) 91 (1981) 511–514

Watanabe, K., J. Fukami, H. Yoshimoto, M. Ueda, J. Suzuki: Evaluation of the effect of betahistine in Meniere's disease by double-blind test and multivariate analysis. Jibiinkoka 39 (1967) 1237–1250

Watanabe, Y., K. Mizukoshi, H. Shojaku, I. Watanabe, M. Hinoki, M. Kitahara: Epidemiological and clinical characteristics of Meniere's disease in Japan. Acta Otolaryngol (Stockh) Suppl 519 (1995) 206–210

Watson, C.G., C.M. Barnes, J.A. Donaldson, W.G. Klett: Psychosomatic aspects of Meniere's disease. Arch Otolaryngol 86 (1967) 543–549

Weille, F.L.: Hypoglycemia in Ménière's disease. Arch Otolaryngol 87 (1968) 555–557

Weiner, L.P., R.T. Johnson, R.M. Herndon: Viral infections and demyelinating diseases. N Engl J Med 288 (1973) 1103–1110

Westhofen, M., U. Koch: Therapieerfolge nach Sakkotomie – postoperativer Verlauf der vestibulären Kompensation. HNO 36 (1988) 315–317

Westhofen, M.: Präoperative Vestibularisdiagnostik bei Therapie des Morbus Menière. HNO 40 (1992) 176–180

Whitefield, I.C., I.F. Ross: Cochlear microphonic and summating potentials and the output of individual haircell generators. J Acoust Soc Amer 38 (1965) 126–131

Whithaker, S.R., R.P. Charbonneau, P.J. Laue, J.S. Sinclair, H.D. Schmitz: Delayed endolymphatic hydrops following cochlear trauma. In Filipo, R., M. Barbara (Hrg.): Proceedings of the 3rd International Symposium on Ménière's Disease. Amsterdam/New York, Kugler Publications (1993) pp. 51–57

Wigand, M.E., C.T. Haid, M. Berg, G. Rettinger: Otochirurgische Neurolyse des VIII. Hirnnerven bei progressiven cochleo-vestibulären Störungen. Arch Otolaryngol 235 (1982) 531

Wigand, M.E., F.C. Hellweg, M. Berg: Tinnitus nach Eingriffen am achten Hirnnerven. Laryngol Rhinol Otol 61 (1982) 132–134

Wigand, M.E., T. Haid, M. Berg, G. Rettinger: Mikrochirurgische Neurolyse des VIII. Hirnnerven bei cochleo-vestibulären Störungen über einen erweiterten, transtemporalen Zugang. HNO 31 (1983) 295–302

Wilbrand, H.F.: Menière's disease – roentgenologic diagnosis. Arch Otorhinolaryngol 212 (1976) 331–337

Williams, H.L.: A concept of allergy as autonomic dysfunction suggested as an improved working hypothesis. Ann Otol 60 (1951) 122

Williams, H.L.: Allergy of the inner ear (Menière's disease). Arch Otolaryngol 56 (1952) 24–44

Williams, H.L.: The medical treatment of Menière's disease. Arch Otolaryngol 62 (1955) 573–578

Williams jr., H.L.: A review of the literature as to the physiologic dysfunction of Meniere's disease: a new hypothesis as to its fundamental cause. Laryngoscope 75 (1965) 1661–1689

Williams, L.L., H.W. Lowery, B.T. Shannon: Evidence of persistent viral infection in Meniere's disease. Arch Otolaryngol Head Neck Surg 113 (1987) 397–400

Williamson, D.G., F. Gifford: Psychosomatic aspects of Menière's disease. Acta Otolaryngol (Stockh) 72 (1971) 118–120

Williamson, H.E., W.A. Bourland, G.R. Marchand, D.B. Farley, D.E. van Orden: Furosemide-induced release of prostaglandin E to increase renal blood flow. Proc Soc Exp med 150 (1975) 104–106

Williamson, H.E., G.R. Marchand, W.A.

Bourland, D.B. Farley, D.E. van Orden: Ethacrynic acid induced release of prostaglandin E to increase blood flow. Prostagl 11 (1976) 519–522

Wilmot, T.J.: An objective study of the effect of betahistine hydrochloride on hearing and vestibular function tests in patients with Meniere's disease. J Laryngol Otol 85 (1971) 369–373

Wilmot, T.J.: The effect of betahistine hydrochloride in Meniere's disease. Acta Otolaryngol (Stockh) Suppl 305 (1972) 18–21

Wilmot, T.J.: Vestibular analysis in Ménière's disease. J Laryng 88 (1974) 295

Wilmot, T.J., G.N. Menon: Betahistine in Ménière's disease. J Laryngol Otol 90 (1976) 833–840

Wilson, W.H.: Intravenous and optimum-dosage histamine therapy in Meniere's disease. Arch Otolaryngol 97 (1973) 139–141

Wittmaack, K.: Die Otosklerose auf Grund eigener Forschungen. Fischer, Jena (1919), pp. 171

Wittmaack, K.: Über die pathologisch-anatomischen und pathologisch-physiologischen Grundlagen der nichteitrigen Erkrankungsprozesse des inneren Ohres und der Hörnerven. Arch Klin Exp Ohren Nasen Kehlkopfheilkd 99 (1924) 71–136

Wittmaack, K.: Zur Theorie des Ménièreschen Symptomenkomplexes. Zbl Hals Nas Ohrenheilk 10 (1927) 754–755

Wladislavosky-Waserman, P., G.W. Facer, B. Mokri, L.T. Kurland: Meniere's disease: a 30-year epidemiologic and clinical study in Rochester, Mn, 1951–1980. Laryngoscope 94 (1984) 1098–1102

Wlodyka, J.: Studies on cochlear aqueduct patency. Ann Otol Rhinol Laryngol 87 (1978) 22–28

Wolff, D.: Melanin in the inner ear. Arch Otolaryngol 14 (1931) 195–211

Wolff, D., W.G. Bernhard, S. Tsutsumi, J.S. Ross, H.E. Nussbaum: The pathology of Cigan's syndrome causing profound deafness. Ann Otol 74 (1965) 507–519

Wolf, S.R., P. Christ, C.T. Haid: „Telemetric" electronystagmography: a new method for examination of nystagmus outside the clinic. Acta Otolaryngol Suppl Stockh 481 (1991) 374–381

Wolf, S.R., P. Christ, C.T. Haid: Patient use of 'telemetric' ENG to register nystagmus in the private sphere. Laryngoscope 103 (1993) 704–707

Wright, A.J.: Menière's disease. J Laryng Otol 63 (1949) 91–96

Wright, J.T., C.N. Corder: Studies on rat kidney 15-hydroxy-prostaglandin dehydrogenase. Biochem. Pharmacol 25 (1976) 1669–1673

Wullstein, H.L., S. Rauch: Endolymph and perilymph in Menière's disease. Arch Otolaryng 73 (1961) 262–267

Wustrow, F., B. Borkowsky: Ergebnisse nach konservativen und chirurgischen Behandlungsmethoden sowie kritische Betrachtungen zur Pathogenese des M. Ménière. Z Laryng Rhinol Otol 39 (1960) 133–152

Wuyts, F.L., P.H. van de Heyning, M.P. van Spaendonck, G. Molenberghs: A review of electrocochleography: instrumentation settings and meta-analysis of criteria for diagnosis of endolymphatic hydrops. Acta Otolaryngol (Stockh) Suppl 526 (1997) 14–20

Xenellis, J., A.W. Morrison, D. McClowskey, H. Festenstein: HLA antigens in the pathogenesis of Menière's disease. J Laryngol Otol 100 (1986) 21–24

Xu, B.R., S.H. Ge: Treatment of Meniere's disease by acupuncture: report of 75 cases. J Tradit Chin Med 7 (1987) 69–70

Yagi, N., U. Fisch: Vasoaktive Substanzen und Sauerstoffgehalt der Perilymphe. HNO 26 (1978) 90–93

Yagi, T., K. Ushio: Nystagmus in benign paroxysmal positional vertigo: A three component analysis . Acta Otolaryngol (Stockh) Suppl 520 (1995) 238–240

Yamakawa, K.: Über pathologische Veränderungen bei einem Menière-Kranken. J Otolaryngol Soc Jap 44 (1938) 181–182

Yamamuro, Y., T. Nakashima, N. Yanagita: Effects of repeated changes in atmospheric pressure on inner ear of guinea pig. Auris Nasus Larynx (Tokyo) 19 Suppl I (1992) S81–S87

Yamasoba, T., S. Kikuchi, M. Sugasawa, M. Yagi, T. Harada: Acute low-tone sensorineural hearing loss without vertigo. Arch Otolaryngol Head Neck Surg 120 (1994) 532–535

Yamazaki, T., M. Hayashi, A. Komatsuzaki: Intratympanic gentamicin therapy for Meniere's disease placed by a tubal catheter with systematic isosorbide. Acta Otolaryngol (Stockh) Suppl 481 (1991) 613–616

Yanagita, N., S. Fukuta, H. Yokoi, K. Ishida, T. Nakashima: Inner ear disorders caused by barotrauma in guinea pigs. Auris Nasus Larynx (Tokyo) 19 Suppl I (1992) S1–S11

Yasuda, K.: Was van Gogh suffering from Menière's disease? Otogia 25 (1979) 1427–1439

Yates, G.K., B.M. Johnstone, E. Syková, J. Syka: Reply to „Interpretation of endolymph flow results" (Letter to the editor by A.N. Salt u. R. Thalman.) Hear Res 33 (1988) 279–284

Yazawa, Y., J.J. Shea, M. Kitahara: Endolymphatic hydrops in guinea pigs after cauterizing the sac with silver nitrate. Arch Otolaryngol 111 (1985) 301–304

Yazawa, Y., J.J. Shea: Effect of urea on endolymphatic hydrops in guinea pigs. ORL J Otorhinolaryngol Relat Spec 47 (1985) 281–287

Ylikowski, J.: Delayed endolymphatic hydrops syndrome after heavy exposure to impulse noise. Am J Otol 9 (1988) 282–285

Yoo, T.J., J.M. Stuart, A.H. Kang, A.S. Townes, K. Tomoda, S. Dixit: Type II collagen autoimmunity in otosclerosis and Meniere's disease. Science 217 (1982) 1153–1155

Yoshida, M., T. Uemura: Effect of glycerol and mannitol on perilymphatic PO_2 in guinea pig cochlea. Otolaryngol Head Neck Surg 104 (1991) 495–498

Young, Y.H., C.H. Wu: Electronystagmographic findings in a case of Lermoyez's syndrome. Auris Nasus Larynx 21 (1994) 118–121

Younger, R., N.S. Longridge, I. Mekjavic: Effect of reduced atmospheric pressure on patients with fluctuating hearing loss due to Meniere's disease. J Otolaryngol 13 (1984) 76–82

Zajtchuk, J., G. Matz, J. Lindsay: Temporal bone pathology in herpes zoster oticus. Ann Otorhinol 81 (1972) 331–338

Zechner, G.: Pathohistologie des Ductus und Saccus endolymphaticus beim Innenohrhydrops. Arch Otorhinolaryngol 212 (1976) 277–286

Zechner, G.: Zum Cogan-Syndrom. Acta Otolaryngol (Stockh) 89 (1980) 310–316

Zenner, H. P., J. Schacht: Hörverlust durch Aminoglykosid-Antibiotika: Angriff am Membranbaustein PIP2 in äußeren Haarzellen als Wirkungsmechanismus. HNO 34 (1986) 417–423

Zenner, H.P., W. Arnold, A.H. Gitter: Outer hair cells as fast and slow cochlear amplifiers with a bidirectional transduction cycle. Acta Otolaryngol Stockh 105 (1988) 457–462

Zenner, H.P., A.H. Gitter: Transduktions- und Motorstörungen cochlearer Haarzellen bei M. Meniere und Aminoglycosidschwerhörigkeit. Laryngorhinootologie 68 (1989) 552–556

Zenner, H.P.: Possible roles of outer hair cell d.c. movements in the cochlea. Brit J Audiol 27 (1993) 73–77

Zenner, H.P.: Physiologische und biochemische Grundlagen des normalen und gestörten Gehörs. In H.H. Naumann, J. Helms, C. Herberhold, E. Kastenbauer (Hrsg): Oto-Rhino-Laryngologie in Klinik und Praxis, Thieme, Stuttgart, Bd. I (1994) S. 81–231

Zöllner, C., T. Karnahl, K. Weigel: Elektrische Reaktionsaudiometrie (Hirnstammpotentiale und späte Potentialkomponente N1) bei Patienten mit Akustikusneurinom oder raumfordernden Prozessen im Bereich des Hirnstammes. Neurochir 21 (1978) 191–208

Zöllner, C., T. Karnahl: Klinische Aussagekraft der frühen Potentiale sowie des späten Potentials N_1 bei der Menièreschen Erkrankung und dem Hörsturz. Arch Otorhinolaryngol 219 (1978) 400–402

Zonneveld, F.W., J.A. De Groot, H. Damsma, P.F. Van Waes, E.H. Huizing: Die Anwendbarkeit der hochauflösenden CT zur Darstellung des Aquaeductus vestibuli (Ménière) und der Otospongiosis des Labyrinths. Radiologe 24 (1984) 508–515

Zühlke, D., K. Landeghem: Schwindel und Nystagmus. Hippokrates 39 (1968) 774–778

Zwicker, E., K. Schorn: Temporal resolution in hard-of-hearing patients. Audiology 21 (1982) 474–492

Bücher

von Békésy, G.: Experiments in Hearing. McGraw-Hill, New York 1960

Boenninghaus, H.G.: Hals-Nasen-Ohren-Heilkunde. Springer, Heidelberg 1993

Breuninger, H.: Medikamentöse Therapie der Hals-Nasen-Ohren-Krankheiten. Thieme, Stuttgart 1983

Decher, H.: Die zervikalen Syndrome in der Hals-Nasen-Ohren-Heilkunde. Thieme, Stuttgart 1969

Federspil, P.: Moderne HNO-Therapie. Ecomed, Landsberg 1987

Harrison M.S., L. Naftalin: Ménière's Disease. Thomas, Springfield/Ill. USA, 1968

Itard, J.M.C.: Traité des maladies de l'oreille et de l'audition. Méquignon-Marvis, Paris 1831

Lehnhardt, E.: Praxis der Audiometrie, 7. Aufl. Thieme, Stuttgart 1994

Maurer, K., H. Leitner, E. Schäfer: Akustisch evozierte Potentiale (AEP). Enke, Stuttgart 1982

Michel, O.: Der Hörsturz. Thieme, Stuttgart 1994

Neveling, R.: Die akute Ertaubung. Kölner Universitäts-Verlag, 1967

Politzer, A.: Geschichte der Ohrenheilkunde. In 2 Bänden. Stuttgart 1907, 1913

Schaaf, H.: Morbus Menière. Ein psychosomatisch orientierter Leitfaden. Springer, 2. Aufl., 1997

Scherer, H.: Das Gleichgewicht – Praktische Gleichgewichtsdiagnostik. Springer, Berlin 1984

Stenvers, H.W.: Röntgenologie des Felsenbeins und des bitemporalen Schädelbildes mit besonderer Berücksichtigung ihrer klinischen Bedeutung. Hrg. H.H. Berg u. K. Frik. Bd. I., Springer, Berlin 1928

Stoll, W., D.R. Matz, E. Most: Schwindel und Gleichgewichtsstörungen. Georg Thieme Verlag, Stuttgart, New York, 1992

Wittmaack, K.: Ortho- und Pathobiologie des Labyrinthes. In H. Rollin (Hrsg.), Thieme, Stuttgart 1956

Sachverzeichnis